U0262458

中文翻译版　原书第2版

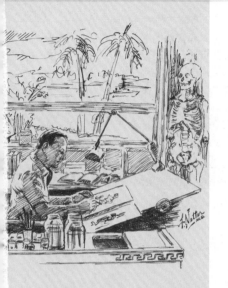

奈特绘图版医学全集

第6卷　骨骼肌肉系统

上肢

The Netter Collection of Medical Illustrations

Volume 6　Musculoskeletal System

Upper Limb

原著者　Joseph P. Iannotti　Richard D. Parker
绘　图　Frank H. Netter　Carlos A. G. Machado
　　　　John A. Craig　Tiffany S. DaVanzo
　　　　Kristen Wienandt Marzejon　James A. Perkins
主　译　付　勤　白希壮　曹　杨

科学出版社
北　京

图字：01-2018-6592 号

内 容 简 介

　　作者以通俗易懂的形式，简明扼要地介绍了人体骨骼肌肉系统（上肢）的正常解剖、生理与异常状态下的相关改变，以及相关疾病的关键知识，并配以形象逼真、高度概括的绘图，将深奥的基础科学与临床医学融会贯通，瞬间使人领悟奇妙的人体结构和机体功能，以及疾病发生机制和临床表现的缘由。本书实现了"医学与艺术""理论与临床""专业与科普"的三大完美结合，是一部具有 50 多年沉淀的名著，既可作为医学院校学生和中青年医务人员的教科书，亦可作为医学爱好者、患者及青少年的医学科普教育读物。

图书在版编目（CIP）数据

奈特绘图版医学全集：原书第 2 版 . 第 6 卷，骨骼肌肉系统 . 上肢 /（美）亚诺蒂（Joseph P. Iannotti）等主编；付勤，白希壮，曹杨主译 . —北京：科学出版社，2019.3

书名原文：The Netter Collection of Medical Illustrations Volume 6: Musculoskeletal System

ISBN 978-7-03-059970-4

Ⅰ . ①奈⋯　Ⅱ . ①亚⋯ ②付⋯ ③白⋯ ④曹⋯　Ⅲ . ①医学 – 图集 ②上肢 – 肌肉骨骼系统 – 图集　Ⅳ . ① R-64 ② R323.7-64

中国版本图书馆 CIP 数据核字 (2018) 第 281778 号

责任编辑：杨卫华　黄建松 / 责任校对：张小霞
责任印制：肖　兴 / 封面设计：吴朝洪

ELSEVIER

Elsevier (Singapore) Pte Ltd.
3 Killiney Road, #08-01 Winsland House I, Singapore 239519
Tel: (65) 6349-0200; Fax: (65) 6733-1817

THE NETTER COLLECTION OF MEDICAL ILLUSTRATIONS: MUSCULOSKELETAL SYSTEM, UPPER LIMB, Volume 6, Second Edition
Copyright © 2013 by Saunders, an imprint of Elsevier Inc.
ISBN-13: 9781416063803

This translation of THE NETTER COLLECTION OF MEDICAL ILLUSTRATIONS: MUSCULOSKELETAL SYSTEM, UPPER LIMB, Volume 6, 2nd edition by Joseph P. Iannotti and Richard D. Parker was undertaken by China Science Publishing & Media Ltd. (Science Press) and is published by arrangement with Elsevier (Singapore) Pte Ltd.

THE NETTER COLLECTION OF MEDICAL ILLUSTRATIONS: MUSCULOSKELETAL SYSTEM, UPPER LIMB, Volume 6, 2nd edition by Joseph P. Iannotti and Richard D. Parker 由中国科技出版传媒股份有限公司（科学出版社）进行翻译，并根据中国科技出版传媒股份有限公司（科学出版社）与爱思唯尔（新加坡）私人有限公司的协议约定出版。

奈特绘图版医学全集—第 6 卷：骨骼肌肉系统（上肢）（原书第 2 版）（付勤 白希壮 曹杨 主译）
ISBN: 9787030599704

注　意

本译本由 Elsevier (Singapore) Pte Ltd. 和中国科技出版传媒股份有限公司（科学出版社）完成。相关从业及研究人员必须凭借其自身经验和知识对文中描述的信息数据、方法策略、搭配组合、实验操作进行评估和使用。由于医学科学发展迅速，临床诊断和给药剂量尤其需要经过独立验证。在法律允许的最大范围内，爱思唯尔、译文的原文作者、原文编辑及原文内容提供者均不对译文或因产品责任、疏忽或其他操作造成的人身及 / 或财产伤害及 / 或损失承担责任，亦不对由于使用文中提到的方法、产品、说明或思想而导致的人身及 / 或财产伤害及 / 或损失承担责任。

Printed in China by China Science Publishing & Media Ltd. (Science Press) under special arrangement with Elsevier (Singapore) Pte Ltd. This edition is authorized for sale in the People's Republic of China only, excluding Hong Kong SAR, Macau SAR and Taiwan. Unauthorized export of this edition is a violation of the contract.

科 学 出 版 社 出版
北京东黄城根北街 16 号
邮政编码：100717
http://www.sciencep.com

北京汇瑞嘉合文化发展有限公司 印刷
科学出版社发行　各地新华书店经销
*

2019 年 3 月第 一 版　开本：889×1194　1/16
2019 年 3 月第一次印刷　印张：14 1/4
字数：500 000

定价：120.00 元
（如有印装质量问题，我社负责调换）

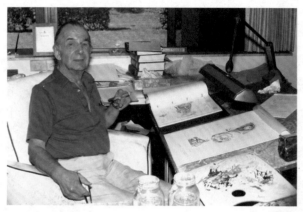

Frank Netter 博士工作照

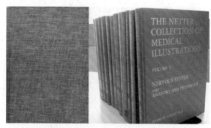

单行本被称为"蓝皮书",它为第 2 版《奈特绘图版医学全集》奠定了基础,后者又被昵称为"绿皮书"

Frank H. Netter 博士很好地诠释了医生、艺术家和教育家的区别,然而更为重要的是,他将这三者融为一体。Netter 图谱基于人体构造的精细研究,同时又被注入了 Netter 博士在医学认识方面独特而广博深入的理念。他总是说:"无论图片画得如何绚丽,但如果偏离了它的医学价值,那么这就是一个毫无意义的画册。"所以准确阐释是它的终极目标。Netter 博士面临的最大挑战,也是其最大的成就,就是他在艺术享受和结构明示两者间找到了很好的平衡。该系列图谱的第 1 版单行本于 1948 年面世,由 CIBA 医药出版公司出版发行,该图谱充分地显示了他辛勤工作的结果及因此获得的成就。因为该书的成功,在随后的 40 多年间,Netter 博士一共有多达 8 本图

册相继问世,从而构成了系列丛书,每一本介绍了人体的一个系统。

本系列丛书第 2 版修订时,仍然沿用 Netter 博士的作品风格,并邀请了世界知名院校中从事出版技术和放射成像技术工作,且处于领导地位的医生及教育家参与新版的编写和绘制,同时也让之前参与编写绘制的一些艺术家为新版图谱补充绘制了图片。在经典的绿色封面内,读者将可以看到数以百计的原创人体结构作品,以及与之匹配的、翔实的、专业的、最新的医学信息。

诺华公司选择 Carlos Machado 博士作为 Netter 博士的继任者,他延续了 Netter 作品集的艺术风格。Carlos Machado 博士说:"16 年来,在为 Netter 博士的 *Atlas of Human Anatomy* 及其他 Netter 作品再版编辑过程中,我发现我所面对的任务是如何想方设法地延续他的传奇,理解他的理念,使用他所喜好的方法再版他的作品。"

尽管随着时代的发展,医学在专业词汇、临床应用、研究方法等方面有了很大的进步,但是也有很多仍然保留了原有的样子。患者仍是患者,教师也还是教师。半个世纪以来,Netter 博士自己所说的那些图片(他总是谦虚地称之为图片而非画作)也仍然以优美的、细致入微的方式向所有阅读它的医学生及医生们提供了医学知识的营养并引领医学实践的方向。

之前的版本是所有编辑、作者或以其他方式参与其中的人们(尤其是 Netter 博士)共同努力的结果。Netter 博士也因为他的工作而留在

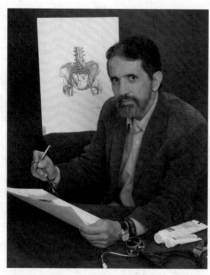

Carlos Machado 博士为第 2 版第 2 卷内分泌系统分册创作的全新插图

Carlos Machado 博士工作照

所有认识他的人们心中。在令人兴奋的第 2 版问世之前,我们特别向为本书修订付出大量心血的作者、编辑、顾问和艺术家们,以及 Elsevier 出版公司全体人员表示感谢,是你们的付出使得这本不朽的著作继续成为当今临床医生和医学生们的可靠读物。

译者名单

主　　译　　付　勤　中国医科大学附属盛京医院

　　　　　　白希壮　辽宁省人民医院

　　　　　　曹　杨　哈尔滨医科大学附属第一医院

副 主 译　　朴成哲　沈阳医学院附属中心医院

　　　　　　傅永慧　中国医科大学附属盛京医院

　　　　　　袁　亮　大连医科大学附属第二医院

　　　　　　李叔强　吉林大学白求恩第一医院

译　　者　（以姓氏笔画为序）

　　　　　　田　峰　中国医科大学附属盛京医院

　　　　　　冯　卫　吉林大学白求恩第一医院

　　　　　　杨　蕾　中国医科大学附属盛京医院

　　　　　　杨立宇　中国医科大学附属盛京医院

　　　　　　杨显声　哈尔滨医科大学附属第一医院

　　　　　　邱　敏　中国医科大学附属盛京医院

　　　　　　张一奇　中国医科大学附属盛京医院

　　　　　　周　隆　中国医科大学附属盛京医院

　　　　　　南　丰　大连医科大学附属第二医院

　　　　　　姜　畅　大连医科大学附属第一医院

　　　　　　韩昕光　哈尔滨医科大学附属第一医院

主译助理　　杨立宇　中国医科大学附属盛京医院

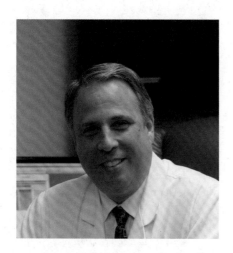

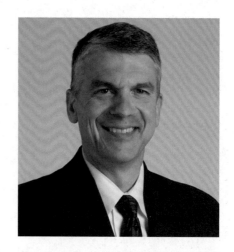

Joseph P. Iannotti 医学硕士，博士，勒纳学院克利夫兰诊所教授，也是克利夫兰诊所骨科和风湿病研究所主席，骨科临床研究中心医学主任，同时还受聘于生物工程系。

2000 年，Iannotti 博士离开美国宾夕法尼亚大学，加入了克利夫兰诊所。在那里他担任骨科终身教授，同时还是肩肘关节方面的负责人。1979 年，Iannotti 博士在西北大学获得医学学位，于 1984 年在宾夕法尼亚大学完成他的整形外科住院医师培训，1987 年于宾夕法尼亚大学获得细胞生物学博士学位。

Iannotti 博士专注于肩部复杂手术治疗和修复问题的处理，尤其擅长肩关节置换和复杂肩关节重建。

Iannotti 博士临床和基础研究计划的重点是肌腱修复的创新治疗和肌腱组织工程、假体设计、软件规划，以及个体化仪器。自 1981 年以来，Iannotti 博士一直接受校外资助，作为首席或副首席参与了 31 个项目的研究，经费总额达 940 万美元。他还是其他 13 个基金的合作研究者。Iannotti 博士被邀请作为演讲者和客座教授参与了 70 多家国内和国际学术团体组织的 600 余次讲座。

Iannotti 博士已出版了 2 本与肩关节相关的教科书，一本已更新至第 2 版，另一本已更新至第 3 版。他已撰写超过 250 篇原创期刊论文、综述及书的章节，有超过 13 项已获得专利，以及 40 项与肩假体、手术器械和组织工程移植物相关的正在申请的专利。

因为其学术方面的成就，他受到了美国医师协会的表彰，其中包括北美和 ABC 旅行奖学金，于 1996 年和 2001 年获得美国肩肘医师学会颁发的尼尔研究奖。2006 年他获得了骨科住院医师教学奖。2012 年他被克利夫兰诊所授予 Mason Sones 创新奖。他担任多个国家级的领导职务，包括学术事务委员会和美国矫形外科学会理事会的前任主席。此外，他还担任隶属于美国肩肘关节外科医师学会的部分委员会的主席，并于 2005～2006 年担任美国肩肘关节外科医师学会主任委员。目前他是《肩肘外科杂志》董事会主席。

Richard D. Parker 克利夫兰诊所骨科主任，勒纳学院克利夫兰诊所外科教授。Parker 博士是膝关节病专家，从保守治疗到包括关节软骨、半月板、韧带和关节置换在内的手术处理的所有方面。他已撰写 120 余篇期刊论文的手稿和大量书籍的章节，向全世界展示了他的成果。他于俄亥俄州坎顿市沃尔什学院完成本科教育，在俄亥俄州立大学完成医学教育，在俄亥俄州克利夫兰市的西奈山医疗中心完成了骨科住院医师培训。在盐湖城设有一个与关节镜、膝关节和肩关节手术方面临床研究相关的奖学金项目，他获得了其中运动医学亚专业训练的奖学金。2008 年，他获得了运动医学的 CSS 证书（亚专业培训证书），这是该证书的首次颁发。

在 1993 年他加入克利夫兰诊所以前，其担任西奈山医学中心运动医学专业的负责人。他目前的研究重点集中于关节软骨、半月板移植、PCL 和 MOON（Multicenter Orthopoedic Outcomes Network）注册表 ACL 的临床结果。尽管他的临床及行政工作繁忙，但他仍作为主要队医服务于克利夫兰骑士队，同时是现今 NBA 医师协会的主席，他还担任克利夫兰棕色皮肤的（亚洲）人和克利夫兰印第安人膝关节方面的顾问。他与妻子嘉娜居住在查格林福尔斯区。在闲暇时间，他喜欢骑自行车、打高尔夫球或游泳。

特约顾问

Prof. Dr. Sergio Checchia, MD
Professor
Shoulder and Elbow Service
Santa Casa Hospitals and School of
  Medicine
Sao Paulo, Brazil

Myles Coolican, MBBS, FRACS, FA Orth A
Director
Sydney Orthopaedic Research Institute
Sydney, Australia

Roger J. Emery, MBBS
Professor of Orthopaedic Surgery
Department of Surgery and Cancer
Imperial College
London, UK

Professor Eugenio Gaudio, MD
Professor, Dipartimento di Anatomia
  Umana
Università degli Studi di Roma "La
  Sapienza"
Rome, Italy

Jennifer A. Hart, MPAS, ATC, PA-C
Physician Assistant
Department of Orthopaedic Surgery
Sports Medicine Division
University of Virginia
Charlottesville, Virginia

Miguel A. Khoury, MD
Medical Director
Cleveland Sports Institute
Cleveland, Ohio;
Associate Professor
University of Buenos Aires
Buenos Aires, Argentina

Dr. Santos Guzmán López, MD
Head of the Department of Anatomy
Faculty of Medicine
Universidad Autónoma de Nuevo León
Nuevo León, Mexico

June-Horng Lue, PhD
Associate Professor
Department of Anatomy and Cell Biology
College of Medicine

National Taiwan University
Taipei, Taiwan

Dr. Ludwig Seebauer, MD
Chief Physician, Medical Director
Center for Orthopaedics, Traumatology,
  and Sports
Medicine
Bogenhausen Hospital
Munich, Germany

**Prof. David Sonnabend, MBBS, MD,
BSC(Med), FRACS, FA Orth A**
Orthopaedic Surgeon
Shoulder Specialist
Sydney Shoulder Specialists
St. Leonards, NSW, Australia

Dr. Gilles Walch, MD
Orthopedic Surgery
Department of Shoulder Pathology
Centre Orthopédique Santy
Hôpital Privé Jean Mermoz
Lyon, France

EDITORS-IN-CHIEF

Joseph P. Iannotti, MD, PhD

Maynard Madden Professor and Chairman

Orthopaedic and Rheumatologic Institute

Cleveland Clinic Lerner College of Medicine

Cleveland, Ohio

Section 1—Shoulder

Richard D. Parker, MD

Chairman, Department of Orthopaedic
  Surgery

Cleveland Clinic

Education Director, Cleveland Clinic
  Sports Health

Cleveland, Ohio

CONTRIBUTORS

Jason Doppelt, MD

Orthopaedic Surgery Associates of
  Marquette

Marquette, Michigan

Plates 1-1—1-20

Eric T. Ricchetti, MD

Associate Staff, Department of Orthopaedic
  Surgery

Cleveland Clinic

Cleveland, Ohio

Section 2—Upper Arm and Elbow

Steven D. Maschke, MD

Hand and Upper Extremity Surgeon

Cleveland Clinic

Cleveland, Ohio

Section 3—Forearm and Wrist

Peter J. Evans, MD, PhD, FRCSC

Director, Upper Extremity Center

Orthopaedic Surgery and Rheumatologic
  Institute

Cleveland Clinic

Cleveland, Ohio

Section 4—Hand and Finger

译者前言

上肢是人体骨骼肌肉系统重要的组成部分,是人类实现各种日常活动与精细操作所无法替代的关键部位。上肢骨骼肌肉系统是人体最易发生疾病的部位之一,因其发病率高、种类繁多、治疗及康复困难等特点,成为骨科医生临床诊治及骨科医学教育的难点。随着科学的进展及人们对生活健康水平要求的日益提高,充分理解并掌握上肢骨骼肌肉系统的解剖、疾病的发生发展及治疗康复成为现今骨科医生必备的知识。

传统的医学图谱只注重二维图像与文字之间的对照关系,无法深刻理解局部骨骼肌肉与疾病、治疗的相关性。Netter 博士作为医学图谱领域的先驱者和领路人,基于人体结构的准确描绘,精确地将解剖部位和疾病的发生发展结合在一起。历经数十年的传承,奈特图谱系列依旧秉承着严谨精美、基础与实践结合的特点,在骨科医生与医学生的书架上熠熠生辉。

《奈特绘图版医学全集——骨骼肌肉系统(上肢)》一书源自《奈特绘图版医学全集》。本系列图谱的第1版单行本于1948年面世,一经推出便大获成功。在随后的40多年里,Netter博士将本系列丛书逐步扩展到8个分册,全面地介绍了人体各大解剖系统。现今我们所翻译的是本书的第2版,较之前的第1版增添了许多新的知识与图片,Carlos Machado博士作为 Netter 博士的继任者,继续延续 Netter 博士的一贯风格,原创了数百幅医学插图,从骨、关节、肌肉、神经、血管和手术入路的解剖要点到查体、手术操作、康复治疗等最新信息,翔实系统地介绍了上肢骨骼肌肉的相关知识。对广大骨科医生、医学生、医学爱好者有着较大的实用价值。

本书由中国医科大学附属盛京医院付勤教授等作为主译,组织全国7所大型综合医院多位著名骨科教授,历经2年时间完成了翻译工作。在此期间,得到了专业学科及专业学会领导的大力支持,正是他们的基础理论指导及认真细致的校正,使本书得以顺利出版。

因水平有限,书中难免存在不足之处,还望广大骨科同道及读者积极批评指正,以便再版时修正。

最后,谨向在临床工作之余抽出宝贵时间参与本书编译工作的全体人员表示衷心的感谢,并向引入并发行此书的科学出版社致以崇高的敬意。

付 勤
2019 年元旦

Frank Netter 在近 50 年的工作生涯中创作了近 2 万幅涵盖医学各个领域的插图，所有的医师无不从中受教，其著作更成为很多医学教育者的参考书。本书的一位编辑为青年教师时曾有幸参与骨骼肌肉系统原版图示中的部分创作，并有幸参与了这一版著作的更新。

Frank Netter 的许多原创插图经受住了时间的考验。他的作品描绘了基本的骨骼肌肉解剖和手术相关的解剖及显露，在这一系列作品中，这些都没有改变。他的插图展示了治疗的原则或骨骼肌肉疾病的表现形式，他的图谱是以一个医学艺术家才能渲染出的方式而呈现的。

这一版的骨骼肌肉系统图谱已根据当代的教科书，以及对于一系列疾病的病因、诊断和治疗的最新理解进行了更新。我们增加了新的插图和影像学先进的成像，以补充原有的版本。我们希望这一版著作能够为各层次的广大师生提供帮助。

第 1 分册涵盖上肢，包括解剖学、创伤、退行性和后天疾病的具体病症。第 2 分册包括下肢和脊柱这些相同的方面。第 3 分册介绍了有关骨骼肌肉系统、代谢性骨病、风湿性疾病、骨骼肌肉肿瘤、外伤的后遗症及先天性畸形的基础科学。

该系列由克利夫兰诊所和爱思唯尔骨科和风湿病研究所的临床和研究人员共同制作。感谢每一位参与者对这三个分册的贡献。他们在各自专业领域的突出贡献使得本书的出版成为可能。我们两人都深感荣幸能与他们共事。感谢爱思唯尔为这一系列著作的出版提供机会，同时也感谢他们在整个漫长的计划和编辑过程中提供的支持和专业指导。

Joseph P. Iannotti
Richard D. Parker

目 录

第1章

肩

一、肩部骨与关节

上肢的功能高度依赖肩部4个关节协调运动，包括盂肱关节、肩锁关节、胸锁关节、肩胸关节。盂肱关节对上肢运动约束作用最小，因此可以有很大的活动范围。

（一）肩胛骨

肩胛骨的骨化中心在胚胎发育到第8周时开始形成，但是直到20年后才完全融合。肩峰隆起由4个不同的骨化中心形成：肩峰基底、肩峰间位部、肩峰中间部和肩峰后部。成年人未能完全融合发育为成熟的骨称为肩峰骨，在人群中大约占8%，1/3发生在双侧。

肱骨近端骨骺由3个初级骨化中心（肱骨头、肱骨大结节和小结节）大约在6岁时融合。80%纵向生长的肱骨由近端骺板形成。骨骺闭合发生在20年后。

肱骨的顶部有一个很大、近球形的关节面包围在其关节边缘（肱骨解剖颈）两个结节之间。关节盂只与大约1/3的肱骨头相接。只有盂肱关节相当牢固，肱骨头才能最大范围地自由活动。

肩袖的冈上肌部分止于肱骨大结节，冈下肌、小圆肌最后面的一部分止于肱骨大结节。肩袖4块肌肉的发起点附着在肩胛骨的主体。肩胛骨是一层很薄的骨，用于肩胛带几块重要肌肉的附着。锁骨外侧端与肩峰内侧相连形成肩锁关节。

三角肌大部分起自肩峰、肩胛冈和锁骨的外侧1/3。同样，斜方肌止点与三角肌相对应。斜方肌的主要作用是上提肩胛骨和下降肩胛骨。三角肌的起点在从肩部到肘部距离大约1/3的肱骨三角肌粗隆。肩胛提肌和

菱形肌分别主要和次要地附着在肩胛骨内侧缘，功能是将肩胛骨向脊柱回拉。

肩胛骨的前部和胸壁之间是肩胸关节（图中没有显示）。这个关节是肩部另一个重要的组成部分。除了对

整个肩运动起作用外，肩胛骨的旋转还可使关节面在肱骨头的下面，这样就可以承担部分上肢的重量，从而减少肩带肌肉形成的力量。骨和软组织的病理过程可能会导致滑囊炎和关节捻发音，导致"弹响肩"。

肩胛骨和肱骨：后面观

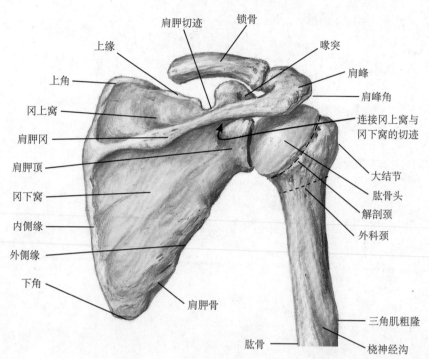

- 肩胛切迹
- 锁骨
- 喙突
- 上缘
- 肩峰
- 上角
- 肩峰角
- 冈上窝
- 连接冈上窝与冈下窝的切迹
- 肩胛冈
- 大结节
- 肩胛顶
- 肱骨头
- 冈下窝
- 解剖颈
- 内侧缘
- 外科颈
- 外侧缘
- 下角
- 肩胛骨
- 三角肌粗隆
- 肱骨
- 桡神经沟

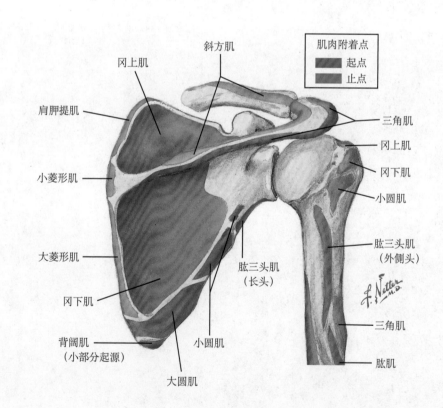

肌肉附着点
- ■ 起点
- ■ 止点

- 斜方肌
- 冈上肌
- 肩胛提肌
- 三角肌
- 冈上肌
- 小菱形肌
- 冈下肌
- 小圆肌
- 大菱形肌
- 肱三头肌（外侧头）
- 冈下肌
- 肱三头肌（长头）
- 三角肌
- 背阔肌（小部分起源）
- 小圆肌
- 肱肌
- 大圆肌

肩胛骨和肱骨：前面观

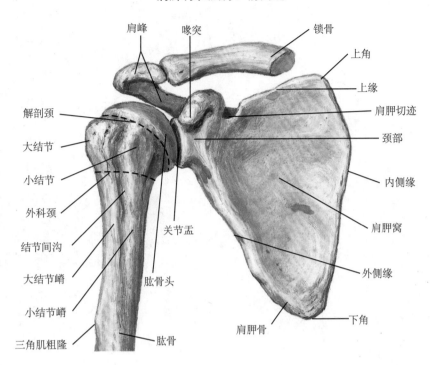

肩峰　喙突　锁骨　上角　上缘　肩胛切迹　颈部　内侧缘　肩胛窝　外侧缘　下角　肩胛骨

解剖颈　大结节　小结节　外科颈　结节间沟　大结节嵴　小结节嵴　三角肌粗隆　关节盂　肱骨头　肱骨

一、肩部骨与关节（续）

肩胛骨的主体在肋面为一个大的浅窝，即肩胛下窝，为肩胛下肌的附着点。肩胛骨的背面是凸起的，由肩胛冈突分离成冈上窝、冈上肌的附着点和冈下窝、冈下肌的附着点。肩胛切迹在内侧喙突和肩胛体上方交界处。肩胛冈是肩胛骨背部三角形突起，从内侧缘延续到关节窝。随着横向生长，其高度和重量增加，并在凹形边界结束，其起点为肩胛骨颈部。肩胛冈向外侧延伸的扁平突起称为肩峰，悬于肩关节之上。其外侧面是三角肌中后2/3的附着点。

喙突在肩胛骨颈部前外侧。它是胸小肌、肱二头肌短头、喙肱肌、喙肱韧带、喙锁韧带的附着点。肩胛骨外侧角变宽，形成关节盂，其骨凹度最小，这是梨形的浅窝。盂唇的纤维软骨附着在关节窝的周围，与肱二头肌的长头一起直接附着在盂上结节。

（二）肱骨

肱骨是一块长骨，分为一体和上下两端。肱骨头是约为1/3的球体，前后的尺寸略小于上下距离。解剖颈是肱骨头周围的环形浅沟。肱骨上端和肱骨体交界处稍细，称为外科颈，

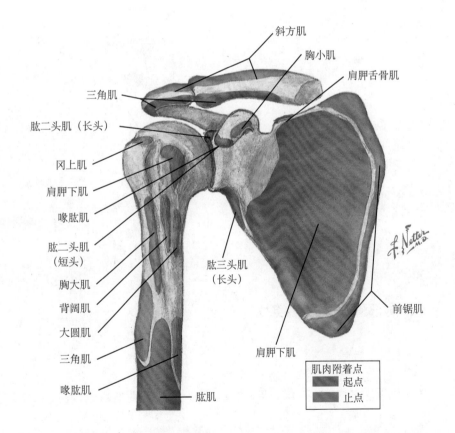

斜方肌　胸小肌　肩胛舌骨肌　三角肌　肱二头肌（长头）　冈上肌　肩胛下肌　喙肱肌　肱二头肌（短头）　胸大肌　背阔肌　大圆肌　三角肌　喙肱肌　肱肌　肱三头肌（长头）　肩胛下肌　前锯肌

肌肉附着点
	起点
	止点

较易发生骨折。大结节为冈上肌、冈下肌、小圆肌肌腱的附着点。小结节是肩胛下肌肌腱的附着点。每个结节各向下延长一嵴，大结节嵴附着胸大肌肌腱，小结节嵴附着大圆肌肌腱。

结节间沟有肱二头肌肌腱长头经过，也附着背阔肌的肌腱层。肱骨上部呈圆柱形，下部呈三棱柱形。中部外侧面有粗糙的三角肌粗隆，有一自内上斜向外下的浅沟为桡神经沟。

锁骨

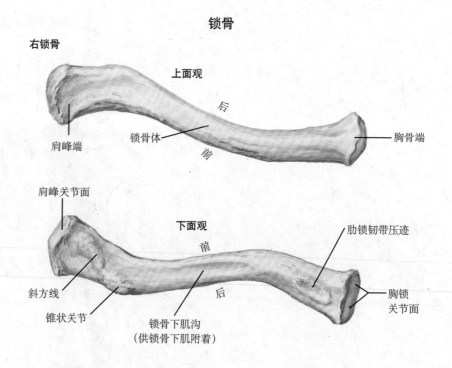

右锁骨

上面观

后

肩峰端 — 锁骨体 — 前 — 胸骨端

肩峰关节面

下面观

前 — 肋锁韧带压迹

斜方线 — 后 — 胸锁关节面

锥状关节 — 锁骨下肌沟（供锁骨下肌附着）

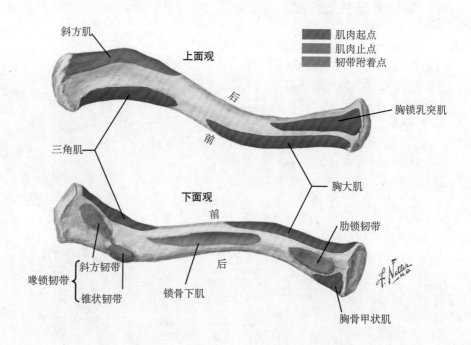

斜方肌

上面观

后

前

肌肉起点
肌肉止点
韧带附着点

三角肌 — 胸锁乳突肌

胸大肌

下面观

前

肋锁韧带

后

喙锁韧带 { 斜方韧带 锥状韧带 } — 锁骨下肌

胸骨甲状肌

一、肩部骨与关节（续）

（三）锁骨

锁骨是胚胎发育中第一块骨化的骨；然而，直到30年后才完全骨化。从上俯瞰，锁骨呈"S"形，有一个较大的内侧曲线凸向前方和较小的外侧曲线凸向后方。内侧2/3呈三棱柱形，外侧1/3呈扁平形。锁骨下面存在几个骨性突出。锁骨底面外侧1/3是锥状结节和斜方线，是肋锁韧带附着的两个部分。锁骨下肌沟供锁骨下肌附着。

在内侧，有一个明显的肋锁韧带附着处。锁骨的胸骨端呈三角形，关节面呈鞍形，和胸骨柄锁骨窝相接。肩峰端有一个椭圆形的关节面，指向外侧略向下，与肩峰相连接。

锁骨除了起支撑作用外，它还使肩保持横向位置，同时也是几块肌肉的附着点。一般来说，胸大肌锁骨头起自于前方，而胸骨舌骨肌起自后方。锁骨下肌起自锁骨下面中1/3

处。在外侧，三角肌的前1/3起自前面，胸锁乳突肌的一部分起自上方，斜方肌的一部分嵌入到后方。只要肌肉附着点的完整性没有受到累及，切除部分锁骨一般耐受性良好。胸锁关节是躯干和上肢之间唯一真正的关节。锁骨的旋转可以使手臂放在头上。关节面中关节盘的调节大大增加了运动能力。关节的稳定性是由静力性稳定结构维持的。

韧带

盂肱关节和韧带

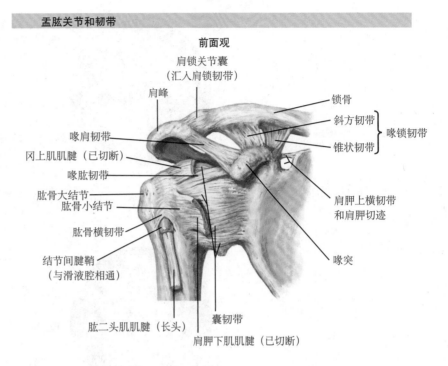

前面观

肩锁关节囊
（汇入肩锁韧带）

肩峰

锁骨

斜方韧带 } 喙锁韧带
锥状韧带

喙肩韧带

冈上肌肌腱（已切断）

喙肱韧带

肱骨大结节

肱骨小结节

肱骨横韧带

结节间腱鞘
（与滑液腔相通）

肩胛上横韧带
和肩胛切迹

喙突

肱二头肌肌腱（长头）　　囊韧带

肩胛下肌肌腱（已切断）

胸锁关节和韧带

前胸锁韧带

肋锁韧带

锁骨

锁骨间韧带

胸锁关节盘

锁骨下肌

胸锁关节腔

胸锁韧带

第1肋

第1肋软骨结合

肋软骨

胸骨柄

第2肋

胸肋关节

胸肋辐射韧带　　胸骨柄软骨结合

一、肩部骨与关节（续）

（四）韧带

肩部的稳定性高度依赖于大量的韧带。盂肱上、中、下韧带在关节囊前壁增厚。仅在关节囊的内面才能看见，可见它们辐射分布在前关节盂缘附近，向下扩展至肩胛骨盂上结节。这些韧带在关节镜下可以清楚地观察到。

1.盂肱上韧带

盂肱上韧带（SGL）细长，起自前方肱二头肌肌腱长头附着点，至肱骨小结节处附近结束。前二头肌韧带由上盂肱韧带和喙肩韧带形成，其稳定肱二头肌肌腱长头，并在肱二头肌间沟中通过。

2.盂肱中韧带

盂肱中韧带（MGL）与盂肱上韧带并行，到达肱骨小结节时，只

是从下面嵌入肩胛下肌。它有一个斜坡穿过肩胛下滑囊开口处。盂肱中韧带在关节盂缘后方盂唇嵌入。盂肱中韧带呈条索状，很薄，有时甚至缺如。很薄的盂肱中韧带在肩关节镜下使大多数关节内的肩胛下肌肌腱可见。

3.盂肱下韧带

盂肱下韧带来自于肩胛切迹正下方，在肩胛盂粗隆前缘，起自肱骨解剖颈的前下部。后两个韧带可能分离得不良。盂肱下韧带嵌入到前下和后上盂唇。

4.喙肱韧带

喙肱韧带，与关节囊部分连续，是一种宽的韧带，来自喙突的外侧缘。扁平，喙突韧带和关节囊的上部和后部混合在一起，止于解剖颈，毗邻肱骨大结节。

关节囊有两个开口：一个开口是结节间沟上方开口，由肱二头肌肌腱长头通过；另一个开口是关节腔和喙突下囊的前交通。滑膜从关节盂的边缘延伸，分割着关节囊和肱骨关节软骨。这也形成了肱二头肌肌腱的结节间滑液鞘。

盂肱关节镜解剖

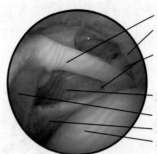

肱二头肌肌腱长头
冈上肌肌腱前缘形成肱二头肌间沟内侧壁滑车

盂肱上韧带、喙肱韧带融合，形成肱二头肌间沟内侧壁的内侧滑车

旋转间距包括喙肱韧带和盂肱上韧带

盂窝的上半关节面
肩胛下肌肌腱上缘
肱骨头关节面

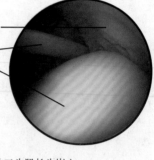

新月形冈上肌周围冈上肌肌腱
肱二头肌长头
肱骨头关节面

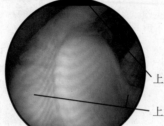

上盂唇关节盂粗隆，肱二头肌长头嵌入

上盂唇前后端，盂唇两点间部分的病理诊断为SLAP损伤

这部分解剖包括上盂唇肱二头肌肌腱，并且是肩关节病理常见部位，与退化和创伤有关

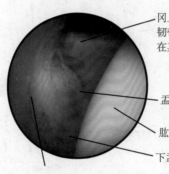

冈上肌肌腱上缘，在正常人群中变化很大。其嵌入盂肱韧带，肌腱组织是盂肱中韧带，该样本很薄且半透明。在其他人群中可表现得厚实强壮

盂肱下韧带前上缘嵌入盂唇前下缘

肱骨头中部关节面

下盂唇

盂关节面前中部分是变化的。盂窝内外尺寸曲率称为盂弧，可看作"C"形沿着关节盂表面

一、肩部骨与关节（续）

5.喙锁韧带

喙锁韧带来自喙突基底上方。圆锥体部分更靠后和内侧，而梯形部分更靠前和外侧。其和肩锁关节囊协同防止锁骨向上位移。

6.喙肩韧带

喙肩韧带起自喙突，附着在肩峰前面。连于喙突和肩峰之间，其与喙突、肩峰构成喙肩弓。这个韧带在肩袖缺陷回旋方面发挥着重要作用，使其成为唯一防止肱骨头向上脱位的作用韧带。

（五）胸锁关节

胸锁关节是上肢骨与躯干骨间连接的唯一关节。旋转的锁骨可以使手臂放在头上的位置。关节盘插入关节面之间，大大增加了运动能力。关节的稳定性是由静力性稳定结构维持的。关节囊相对较弱，但由囊韧带加固。胸锁前韧带是一个宽的纤维带，附着在前上胸骨锁切迹。而且，在下面其附在胸骨柄的上前面。这个紧密连接是由胸锁乳突肌肌腱加强的。胸

锁后韧带在关节后面有类似的定位，也有类似的骨附件。肋锁韧带为短、平的纤维带，走行在第1肋骨和锁骨下肋粗隆之间。锁骨间韧带加固上方的关节囊，走行在左右肋骨之间并于胸骨上方附着。前锁骨上神经支配胸锁关节。血液供应来源于胸廓内动脉的分支，即上胸廓动脉和胸肩峰动脉的分支。

盂肱关节镜解剖（续）

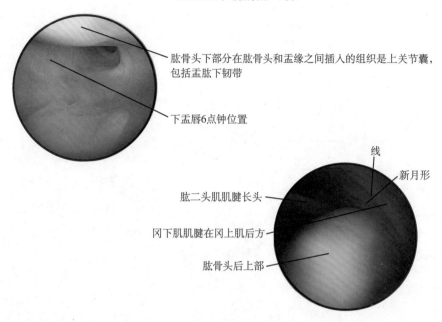

肱骨头下部分在肱骨头和盂缘之间插入的组织是上关节囊，包括盂肱下韧带

下盂唇6点钟位置

线

新月形

肱二头肌肌腱长头

冈下肌肌腱在冈上肌后方

肱骨头后上部

肱骨头靠近肩袖后方嵌入点显色经常变化，其是肱骨头罕见区域的上部，正常是没有关节软骨的

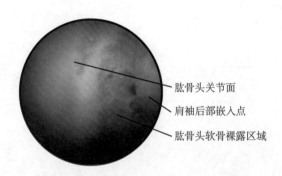

肱骨头关节面

肩袖后部嵌入点

肱骨头软骨裸露区域

本图展示的是盂肱关节最后方区域的镜下表现。其中在肱骨头关节面后方边缘与肩袖后方止点之间的区域是肱骨头没有被软骨覆盖的位置。所有裸露区域的凹陷是由骨骼生长板愈合之前骨骼血管通道所留存下来的残迹。肱骨头骨骺的血供正是来自这些血管。在骨骺生长闭合之后，这些血管逐渐消失，留下这些血管残存的空腔。骨骺闭合之后，骨骺的血运则是由那些穿越干骺端闭合骺板的血管所提供。肱骨头同样也接受来自Laing血管终末端、旋肱前动脉升支及旋肱后动脉的供应。

一、肩部骨与关节（续）

（六）盂肱关节

由于缺乏骨约束，盂肱关节被静力性稳定结构和动力性稳定结构环绕。关节镜检查这些结构对准确识别肩部症状的病理过程非常重要。盂肱关节的解剖结构和它们之间的关系可以通过关节镜观察（见专题1-5和1-6）。肱二头肌长头必须沿着整个关节内侧才能看见，应仔细检查肱二头肌起止点的完整性，以及其在肱二头肌间沟上方的稳定性。应仔细检查盂唇周围的附着结构，而在前上

象限出现盂唇下孔可以考虑为正常变异。关节镜下副唇也可以看见。关节盂上的关节软骨和肱骨头的情况可以在关节镜检查中表现出来。一级变化被视为软骨的软化不伴有光滑软骨表面的缺失。二级变化显示光滑软骨表面缺失，光泽鹅卵石外观没有软骨厚度的损失。三级变化表明软骨厚度变薄和软骨的裂隙，轻微时呈天鹅绒样外观，严重时呈拖把样外观。四级变化的特点是完全丧失软骨下骨。腋袋

必须观察到，因为其是常见的关节内游离体留存的位置。

应注意4个肩袖肌腱的止点。上部印迹邻近关节，但在后方关节软骨和冈下肌/小圆肌插入点有一个裸露区域。肩胛下肌肌腱在前面，当盂肱中韧带能清楚地可见时，其止点可以完全看见。肱二头肌肌腱长头内侧半脱位表明：肩胛下肌止点（无力）受损或肌间沟的软组织壁和内侧壁滑车受损。

肩前肌肉

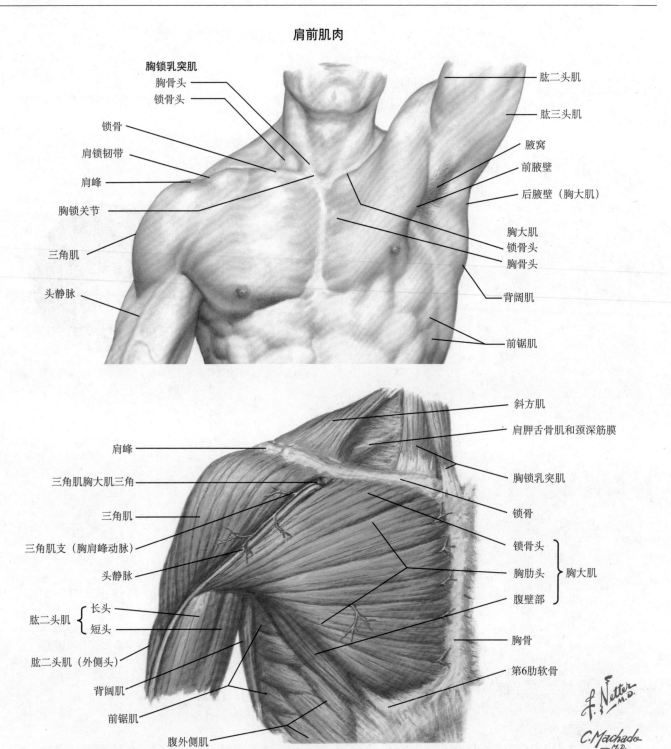

胸锁乳突肌
胸骨头
锁骨头
锁骨
肩锁韧带
肩峰
胸锁关节
三角肌
头静脉

肱二头肌
肱三头肌
腋窝
前腋壁
后腋壁（胸大肌）
胸大肌
锁骨头
胸骨头
背阔肌
前锯肌

肩峰
三角肌胸大肌三角
三角肌
三角肌支（胸肩峰动脉）
头静脉
肱二头肌 { 长头 短头
肱二头肌（外侧头）
背阔肌
前锯肌
腹外侧肌

斜方肌
肩胛舌骨肌和颈深筋膜
胸锁乳突肌
锁骨
锁骨头
胸肋头 } 胸大肌
腹壁部
胸骨
第6肋软骨

二、肩部肌肉

（一）三角肌

　　三角肌是三角形的（类似于半圆形），起自锁骨外侧1/3，肩峰的外侧缘和肩胛冈的下唇。所有纤维束聚集在肱骨的三角肌粗隆。三角肌是肱骨的主要外展肌，一个动作的产生主要依赖其强大的中央部分。因为它们的位置和纤维长度，三角肌的锁骨和肩胛骨的部分肌肉的中间部分具有不同的动作。锁骨部分协助手臂弯曲和内旋，而肩胛部分协助伸长和外旋。

　　来自臂丛神经后部的腋神经（C_5、C_6）支配三角肌。上层分支环绕在肱骨表面，从后面向前进入肌肉的深面，终末分支到肌肉。下层分支通过升至其侧面和表面支配小圆肌。然后，它变成臂上外侧皮神经。其后方由肱动脉提供血运。

（二）胸大肌

　　胸大肌源于锁骨上面内侧半段和胸骨柄与胸骨体前面。其他肌束源自第2～6肋软骨及腹直肌前鞘层的肌肉。肌肉纤维聚集嵌入肱骨大结节嵴

肩前肌肉：横切面

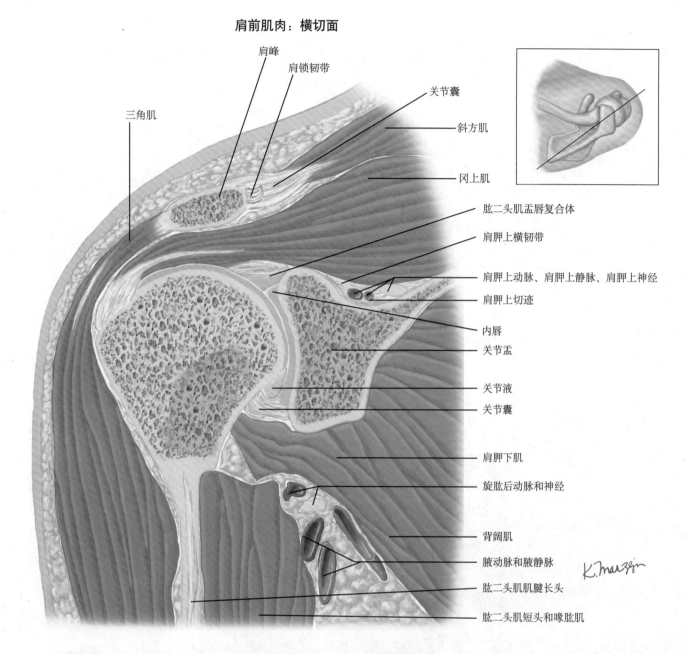

肩峰
肩锁韧带
三角肌
关节囊
斜方肌
冈上肌
肱二头肌盂唇复合体
肩胛上横韧带
肩胛上动脉、肩胛上静脉、肩胛上神经
肩胛上切迹
内唇
关节盂
关节液
关节囊
肩胛下肌
旋肱后动脉和神经
背阔肌
腋动脉和腋静脉
肱二头肌肌腱长头
肱二头肌短头和喙肱肌

K. marzjin

二、肩部肌肉（续）

远端，外侧到肱二头肌间沟。肌腱自身折叠形成一个双层"U"形肌腱，包裹下面的肌腱。因此，锁骨部的肌纤维嵌入形成前上层；下面的胸骨和腹部纤维到达后下肢上部；胸骨的肌纤维分布到前层，折返到达后层下部。

胸大肌能使肱骨前屈内收和手臂内旋，但通常只有正常的内旋活动受限时它的内旋作用才变得明显。胸大肌锁骨部分肌肉能抬肩和屈曲手臂，而胸肋部肌肉则可使肩下降。肌肉由外侧和内侧的胸神经支配，胸神经来自外侧和内侧臂丛神经，涉及

所有神经根（$C_5 \sim T_1$）。胸肩峰动脉的胸分支动脉伴随神经走行在肌肉中。

三角肌胸大肌三角于锁骨下方将上方和侧方的三角肌与胸大肌的肌纤维分隔开。在远侧，这些相邻纤维的分离是由头静脉和胸肩峰动脉的三角肌分支造成的。

胸小肌起自第3~5肋骨的肋软骨附近。肌纤维止于肩胛骨喙突上部和内侧缘。胸小肌牵引肩胛骨向前方、中间和下方肩胛骨固定，肌肉有助于用力吸气。胸小肌由内侧的胸神经

（C_8、T_1）支配，穿过胸小肌进入胸肌间隙，止于胸大肌。胸肩峰动脉胸分支与神经伴行。胸小肌深肌腱通过腋动脉和臂丛神经。

（三）前锯肌

前锯肌源自外侧前8根肋骨。肌纤维集中嵌入肩胛骨外侧深面。肌肉收缩伸展肩胛骨和参与肩胛骨向上旋转。前锯肌功能减退导致肩胛骨摆动（见专题1-20和1-52）。胸长神经（$C_5 \sim C_8$）提供神经支配，它可以很容易地在腋窝淋巴结清扫

肩后肌肉

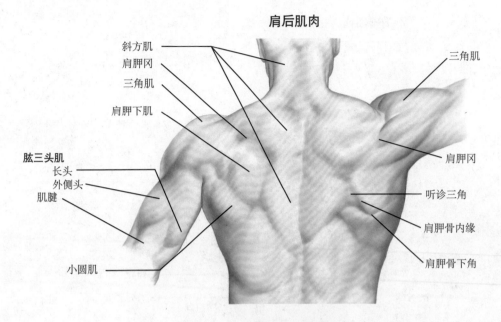

斜方肌
肩胛冈
三角肌
肩胛下肌

肱三头肌
长头
外侧头
肌腱

小圆肌

三角肌
肩胛冈
听诊三角
肩胛骨内缘
肩胛骨下角

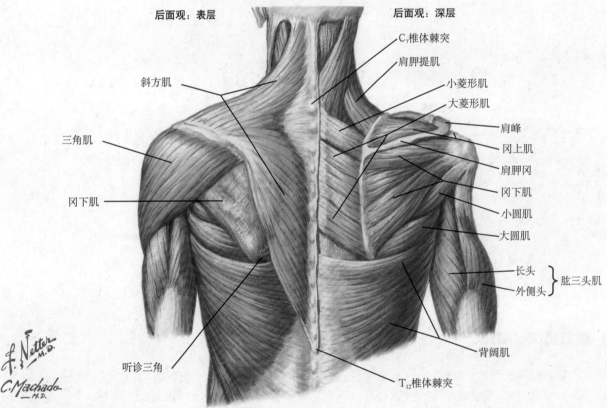

后面观：表层
斜方肌
三角肌
冈下肌
听诊三角
T₁₂椎体棘突

后面观：深层
C₇椎体棘突
肩胛提肌
小菱形肌
大菱形肌
肩峰
冈上肌
肩胛冈
冈下肌
小圆肌
大圆肌
长头 }
外侧头 } 肱三头肌
背阔肌

二、肩部肌肉（续）

后损伤，其主要的血供由胸主动脉提供。

（四）锁骨下肌

锁骨下肌较小，形似铅笔，源自第1肋软骨。它平行走行于锁骨底面，止于锁骨下面的肌间沟中，附着在锥形韧带外侧和肋锁韧带内侧。肌

肉在锁骨的牵引下使肩向前和向下。锁骨下肌由上臂丛神经干分支第5颈神经纤维支配，到达肌肉后上缘，由一个细小、特殊的胸肩峰动脉的锁骨分支支配。

（五）斜方肌

斜方肌分为上层、中层和下层。有广泛的起点，从枕骨隆突上方到T₁₂神经棘突下。它止于锁骨外侧1/3后缘，肩峰的内侧缘，肩胛冈上缘。上下部分可使斜方肌旋转肩胛骨，因此关节盂朝上，其可以抬高上肢。中间部分使肩胛骨回缩。斜方肌的功能丧失时，由于不能对抗前锯肌的回缩而导致肩胛骨向外

肩后肌肉：横切面

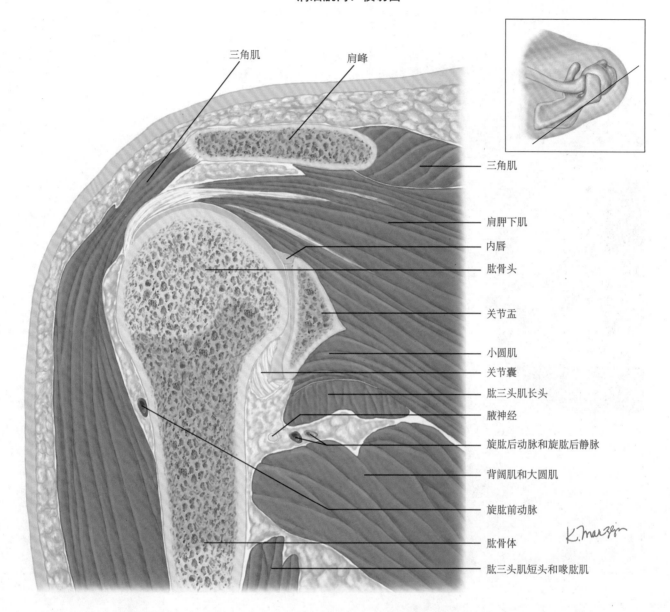

三角肌　　肩峰

三角肌

肩胛下肌

内唇

肱骨头

关节盂

小圆肌

关节囊

肱三头肌长头

腋神经

旋肱后动脉和旋肱后静脉

背阔肌和大圆肌

旋肱前动脉

肱骨体

肱三头肌短头和喙肱肌

二、肩部肌肉（续）

侧移动（见专题1-52）。支配斜方肌的神经是副神经（第XI对脑神经）和第2～4颈神经的腹侧支。副神经穿过并支配胸锁乳突肌，然后穿过颈后三角筋膜，斜向下延伸到达底部的斜方肌。斜方肌主要由锁骨下的颈内动脉系统供血；肩胛背动脉的分支作为补充供应斜方肌的下1/3。

（六）肩胛提肌

肩胛提肌起自上3个或4个颈椎横突，它嵌入到肩胛骨上角，部分被胸锁乳突肌和斜方肌掩盖。它的功能是抬高和内收肩胛骨。神经支配由肩胛背神经提供（C_3～C_5），血供来自肩胛背动脉。

（七）菱形肌

小菱形肌源于项韧带下部和C_7～T_1棘突。它平行于大菱形肌，直接行向下外，嵌入到肩胛骨内侧缘。大菱形肌主要源自T_2～T_5棘突，止于脊柱下方肩胛冈内侧缘。菱形肌牵引肩胛骨向上和向内，并协助前锯肌使其紧贴胸壁。菱形肌斜牵压制肩部，

它的神经支配和血液供应与肩胛提肌一样。

（八）背阔肌

背阔肌的肌肉来源于胸椎下部、胸腰筋膜、髂嵴、第3和第4肋骨下部。它止于肱骨结节间沟。肌肉的收缩使肱骨后伸、手臂内收、旋内。肌肉由臂丛神经后束分出的胸背神经支配，同时从第7和第8颈神经分出的纤维也参与该肌肉的支配。肩胛下动脉分支胸背动脉和同名静脉伴行于胸背神经。

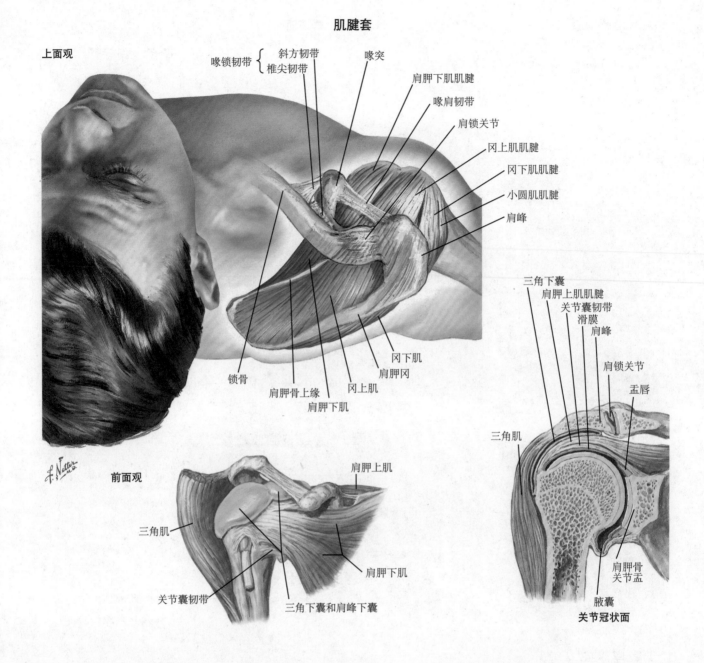

肌腱套

上面观

喙锁韧带 { 斜方韧带 / 椎尖韧带

喙突

肩胛下肌肌腱

喙肩韧带

肩锁关节

冈上肌肌腱

冈下肌肌腱

小圆肌肌腱

肩峰

三角下囊

肩胛上肌肌腱

关节囊韧带

滑膜

肩峰

肩锁关节

盂唇

三角肌

锁骨

肩胛骨上缘

冈上肌

冈下肌

肩胛冈

肩胛下肌

肩胛骨关节盂

腋囊

关节冠状面

前面观

肩胛上肌

三角肌

关节囊韧带

肩胛下肌

三角下囊和肩峰下囊

三、肩和上臂肌肉

肩袖

肩袖的4个肌腱单元的主要功能是将肱骨头紧紧压入关节盂，为肩关节的转动提供一个支点。因为每个肌肉都有特定的动作，所以这种凹面压缩对于其他影响盂肱关节的肌肉功能的实现来说是必要的。

1.冈上肌

冈上肌占据肩胛骨冈上窝，源于冈上窝内侧2/3。肌腱和肩关节囊混在一起并嵌入肱骨大结节。冈上肌协助三角肌90°向前屈曲回缩。肌腱部分或全层撕裂并不少见，如果袖口仍然完整，可以忍受。特别是当撕裂超过冈上肌肌腱新月部分而不是肌腱拉索部分时（见专题1-6和专题1-42）。撕裂涉及冈上肌最前部分，特别是前

（拉索）导致肌肉无力、肌腱收缩、肌肉萎缩超过远离撕裂的中央新月体肌腱部分。大的双肌腱撕裂累及超过冈上肌，由于无法对抗三角肌的收缩，导致肱骨头向上移位。冈上肌由肩胛上神经（C_5、C_6）支配，来自臂丛神经上干。神经可能会受卡压，因为它进入冈上窝通过肩胛切迹时，其通过横上肩胛韧带。肩胛下动脉伴行神经，但它横向通过肩胛韧带。

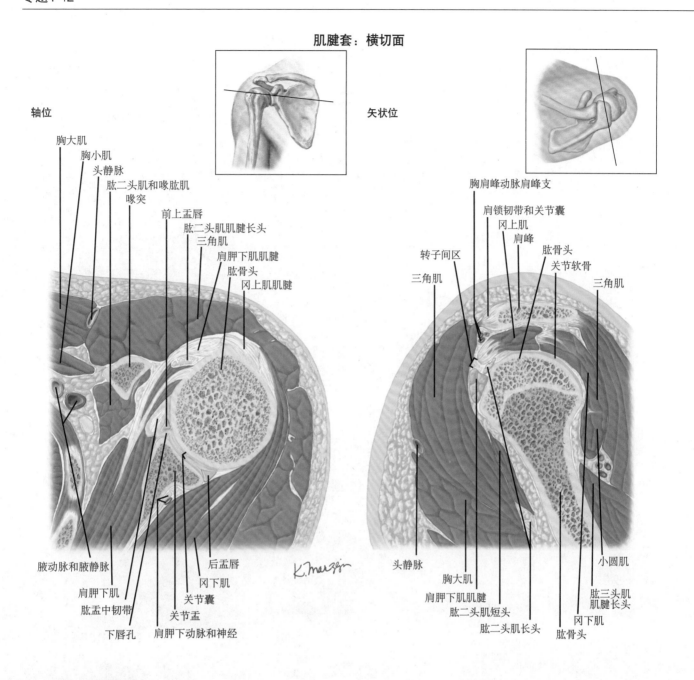

肌腱套：横切面

轴位

矢状位

胸大肌
胸小肌
头静脉
肱二头肌和喙肱肌
喙突
前上盂唇
肱二头肌肌腱长头
三角肌
肩胛下肌肌腱
肱骨头
冈上肌肌腱

胸肩峰动脉肩峰支
肩锁韧带和关节囊
冈上肌
肩峰
肱骨头
关节软骨
三角肌
转子间区
三角肌

腋动脉和腋静脉
肩胛下肌
肱盂中韧带
下唇孔
后盂唇
冈下肌
关节囊
关节盂
肩胛下动脉和神经

K. marzejn

头静脉
胸大肌
肩胛下肌肌腱
肱二头肌短头
肱二头肌长头
小圆肌
肱三头肌肌腱长头
冈下肌
肱骨头

三、肩和上臂肌肉（续）

2.冈下肌

冈下肌源自肩胛骨冈下窝，并嵌入肱骨大结节的中间。其肌纤维与肩关节囊混合。冈下肌能使手臂外旋。肩关节外旋滞后表明冈下肌无力，患者不能保持被动外旋（见专题1-40）。肩胛上神经和动脉发出冈上肌分支后穿出冈盂切迹。这一区域经常发生腱鞘囊肿合并盂肱上唇撕裂，可能发生神经卡压（专题1-51）。

3.小圆肌

圆柱状的小肌肉源自肩胛骨外

侧缘上2/3。肌腱向上向后嵌入肱骨大结节和肱骨外科颈，它还深入肩关节囊。小圆肌由冈下肌筋膜发出，有时与冈下肌不能分离。小圆肌协助冈下肌使肱骨外旋。腋神经的一个分支分布到其侧缘。小圆肌通过肱二头肌长头、腋神经和后方弯曲的肱静脉与大圆肌分开。弯曲的肩胛静脉分支沿着肩胛骨后侧缘穿入小圆肌。

4.肩胛下肌

肩胛下肌源自肩胛下肌窝内侧

2/3处。肌腱通过肩关节囊前表面，止于肱骨小结节。肌腱肩胛下囊与肩胛颈分开。肩胛下肌主要内旋和内收手臂。肩胛下肌的上半部有超过70%的肌纤维、肌腱，并且增强整个肌肉的力量。因此，肩胛下肌上部撕裂比肩胛下肌下半部撕裂要严重。肩胛下肌功能障碍导致的肌无力可以通过腹部压缩试验和内旋抬起试验确诊（见专题1-43）。该肌肉受在肋骨表面上下的肩胛下神经支配。

腋窝分解结构：前面观

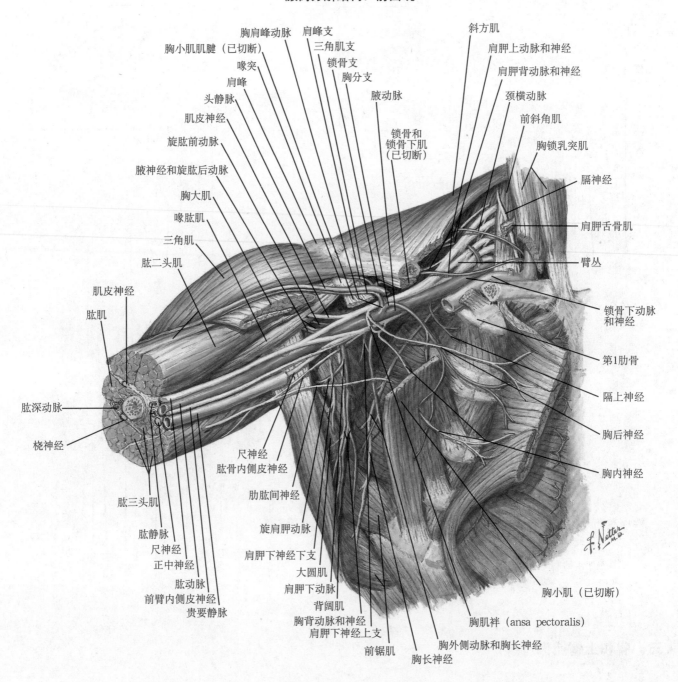

胸肩峰动脉　肩峰支
胸小肌肌腱（已切断）　三角肌支
喙突　锁骨支
肩峰　胸分支
头静脉　腋动脉
肌皮神经
旋肱前动脉
腋神经和旋肱后动脉　锁骨和
胸大肌　锁骨下肌
喙肱肌　（已切断）
三角肌
肱二头肌
肌皮神经
肱肌

斜方肌
肩胛上动脉和神经
肩胛背动脉和神经
颈横动脉
前斜角肌
胸锁乳突肌
膈神经
肩胛舌骨肌
臂丛
锁骨下动脉和神经
第1肋骨
隔上神经
胸后神经
胸内神经

肱深动脉
桡神经

肱三头肌
肱静脉
尺神经
正中神经
肱动脉
前臂内侧皮神经
贵要静脉

尺神经
肱骨内侧皮神经
肋肱间神经
旋肩胛动脉
肩胛下神经下支
大圆肌
肩胛下动脉
背阔肌
胸背动脉和神经
肩胛下神经上支
前锯肌
胸长神经

胸小肌（已切断）
胸肌袢（ansa pectoralis）
胸外侧动脉和胸长神经

四、神经与血管的关系

　　臂丛神经解剖结构与其周围的骨骼和肌肉结构的关系是变化的。最常见的臂丛神经的解剖关系如专题1-13所示。臂丛神经是由C_5、C_6、C_7、C_8前支和T_1神经联合形成的，偶尔C_4和T_2也可能因变异而参与臂丛神经的形成。神经根结合形成神经干，沿着锁骨下动脉，穿出前斜角肌和中

斜角肌之间的颈椎。由于第1肋骨向下倾斜，因此在这一水平神经丛处于动脉的后上方。周围神经丛的运动和感觉神经功能支配所有肩胛肌组织（除了斜方肌由副神经支配外）和上肢的其余部分。

　　在做上肢手术时，通常在斜角肌间沟注射局部麻醉药，能够使麻药的扩散范围最小。因为支配上肢的神

经在通过斜角肌间沟时被封闭在椎前筋膜内。臂丛神经先经过斜角肌再经过第1肋骨上方和锁骨下，并在胸小肌后进入腋下。当神经、血管结构发生先天性或获得性损伤时，这些部位都会导致神经、血管卡压，出现血管或神经受压的症状，特别是在手臂与肩膀水平时或手臂长期做重复性动作时。此时应注意胸廓出口综合征。

腋窝：后壁和肌肉线条

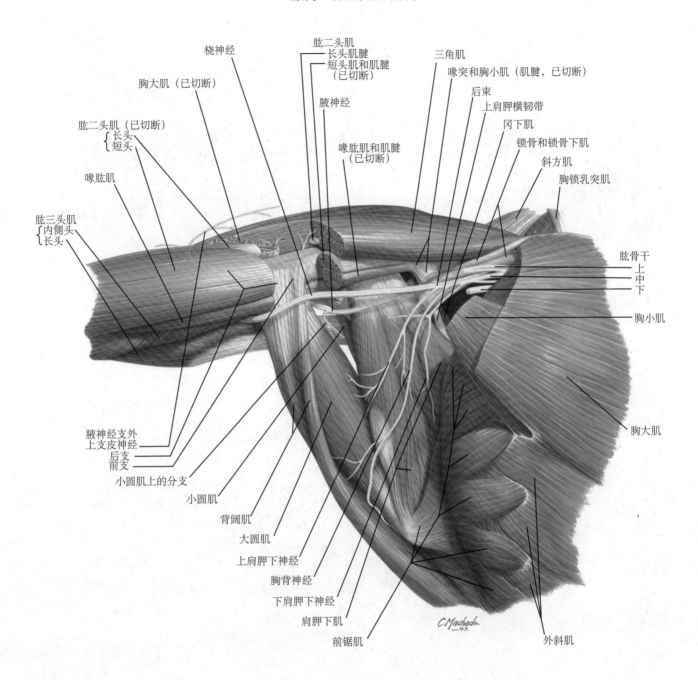

桡神经
肱二头肌
　长头肌腱
　短头肌和肌腱
　（已切断）
三角肌
喙突和胸小肌（肌腱，已切断）
胸大肌（已切断）
腋神经
后束
上肩胛横韧带
肱二头肌（已切断）
　长头
　短头
喙肱肌和肌腱
（已切断）
冈下肌
喙肱肌
锁骨和锁骨下肌
斜方肌
胸锁乳突肌
肱三头肌
　内侧头
　长头
肱骨干
上
中
下
胸小肌
胸大肌
腋神经支外
上支皮神经
后支
前支
小圆肌上的分支
小圆肌
背阔肌
大圆肌
上肩胛下神经
胸背神经
下肩胛下神经
肩胛下肌
前锯肌
外斜肌

四、神经与血管的关系（续）

神经丛在锁骨后分成几束。其命名主要根据它们相对于腋动脉的位置，即外侧、后部和内侧。终端分支形成后，正中神经、尺神经、桡神经与动脉伴行延伸到手臂。这些周围神经受伤或卡压后，可导致患者出现感觉或运动缺失的症状，症状基于受累神经所支配的区域不同而异。

了解它们从先前的起点到后来神经、血管结构的转变是必要的。小圆肌和大圆肌的分支产生很长的水平三角形开口于外侧（见专题1-15）。三角形是由肱三头肌长头垂直平分的，通过肱骨长轴外侧关闭。这形成一个小三角形空间，向内到肱三头肌长头，在弯曲的肩胛血管环绕进入肩胛背部，

并且由外侧到肱三头肌的四边形区（见专题1-17）。后者由圆肌上面和下面、肱三头肌内侧与肱骨外侧约束。在四边形空间内，腋神经和后部弯曲的肱骨静脉通过肱骨。在远侧，三角区间（有时称为外侧或下三角空间）有桡神经通过，其被周围的大圆肌、肱三头肌长头内侧、肱骨体外侧所包绕。

深神经血管结构和间隔

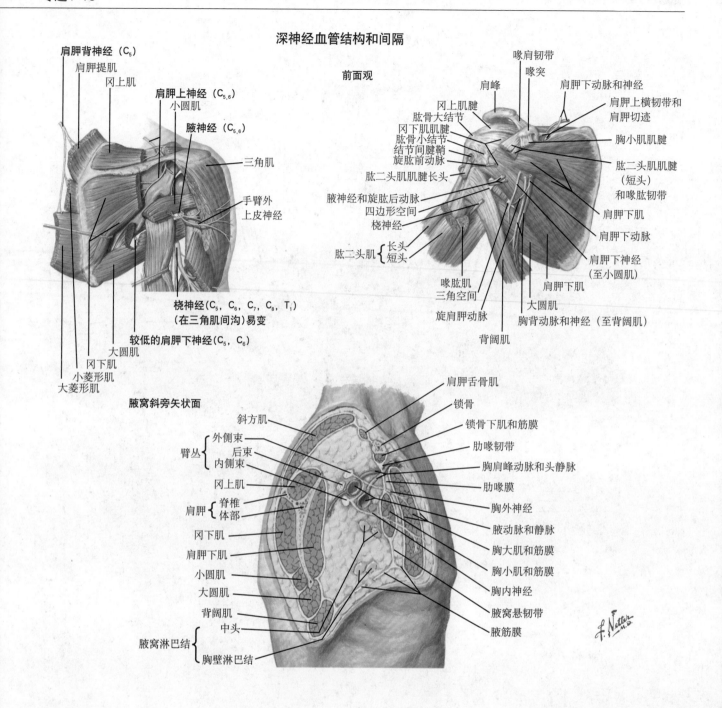

前面观

肩胛背神经（C₅）
肩胛提肌
冈上肌
肩胛上神经（C₅,₆）
小圆肌
腋神经（C₅,₆）
三角肌
手臂外上皮神经
桡神经(C₅, C₆, C₇, C₈, T₁)（在三角肌间沟)易变
较低的肩胛下神经(C₅, C₆)
大圆肌
冈下肌
小菱形肌
大菱形肌

喙肩韧带
喙突
肩峰
冈上肌腱
肱骨大结节
冈下肌肌腱
肱骨小结节
结节间腱鞘
旋肱前动脉
肱二头肌肌腱长头
腋神经和旋肱后动脉
四边形空间
桡神经
肱二头肌{长头 短头
喙肱肌
三角空间
旋肩胛动脉
背阔肌
肩胛下动脉和神经
肩胛上横韧带和肩胛切迹
胸小肌肌腱
肱二头肌肌腱（短头）和喙肱韧带
肩胛下肌
肩胛下动脉
肩胛下神经（至小圆肌）
肩胛下肌
大圆肌
胸背动脉和神经（至背阔肌）

腋窝斜旁矢状面

斜方肌
臂丛{外侧束 后束 内侧束
冈上肌
肩胛{脊椎 体部
冈下肌
肩胛下肌
小圆肌
大圆肌
背阔肌
中头
腋窝淋巴结{ 胸壁淋巴结

肩胛舌骨肌
锁骨
锁骨下肌和筋膜
肋喙韧带
胸肩峰动脉和头静脉
肋喙膜
胸外神经
腋动脉和静脉
胸大肌和筋膜
胸小肌和筋膜
胸内神经
腋窝悬韧带
腋筋膜

四、神经与血管的关系（续）

腋窝

　　腋窝是上肢、胸部和颈部会合处，形状像截断的锥形，它是神经、血管和淋巴管进出上肢的通道。其壁由肌筋膜构成；基底是腋窝，实际为腋筋膜。前壁由两块胸肌和相关的胸与锁骨筋膜构成。胸大肌外侧缘形成前腋。腋窝的后壁由肩胛骨、肩胛部肌肉组织和相关筋膜组成。同时，肩胛部肌肉组织、相关筋膜加上背阔肌肌腱形成后腋壁。胸壁由前锯肌及其筋膜覆盖，形成内侧壁。前壁由肱骨大结节、结节间沟、肱骨小结节前后腋壁肌肉的肌腱汇聚形成。腋窝的顶由锁骨、肩胛骨、第1肋骨形成。

腋动脉和肱动脉

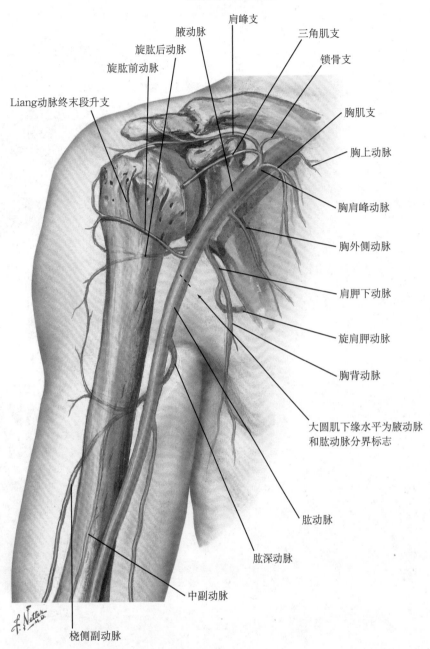

五、肩部血管解剖学

上肢血供源于锁骨下动脉,锁骨下动脉伴随臂丛神经从前、中斜角肌间隙穿出。锁骨下动脉第一条重要的分支为甲状颈干,向上分支为颈横动脉和肩胛上动脉。肩胛背动脉起于锁骨下动脉,是第二条重要的分支,少数发自颈横动脉。

锁骨下动脉穿过第1肋骨外缘后延续成为腋动脉,此动脉根据胸小肌腱膜的位置可分为三段:第一段最靠近胸小肌腱膜,只有胸上动脉一条分支。胸上动脉从腋静脉后侧下降供应胸大肌、胸小肌,向上供应前锯肌。腋动脉第二段在胸小肌腱膜深层,发出胸肩峰动脉和胸外侧动脉。胸肩峰动脉穿锁胸筋膜后分成胸肌支、肩峰支、锁骨支和三角肌支。肩峰动脉向外侧延伸绕过喙突到达肩峰,发出分支供应三角肌,并与旋肱前后血管相吻合形成肩峰血管网。三角肌支(通常起源于肩峰动脉)穿行于三角肌和胸大肌间沟与头静脉伴行,发出分支供应这些肌肉。胸肌支较大,在胸大肌、胸小肌间隙之间向下延伸供应这些肌肉,并与肋间动脉、胸外侧动脉相吻合。在女性中,胸肌支可供应深层乳腺。锁骨支较细长,向内上方供应锁骨下肌、胸锁关节。胸外侧动脉

腋动脉和肩胛骨周围血管网

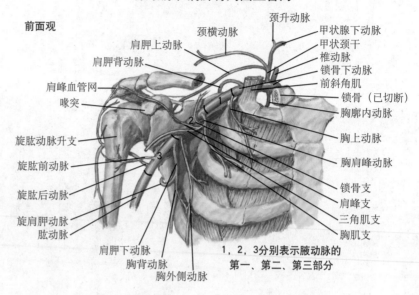

前面观

颈横动脉
颈升动脉
甲状腺下动脉
甲状颈干
椎动脉
锁骨下动脉
前斜角肌
锁骨（已切断）
胸廓内动脉
胸上动脉
胸肩峰动脉
锁骨支
肩峰支
三角肌支
胸肌支

肩胛上动脉
肩胛背动脉
肩峰血管网
喙突
旋肱动脉升支
旋肱前动脉
旋肱后动脉
旋肩胛动脉
肱动脉
肩胛下动脉
胸背动脉
胸外侧动脉

**1，2，3分别表示腋动脉的
第一、第二、第三部分**

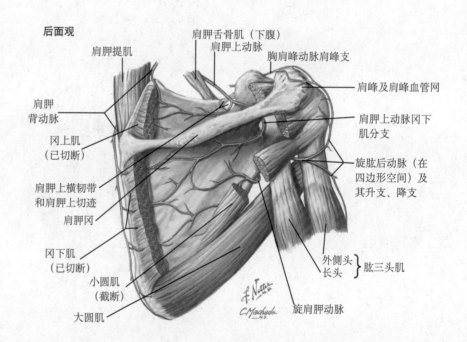

后面观

肩胛舌骨肌（下腹）
肩胛上动脉
胸肩峰动脉肩峰支
肩胛提肌
肩胛背动脉
冈上肌（已切断）
肩胛上横韧带和肩胛上切迹
肩胛冈
冈下肌（已切断）
小圆肌（截断）
大圆肌

肩峰及肩峰血管网
肩胛上动脉冈下肌分支
旋肱后动脉（在四边形空间）及其升支、降支
外侧头 } 肱三头肌
长头
旋肩胛动脉

五、肩部血管解剖学（续）

变异较大，可能直接起源于腋动脉、胸肩峰动脉或肩胛下动脉。其中，大约65%胸外侧动脉起源于腋动脉，沿着胸小肌外缘下降并发出分支供应前锯肌、胸肌及腋窝淋巴结。腋动脉第三段是胸小肌腱膜远端，共发出3个分支，即肩胛下动脉、旋肱前动脉、旋肱后动脉，其中肩胛下动脉是腋动脉的最大分支。肩胛下动脉分出旋肩胛动脉和胸背动脉。旋肩胛动脉是其

中较大的分支，向后穿过三边孔，绕肩胛骨外侧缘，在冈下窝处分支，供应肩胛背部肌肉，并与肩胛背动脉、肩胛上动脉末支相吻合，穿三边孔发出分支供应肩胛下肌和两块圆肌。胸背动脉是背阔肌的主要供血血管，与胸背神经伴行进入背阔肌深层。通常胸背动脉有一个分支可协助胸外侧动脉供血。

接下来的分支是旋肱内外侧动脉。旋肱前动脉发出降支可形成一动

脉弓，这是肱骨头的主要血供。旋肱后动脉伴随腋神经一起向后绕行，通过四边孔，绕到肱骨外科颈，并与旋肱前动脉分支吻合。

肱动脉是腋动脉延伸超过大圆肌下缘的直接延续。肱动脉伴随两条静脉、正中神经、尺神经沿手臂下降。功能位时，腋静脉处在动脉前方和下方；外展位时，腋静脉在动脉正前方。

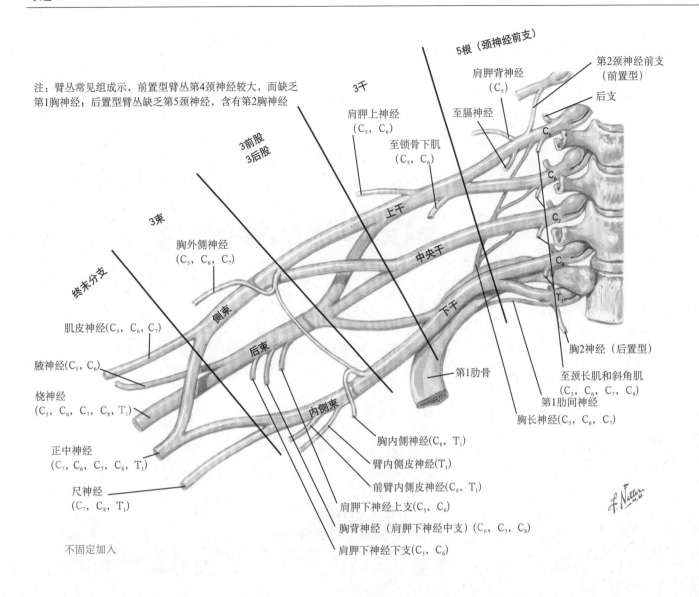

注：臂丛常见组成示，前置型臂丛第4颈神经较大，而缺乏
第1胸神经；后置型臂丛缺乏第5颈神经，含有第2胸神经

5根（颈神经前支）

肩胛背神经
（C₅）

第2颈神经前支
（前置型）

肩胛上神经
（C₅，C₆）

至膈神经

后支

3干

至锁骨下肌
（C₅，C₆）

C₅

3前股
3后股

上干

C₆

中央干

C₇

3束

下干

C₈

胸外侧神经
（C₅，C₆，C₇）

T₁

终末分支

侧束

胸2神经（后置型）

肌皮神经(C₅，C₆，C₇)

后束

第1肋骨

至颈长肌和斜角肌
（C₅，C₆，C₇，C₈）

腋神经(C₅，C₆)

内侧束

第1肋间神经

桡神经
（C₅，C₆，C₇，C₈，T₁）

胸长神经(C₅，C₆，C₇)

正中神经
（C₅，C₆，C₇，C₈，T₁）

胸内侧神经(C₈，T₁)

臂内侧皮神经(T₁)

尺神经
（C₇，C₈，T₁）

前臂内侧皮神经(C₈，T₁)

肩胛下神经上支(C₅，C₆)

不固定加入

胸背神经（肩胛下神经中支）(C₆，C₇，C₈)

肩胛下神经下支(C₅，C₆)

六、臂丛

　　臂丛神经支配上肢的自主活动。虽然臂丛大多数的分支及上肢确切的神经形成均发生在腋窝，但臂丛并不起源于腋窝。尽管解剖学变异很常见，但了解臂丛的经典类型还是很有必要的。

　　臂丛由第5~8颈（C₅~C₈）神经和第1胸（T₁）神经大部分纤维组成。臂丛构成中可能有第4颈（C₄）神经和第2胸（T₂）神经参与。各神经根发出的交感神经穿过斜角肌合

成神经束。C₅、C₆腹侧神经支接受颈中神经节的灰交通支。颈胸神经节（颈末、第1胸神经节）参与形成C₇、C₈和T₁丛。

　　第5、6颈神经腹侧支联合形成上干，第7颈神经形成中干，C₈神经和第1胸神经形成下干。每个神经干分为前后两股。前股支配腹侧肢体活动，后股则支配背部。所有后股联合形成后侧束，上干、中干前股形成外侧束，下干前股形成内侧束。因此，后侧束包含C₅神经至T₁神经，主要支配肢体背部；外侧束包含C₅神经至

C₇神经，主要支配肢体前侧；内侧束包含第8颈神经至第1胸神经。神经束的命名表现出各神经束与腋动脉的位置关系。

　　末端分支进一步重组形成终末神经束。大部分外侧束和内侧束形成正中神经。剩余外侧束形成肌皮神经；剩余内侧束形成尺神经。后侧束在肩胛下肌下缘分出腋神经，剩余神经继续向远端延伸为桡神经。

　　另外，部分终末神经源于第10胸神经根，它们根据其来源的神经丛部分集合。

上肢神经支配

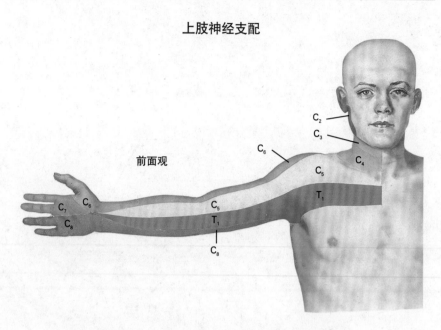

前面观

皮肤节段支配模式图（依据Keegan和Garrett）。相邻节段有重叠

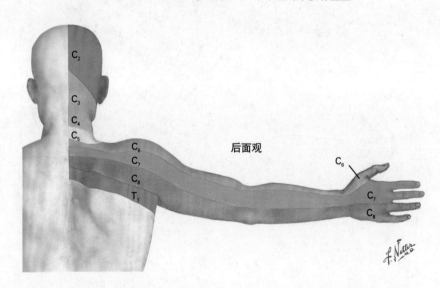

后面观

七、外周神经

大部分上肢皮神经都源自臂丛，而控制肩部的神经来源于颈神经丛。锁骨上神经（C_3，C_4）在胸锁乳突肌后侧和颈三角后缘内很表浅。锁骨上神经穿过颈筋膜和颈阔肌的表层，辐射为三束：①锁骨上——锁骨上内侧神经；②朝向肩峰——锁骨上中间神经；③肩胛骨上——锁骨外侧神经、锁骨后侧神经。

臂上外侧皮神经（C_5，C_6）受臂丛腋神经下游神经末梢支配。从腋神经发出后，它们走行很表浅，分布于三角肌后缘下1/3处，并穿过臂筋膜，皮支分布于三角肌下半部分和肱三头肌长头。

臂下外侧皮神经（C_5，C_6）源于刚刚从桡神经发出的前臂后皮神经。臂下外侧皮神经在肌间隔内走行表浅，在三角肌下层伴随头静脉向下，分布于手臂下外侧和前侧皮肤。

肩部感觉神经分布

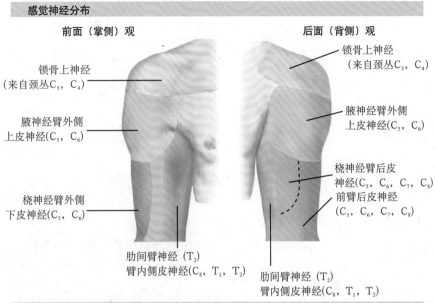

感觉神经分布

前面（掌侧）观 　　　　　　　　　　　后面（背侧）观

锁骨上神经（来自颈丛C₃，C₄）

腋神经臂外侧上皮神经(C₅，C₆)

桡神经臂外侧下皮神经(C₅，C₆)

锁骨上神经（来自颈丛C₃，C₄）

腋神经臂外侧上皮神经(C₅，C₆)

桡神经臂后皮神经(C₅，C₆，C₇，C₈)

前臂后皮神经(C₅，C₆，C₇，C₈)

肋间臂神经（T₂）
臂内侧皮神经(C₈，T₁，T₂)

肋间臂神经（T₂）
臂内侧皮神经(C₈，T₁，T₂)

肩关节神经病：胸长神经

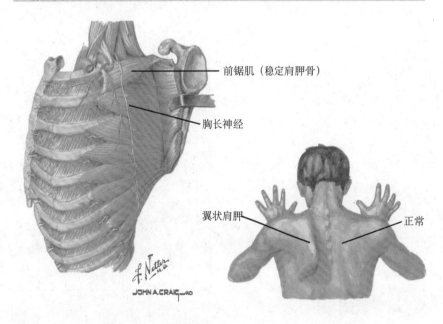

前锯肌（稳定肩胛骨）

胸长神经

翼状肩胛

正常

七、外周神经（续）

臂后侧皮神经（C₅～C₈）起于腋下，是桡神经分支。其沿着肱三头肌内侧缘穿过臂筋膜分布于手臂外侧中1/3处，在前臂内侧皮神经和肋间臂神经分布区域的上后方。

前臂内侧皮神经（C₈，T₁）在腋窝下起源于臂丛内侧束，沿着肱动脉内侧下降直到手臂中部，后穿过臂

筋膜支配上臂下1/3后侧皮肤，直到鹰嘴。

肋间臂神经（T₂）是第2胸神经外侧皮神经最大分支，在腋窝第2肋间隙水平穿过前锯肌进入腋窝，后与前臂内侧皮神经吻合穿过臂筋膜到达后腋壁，支配上臂内后方从腋窝至肘部的皮肤。

完整的肩部神经检查包括上述所涉及的皮肤和系统肩胛带的肌肉（T₁₁）。腋窝淋巴结清扫后经常会出现胸长神经功能障碍，是一种常见的神经病变。体格检查时会发现手臂放在身前时肩胛骨内侧缘翘起，当推墙支撑时肩胛骨内侧缘翘起更严重。

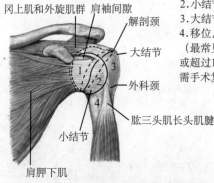

Neer分型

肱骨近端骨折的Neer分型，分为四部分：
1. 关节骨折（肱骨头）
2. 小结节
3. 大结节
4. 移位。如果没有骨折片移位，则认为是稳定型骨折（最常见），只需外固定和早期功能锻炼即可。若1个或超过1个骨折片存在1cm以上的移位或45°成角，则需手术复位和外固定，或者行关节置换术

冈上肌和外旋肌群　肩袖间隙
解剖颈
大结节
外科颈
肱三头肌长头肌腱
小结节
肩胛下肌

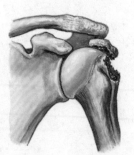

大结节移位型骨折需要外科手术治疗，通常需要通过钻孔并缝合撕裂的肩袖。很小的骨折片可能需要切除并重建冈上肌肌腱

肱骨近端骨折的Neer分型		
二部分	三部分	四部分
解剖颈		
外科颈		
大结节	大结节	大结节和小结节
小结节	小结节	

八、肱骨近端骨折

（一）Neer分型

肱骨近端骨折很常见，最常发生在老年人摔倒，由手臂伸展支撑时。

骨折碎片移位1cm以上或骨折两端成角超过45°则认为是移位骨折。Neer提出肱骨近端骨折四部分分类法，需要在首次X线片明确以下四项主要骨折碎片及它们之间的相互关系：①关节部分；②大结节及附着冈上肌；③小结节及附着肩胛下肌；④肱骨干。骨折分型与肱骨头脱位相关，分为骨折和脱位。例如，骨折累及大结节和肱骨头可能会向前脱位，

这称为二部分骨折。这些损伤对于组织损伤的治疗和诊断具有重要的临床意义。例如，一个普通的二部分骨折包括大结节和肱骨头前脱位。在这些病例中，肱骨头闭合复位可能会导致大结节持续移位，这就需要手术切开复位。相反，如果肱骨闭合复位则会导致大结节的近似复位，不需要手术治疗。然而更重要的是，骨折康复后肱骨头再次出现脱位却很少见，因为在大结节骨折和软组织损伤时可能会损伤肩袖而导致肱骨头脱位，而盂肱韧带不常损伤，这则避免了肩袖损伤。

同样，肱骨近端骨折可能会损伤肱骨头。当肱骨头受损时，这就成了传统经典四部分分类法的变异类型。在这种情况下，则需要肱骨头置换，否则会出现肱骨头缺血性坏死和创伤后关节炎。

肱骨近端骨折Neer分型包括二部分骨折、三部分骨折和四部分骨折。二部分骨折可能包括解剖颈、外科颈、大结节或小结节。三部分骨折包括肱骨头部分和大结节或小结节。四部分骨折包括大小结节、肱骨头和肱骨干。在有较大移位的四部分骨折中，肱骨头血供受损易导致肱骨头坏死。

二部分结节骨折

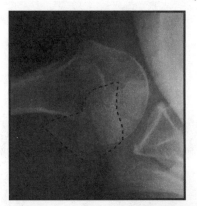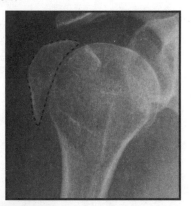

腋视图（左）和正面图（右）显示二部分大结节骨折（虚线部分），骨折部分位于前方和外侧

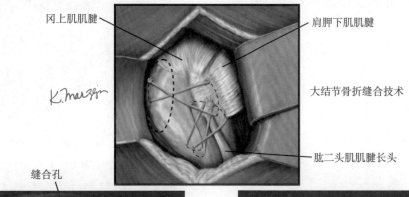

冈上肌肌腱　　肩胛下肌肌腱

大结节骨折缝合技术

肱二头肌肌腱长头

缝合孔

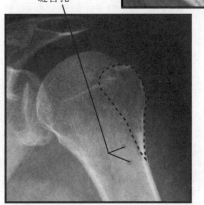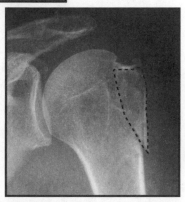

正位片和内旋正位片显示，采用缝合复位和内固定大结节骨折

八、肱骨近端骨折（续）

肱骨近端骨折的诊断和结果分型需要通过至少两个相互垂直层面X线片来确定，需要包括肩部前后正位片和侧位穿肩胛骨（Y形）位片。如果可能，腋视图可能会提供较大帮助。但在很多急性骨折中，由于骨折后手臂不能放置于固定体位而不能获得腋视图。CT可以多层面重建或三维重建而更好地展示骨折部分和移位情况。在一些骨折中，肱骨近端主要损伤部分可能存在不止一条骨折线，这样采用四部分骨折法进行分类时则需加上损伤部分粉碎性描述，也就是说有没有五部分和六部分骨折。如果在肱骨近端骨折分成很多段，而它们相对没有位移，则这种骨折被认为是一部分骨折，这就意味着骨折端无移位且无需手术复位。例如，大结节端有游离骨折，相对无移位，这称为大结节一部分骨折或大结节无移位骨折。

（二）二部分肱骨大结节骨折

通过以上描述，单独肱骨大

节骨折伴移位超过1cm以上称为移位型大结节骨折。如图所示，在前后正位片可见移位在上方，而在腋视图上移位则在后方。这就提示周围软组织的破坏和肩袖的撕裂导致骨折移位。冈上肌、冈下肌、小圆肌附着在肱骨大结节，这些肩袖肌肉收缩可导致手臂外展和外旋。这部分区域大结节骨折后肩袖肌肉会牵拉骨折端向上向后，而此时则需要行手术治疗来复位骨折端重建肩袖强度，这可以避免由于骨折连接不正而导致活动受限。骨连接不正会导致手臂外旋时骨折端撞击肩关节盂后缘，而在伸展手臂时易

撞击肩峰下缘。后方移位会导致后方关节囊缩短，进而影响手臂内旋。骨连接不正后导致的后遗症没有有效的治疗方式，最终导致功能不良。早期发现骨折移位对于早期手术治疗极为重要。骨折后如果及时解剖学复位并牢固固定，则骨折可完全康复并恢复正常功能。外科手术方法很多，示例中采用手术切开并用固定线内固定。这种技术在老年骨质疏松患者中较常用，因为此时螺钉固定骨折端易失败。肌腱与肩袖缝合固定要比仅骨折端固定牢固。当大结节多发小骨折端时缝合固定效果更佳。

二部分外科颈骨折和肱骨头脱位

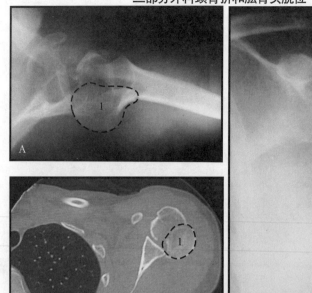

八、肱骨近端骨折（续）

如果大结节骨折患者骨质条件较好，可行肩关节镜微创手术螺丝固定骨折端，这比切开固定和缝合固定创伤更小（见专题1-24）。

（三）二部分外科颈骨折和肱骨头脱位

骨折合并肱骨头脱位是四部分肱骨近端骨折的常见变异类型。这对于骨折造成肱骨头关节软骨损伤、肱骨头血供的损伤和关节盂、盂肱韧带的损伤具有重要临床意义，所有这些都可能导致长期后遗症，特别是创伤后关节炎、肱骨头缺血性坏死、肩关节盂骨性关节炎或肩关节不稳定。所有这些难题急需外科手术来解决，这也促使早期手术的实施。很明显在前后正位X线片上诊断骨折脱位部分的断裂模式很困难，而这也强化了腋X线视图和CT检查的重要性。而且前后正位X线片也很难显示肱骨头骨折。

腋视图（A）显示二部分骨折移位。骨折从解剖颈延伸至肱骨干。肱骨头向后脱位。相同骨折显示在正位片（B）和CT（C）上，显示关节盂空虚。切开复位，2颗穿过骨折片间松质和皮质骨螺钉内固定（D，E）。解剖复位获得最小内固定移位。1=肱骨头关节面，2=肱骨大结节极度内旋位，3=空虚关节盂

因此，在办公室、急诊室这种没有条件进行充分X线检查情况下会经常漏诊这些类型的骨折。这些情况发生的时候，早期还没有手术治疗，许多病例没有手术治疗，最终导致这种骨折后骨连接不正，虽然已优于早期骨折处理方法，但结果尚不能满足要求。

在中年人从马上摔下来骨折病例中，因较好的骨质和方头螺钉交叉压缩固定使得应用较少的固定设备而使手术切开复位骨折脱位率明显降低。远端螺钉通过皮质螺钉固定皮质骨并超过对侧皮质骨，最后导致骨折位置受到压缩，而使螺钉方向垂直于骨折线，从而压缩骨折位置。上方螺钉是螺纹松质螺钉固定在肱骨头松质骨内。较大的螺纹松质骨螺钉能够在松质骨内获得更好的固定效果。松质骨螺钉的光滑部分能达到方形螺钉效果来压缩骨折部位。同样，螺钉也是垂直于骨折线，通过最小的螺钉获得更大的骨折压缩效果和骨折部位稳定性，也避免了使用更大的钢板。

外翻嵌入型四部分骨折

外翻嵌入型四部分骨折的切开复位和内固定

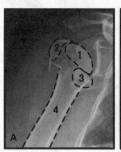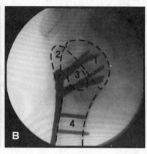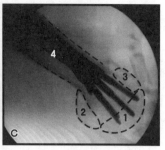

正位X线片（A）示外翻嵌入型四部分骨折。通过切开复位和锁定钢板行内固定术：术后X线片（B）和术后腋视图（C）

经皮肱骨头骨折复位术

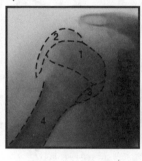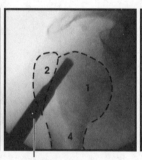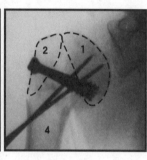

骨棒

通过外侧小切口置入一器械，在荧光导航辅助下复位肱骨头，恢复颈干角至135°。通过牵引手臂，大结节和小结节周围完整软组织拉紧而复位大小结节。经皮通过大结节打入2颗松质骨钉，从而达到微创内固定。与解剖颈干角相比，关节呈10°～15°外翻移位，这在临床上为可接受范围

八、肱骨近端骨折（续）

（四）外翻嵌入型四部分骨折

外翻嵌入型四部分骨折是经典四部分骨折脱位中一种变异类型。在经典四部分型骨折脱位中，肱骨头完全脱离肱骨近端其他三部分（大小结节、肱骨干）。在许多经典四部分骨折中，肱骨头往往会脱离关节盂。当关节部分血供破坏后极易发生缺血性坏死。这种骨折易发生于老年人，而肱骨头置换术是一种通过使用带柄假体来获得骨折结节更好的稳定性和代替缺血关节部分，其效果优于其他方案。

外翻嵌入型四部分骨折会导致肱骨头旋转至水平位置，进而嵌入肱骨大结节、小结节间的骨折，通过导致肱骨大小结节的分离扩大来容纳压紧的股骨头。在这种骨折中，肱骨头随着关节转向肩峰下面。肱骨头脱离关节盂而被肱骨大小结节覆盖。很多情况下内侧肱骨干和肱骨头周围的

骨膜会保持完整，然后在它们之间形成软组织相连，增加肱骨头的稳定性和血液供应。与经典四部分骨折脱位相比，肱骨头缺血性坏死发生率相对较低。肱骨大结节和小结节骨折部分都分离至外侧，但有软组织附着在肱骨干上。也正是由于软组织的附着作用，这种类型的骨折能够保持肱骨头和骨折部位固定而不至于移位。正确地辨认这种骨折类型对于保持肱骨头稳定性有重要作用。更重要的是，这可以更好地与稳定骨折相鉴别，避免保守治疗。如专题1-24所示，如果内侧软组织形成并使肱骨头稳定，那么可采用小创伤的方法进行骨折复位和内固定。骨折存在不稳定部分，粉碎性骨折或骨质较差接近骨质疏松

者，则最好采用切开、钢板内固定等手术方法进行治疗。

切开复位和内固定能提供更牢固的内固定，但会带来更大的手术切口。当微创复位和固定完成后，在骨折远端小切口（1~2cm）用一钝器置于肱骨头下方作支撑，并在荧光透视辅助下确保肱骨头解剖复位，进而旋转解除外翻位。最终，当牵拉手臂时，周围软组织、复位的肱骨头会使肱骨大小结节很容易复位至肱骨头下方。经皮钢钉和螺丝固定保持骨折各部分复位，这并不是精确固定，术后6周取出钢钉能在恢复前保证充分康复。鉴于这种微创方法，如果骨折部位牢固固定，则康复延迟不会影响绝大部分患者获得足够好的活动度。

合并关节面骨折的移位型四部分骨折

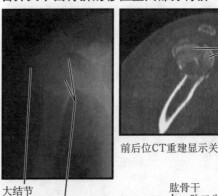
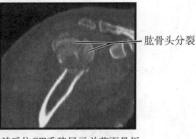

正位片显示复杂肱骨头分裂型四部分骨折。此为经典四部分骨折的特殊类型，骨折线经过肱骨头关节面。这导致骨折非常不稳定。此类骨折常需要肩关节置换术

肱骨头分裂

前后位CT重建显示关节面骨折

大结节

肱骨头分裂

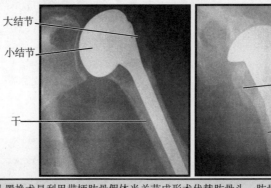

大结节

复杂肱骨头关节面骨折

肱骨干
肱二头肌肌腱长头
小结节
肱骨头

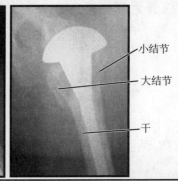

滑雪事故中高能高速创伤导致的多碎片骨折

大结节

小结节

干

小结节

大结节

干

肱骨头置换术是利用带柄肱骨假体半关节成形式代替肱骨头。肱骨柄插入髓腔而使肱骨头固定合适。同时，肱骨柄近端部位也可以内固定大结节和小结节，并可将结节缝合固定在柄上。如此大小结节解剖复位并固定在肱骨头下方，达到原来解剖位置。这样，患者术后肩关节功能最好，疼痛也最小

八、肱骨近端骨折（续）

钢板内固定患者通常会有更好的固定效果，所以术后应尽快进行功能康复锻炼。

（五）肱骨头分离经典四部分骨折脱位

经典四部分骨折脱位可能存在肩关节内肱骨头表面骨折。这种骨折通常发生在高速高能创伤中。肱骨头骨折会导致更复杂的骨折，通常需要肱骨头置换。另外，创伤后关节炎和缺血性坏死的可能性更大，这也印证了肱骨头置换术作为首选治疗方案。肱骨头置换时，假体柄精确插入到肱骨干中，大多数采用骨水泥固定。手术难点在于如何将假体柄插入合适的高度和角度以恢复正常解剖结构。好的手术会使金属肱骨头与肱骨干之间的空间与骨折前相同，这样就可以将肱骨大小结节处骨折块置于金属肱骨头之下和肱骨干之上，需通过金属柄和内固定设备固定周围碎片。用不可吸收缝合线固定肱骨干和假体，并把肩袖韧带固定在肱骨结节上。尽管骨有多发骨折和碎片，但如果获得解剖学复位和牢固固定，远期疗效会很好。

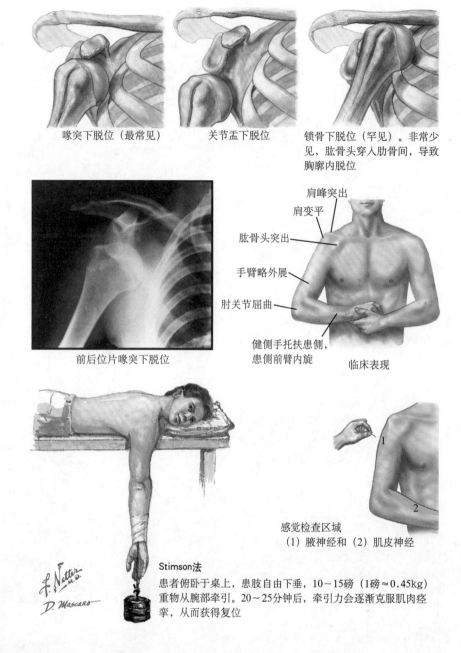

喙突下脱位（最常见）

关节盂下脱位

锁骨下脱位（罕见）。非常少见，肱骨头穿入肋骨间，导致胸廓内脱位

肩峰突出
肩变平
肱骨头突出
手臂略外展
肘关节屈曲
健侧手托扶患侧，患侧前臂内旋

临床表现

前后位片喙突下脱位

感觉检查区域
（1）腋神经和（2）肌皮神经

Stimson法
患者俯卧于桌上，患肢自由下垂，10～15磅（1磅≈0.45kg）重物从腕部牵引。20～25分钟后，牵引力会逐渐克服肌肉痉挛，从而获得复位

九、盂肱关节前脱位

大约95%的肩关节脱位为前脱位，主要由间接暴力所引起。最常见的脱位类型为喙突下脱位，而最少见的为锁骨下脱位。前脱位在各年龄段均可见，最常见于青少年。脱位多是由于运动损伤、摔倒，或在手臂处于外展外旋位时碰触到肩关节远端（如过顶掷球时竖起手臂）所致。同样，患者也是在此位置容易出现复发性肩关节脱位，导致肩关节不稳定。肩关节前脱位的临床表现为突出

的肩峰、三角肌外侧有一扁平区域和肱骨头显著凸向前方。手臂通常呈外展内旋而没有被动外旋。腋神经从关节囊韧带前下方外侧通过。创伤导致肩关节前脱位，通常会导致腋神经牵拉伤。这会导致手臂外侧部分区域感觉减退，包括三角肌功能减退。另外，肌皮神经位于喙突顶端5～7cm，在肩关节前脱位时可能会被压缩或牵拉而受损伤。这就会导致前臂内侧感觉减弱，并会引起肘关节屈曲。

有经验的医师或在急诊室发现

肩关节脱位时可通过闭合复位方法治疗。通常首次脱位最难以复位，而越早复位，对肩关节软骨、肱骨头后部、腋神经及肌皮神经的损伤越小。闭合复位通常通过放松患者肩关节肌肉并沿手臂轴向牵拉来获得成功。复位过程中旋转越小，造成的创伤也越小。Stimson法是肩关节复位的常用方法。如专题1-26所示，患者俯卧位，清醒镇静或口服止痛药，手臂自然下垂，人工或静力牵引手臂。当患者放松后肱骨头会从脱位位置脱离并复位至关节盂内。

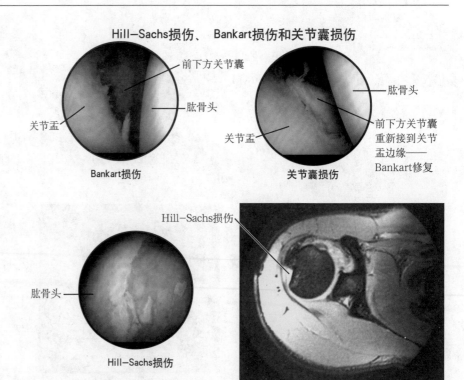

Hill-Sachs损伤、 Bankart损伤和关节囊损伤

前下方关节囊

肱骨头

关节盂

Bankart损伤

肱骨头

前下方关节囊重新接到关节盂边缘——Bankart修复

关节盂

关节囊损伤

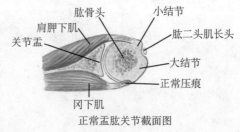

Hill-Sachs损伤

肱骨头

Hill-Sachs损伤

CT提示肱骨头上方Hill-Sachs损伤

肱骨头 小结节
肩胛下肌 肱二头肌长头
关节盂 大结节
正常压痕
冈下肌
正常盂肱关节截面图

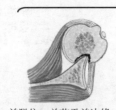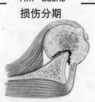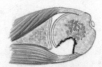

Hill-Sachs 损伤分期

前脱位，关节盂前边缘插入股骨头后外侧

前脱位，插入部分增大

复位后，骨缺损引起不稳定，易再次脱位

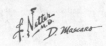

十、盂肱关节前脱位：病理损伤

前下方盂肱韧带和关节盂唇常会在创伤性肩关节前脱位时发生撕裂，也称为Bankart损伤。反复性肩关节前脱位常伴随前下盂肱韧带和关节盂唇的撕裂，Bankart损伤重建术中则将这些组织重新缝合至关节盂下方原来的位置。如果在首次或复发脱位时伴随关节盂唇急性骨折，手术切开复位内固定能重建关节盂表面和附着韧带。如果存在较大骨缺损以致无法复位和牢固固定，这时则需要骨移植。不同类型骨移植物都可用于此类手术。最常用的骨移植方法是采用喙突方案，而相关的韧带（肱二头肌短头

和喙肱肌）通过螺丝牢固固定于前下方骨缺损处。通过转移肌腱和肌肉组织的悬吊作用（Bristow或Laterjet）可实现关节盂骨缺损的重建和动力性稳定性。这种肩关节加固方法既可以在手术切开时完成，也可通过关节镜完成。另外，当肩关节前脱位时，关节盂前缘撞击导致肱骨头后外侧压

缩骨折，称为Hill-Sachs损伤。肩关节前脱位时，关节盂前较硬骨质压缩肱骨头柔软的骨质造成此类损伤。这种损伤区域可能很大，可通过同种异体肱骨头置换或更小肱骨头假体置换治疗。除此之外，还可以通过缝合后缘肩袖和关节囊至缺损部分来治疗Hill-Sachs损伤。

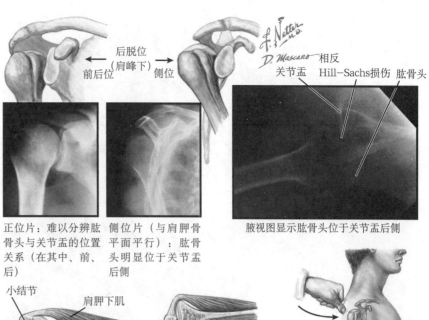

正位片：难以分辨肱骨头与关节盂的位置关系（在其中、前、后）

侧位片（与肩胛骨平面平行）：肱骨头明显位于关节盂后侧

腋视图显示肱骨头位于关节盂后侧

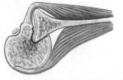

正常盂肱关节截面

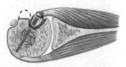

闭合复位：骨缺损，不稳定，可能再次脱位

后脱位：关节盂后边缘导致嵌入肱骨头前内侧（相反的Hill-Sachs损伤）

切开复位：肩胛下肌肌腱或附有肌腱小结节转移至缺损部位

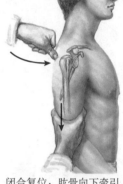

闭合复位：肱骨向下牵引，并向下、向前推动肱骨头使其复位至关节盂。肱骨头和肱骨干骨折导致的被动外旋需要避免

十一、盂肱关节后脱位

肩关节后脱位约占肩关节所有脱位类型的5%，多由创伤所致。与肩关节前脱位一样，后脱位也可是非创伤性的。这种非创伤性脱位经常是复发性半脱位或部分脱位，而这与周围韧带松弛度相关。先天性关节盂发育不全会导致关节盂骨质缺损（专题1-28），而翼状肩胛或肩胛活动异常则会导致肌肉不平衡。非创伤性后半脱位通常不会合并后侧关节囊或关节盂唇的损伤。肱骨头完全向后脱出关节盂称为肩关节完全脱位，通常会有后侧韧带和关节盂唇撕裂，就像不稳定前脱位（如Bankart损伤）。创伤性后脱位可能是一种固定畸形，需要在医师辅助下复位。在一些病例中，在肱骨头前方可以见到一个相反的Hill-Sachs损伤，而它产生的机制也跟后脱位Hill-Sachs损伤一致。如专题1-28所示，肩关节后脱位更容

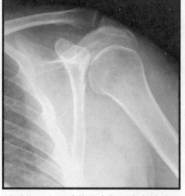

前后位：由于关节盂生长面发育缺陷导致后下方关节盂缺损，称为关节盂发育不良，可导致后脱位

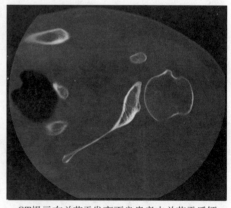

CT提示在关节盂发育不良患者中关节盂后倾大约50°

易在肩关节前后正位片上漏诊，这不同于前脱位。后脱位肱骨头更易在穿肩胛骨位或腋视图X线片上发现。对于受到外伤后持续疼痛的患者，3个角度的X线片至少有2个能看到外伤才能避免漏诊。

创伤性肩关节后脱位常见于有先天畸形的患者。关节盂发育畸形患者通常关节盂生长板异常，关节盂后下方部分未完全发育，导致关节盂发育不良。

肩关节后脱位闭合复位原则跟前脱位一样，轴向手臂方向牵拉和松弛肌肉主要用于非创伤性复位。如果以上两个步骤未成功，直接定向推压肱骨头后方可帮助复位。

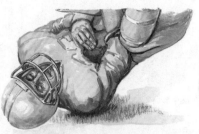

肩锁关节损伤。通常摔倒时肩上部先着
地，压迫肩峰（肩关节分离）所致

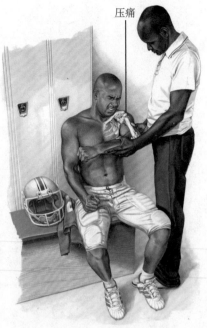

压痛

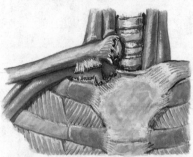

胸锁关节后脱位。可能损伤气管和血管
而带来严重后果。后脱位或前脱位一般
都可在毛巾或麻醉辅助下手法复位

患者肩峰锁骨关节敏感

十二、肩锁关节和胸锁关节脱位

肩锁关节脱位，通常也称为肩锁关节分离，常见于肩上部受到猛烈撞击致外伤时。肩关节脱位常见于足球赛场上或在骑自行车、骑马等比赛时，一旦选手从自行车或马上摔下来而肩上部首先着地时最易发生。根据损伤时软组织受损量和锁骨远端方向，可将肩锁关节脱位分为六型。

Ⅰ型：肩锁关节囊韧带扭伤。

Ⅱ型：肩锁韧带断裂，喙锁韧带扭伤。

Ⅲ型：肩锁韧带、喙锁韧带完全断裂，锁骨不稳定。锁骨远端向上移位，但仔细研究X线片或体格检查后可发现锁骨依旧在原来的高度，而肩胛骨和肱骨却被重力和手臂拉向远方。

Ⅳ型：Ⅲ型中韧带损伤伴随斜方肌腱膜破坏，导致锁骨远端向后脱位。此类损伤在腋视图和体格检查过程中更易被发现。

Ⅴ型：损伤附带广泛软组织破坏。肩锁韧带、喙锁韧带完全断裂，同时三角肌斜方肌筋膜完全破坏并引起锁骨和肩胛骨移位，影响远端锁骨

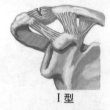

Ⅰ型

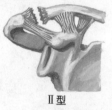

Ⅱ型

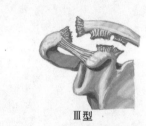

Ⅲ型

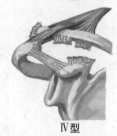

Ⅳ型

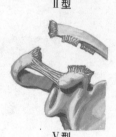

Ⅴ型

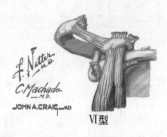

Ⅵ型

的宽度。

Ⅵ型：非常少见，常见于韧带完全破坏和锁骨远端移位至喙突下方。

大部分Ⅰ型、Ⅱ型、Ⅲ型损伤可通过非手术方法治疗；Ⅳ型、Ⅴ型、Ⅵ型损伤则需要手术治疗，要重建韧带并将锁骨复位至肩峰。一些Ⅲ型损伤患者如果一直疼痛、疲劳或有较高实际要求时，可重建肩锁关节和附着韧带。

胸锁关节前脱位通常由于肩前部受到高速创伤而致。胸锁韧带和胸肋韧带破坏会导致胸锁关节完全前脱位，这会引起明显的畸形和肿胀。很多时候闭合复位并不能复位胸锁关

节。通常大多数损伤都行非手术治疗，因为大多数患者症状都不严重，特别是那些对功能要求不高者。如果患者损伤后剧烈疼痛或功能受限严重，可行后期复位和韧带重建术。胸锁关节后脱位是更严重的创伤，因为可能会损伤或压迫神经、血管。这就需要全身麻醉下的闭合复位治疗，偶尔也需要行切开复位和韧带重建术。通常大多数人锁骨内侧生长板在20岁前不会闭合。在年轻患者中，创伤和畸形通常会导致生长板骨折，而韧带并未撕裂，可对骨折进行治疗，且治疗后锁骨不会不稳定。尽管会有畸形，但大多数患者不会有症状。

锁骨骨折

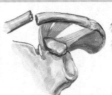 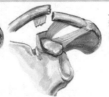 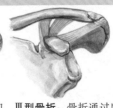

Ⅰ型骨折：韧带未受损，无移位。悬吊数周即可

ⅡA型骨折：骨折位于韧带内侧，韧带完整

ⅡB型骨折：骨折在韧带之间。喙突破坏，四边形尚在。中间骨折部可能会抬起

Ⅲ型骨折：骨折通过肩锁关节，无移位。这可能会漏诊，事后会出现疼痛性关节炎而需要切除关节成形术

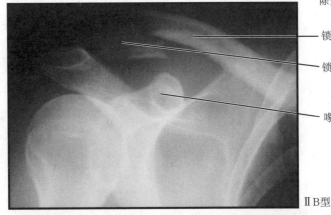

锁骨干

锁骨外侧骨折部分

喙突

ⅡB型

十三、锁骨和肩胛骨骨折

（一）锁骨骨折

锁骨远端1/3骨折可按照是否涉及锁骨左外侧端进行分类。Ⅰ型骨折包括锁骨远端至锁骨喙突韧带骨折，而没有明显移位。Ⅱ型骨折包括锁骨远端1/3骨折，就在锁骨喙突韧带附着位置。这些骨折移位情况与骨折位置和锁骨喙突韧带相关。如骨折在锁骨喙突韧带内侧，则外侧骨折稳定，而骨折在韧带外侧合并喙突锁骨韧带受损时会导致锁骨移位。Ⅲ型骨折包括锁骨远端1/3骨折合并关节面的挫伤或压缩性骨折。Ⅰ型骨折通常只需行非手术治疗，而轻微移位型Ⅱ型骨折同样可行非手术治疗，而有明显移位者通常需要通过直接缝合或韧带代替的方法来复位骨折和重建韧带。Ⅲ型骨折通常不需要手术治疗，但可能会引起创伤后关节炎。

锁骨中间骨折指锁骨中1/3段骨折，此类骨折在各年龄段均可发生，这也是全身最常见的骨折之一。大多数骨折只需非手术治疗，只有当存在严重粉碎性骨折和骨折移位时才需要手术治疗。在严重移位骨折中，骨连接不正，骨折不愈合或神经、血管受损都可能出现。当采取

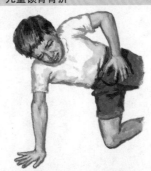

通常由于摔倒时伸展手先着地，从而使力量从肩传到锁骨

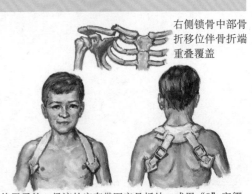

右侧锁骨中部骨折移位伴骨折端重叠覆盖

使用柔软、经济的肩套带固定骨折处，或用"8"字绷带行固定3～4周

非手术治疗时，采用"8"字绷带或悬带法可使肩关节处于更有利的体位。"8"字绷带法可将肩关节置于肩胛骨内收位置，从而协助支持骨折部位并加固锁骨来帮助锁骨骨折段复位。有或无内固定的骨折愈合会导致骨痂形成，并在锁骨处残留畸形。随着时间流逝，小的畸形会重建，最终产生一个能被接受的肩关节形象。

（二）儿童锁骨骨折

锁骨骨折是儿童最常见的一种骨折，可由锁骨直接外伤或摔倒时手臂伸展间接外伤导致。儿童锁骨骨折具有很强的康复能力，甚至存在粉碎或畸形骨折治疗后也明显好于成年人。大多数儿童患者不存在闭合性骨折，也没有神经、血管损伤，均可通过非手术方法治疗。采用"8"字绷带法维持一个舒适姿势能有效治疗骨折。这类骨折不需要真正的骨折固定，而且主要通过制动和镇痛药来减少疼痛。儿童骨折早期愈合后，需减少骨折段活动4~6周。骨折愈合牢固可能需要更长时间，所以患者3个月内需要避免参加体育活动，或4~6个月避免参加有激烈身体对抗的体育活动。

锁骨和肩胛骨骨折

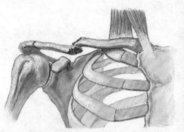 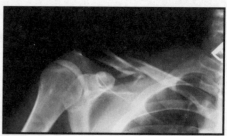

锁骨中1/3段骨折（最常见）。内侧
骨块因胸锁乳突肌的牵拉而向上移
位；外侧骨块因肩的重量而向下移
位。这些骨折最常发生于儿童

前后位X线片示锁骨中1/3骨折

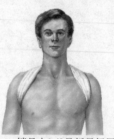 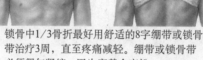

锁骨中1/3骨折最好用舒适的8字绷带或锁骨
带治疗3周，直至疼痛减轻。绷带或锁骨带
必须偶尔紧缩，因为穿戴会变松

愈合的锁骨骨折即使治疗得当，
仍会有小的肿块

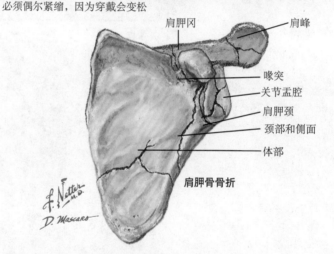

肩胛冈　　肩峰　　喙突　　关节盂腔　　肩胛颈　　颈部和侧面　　体部

肩胛骨骨折

十三、锁骨和肩胛骨骨折（续）

（三）肩胛骨骨折

　　肩胛骨骨折通常由胸壁高速创伤导致，通常会伴随其他内脏和胸部外伤，包括肋骨骨折。创伤后肩关节脱位可能会导致关节盂骨折。肩关节前脱位常导致前侧盂缘骨折，而后脱位易导致后侧盂缘骨折。早期需行手术复位骨折部分，而当较大或移位严重的肩胛骨骨折存在时则需行内固定

术。但存在游离骨折块时，可行关节镜手术。

　　肩关节上部受到直接创伤会导致肩峰骨折。肩峰骨折后可出现混乱的生长中心，但这与创伤无关，可能与慢性肩袖疾病有关，被称为肩峰小骨。专题1-39展示了这些生长异常。

　　肩胛骨骨折可能包括肩胛骨的很

多部分。肩胛骨体部骨折或肩胛骨颈部骨折无移位或轻度移位可通过非手术治疗，而骨折累及肩关节盂表面并存在移位时则需要手术治疗，尤其是合并肩关节前脱位或后脱位者。这些骨折通常会导致肩关节不稳定。移位性关节盂骨折常导致肩关节创伤后关节炎。

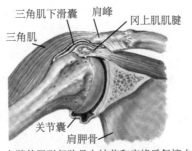

三角肌下滑囊　肩峰　冈上肌肌腱
三角肌
关节囊
肩胛骨

上臂外展引起肱骨大结节和肩峰反复撞击，导致冈上肌肌腱退变和炎症，继发滑囊炎及外展上臂时疼痛。退变肌腱内的钙盐沉积产生"高地"，从而进一步加重了炎症和疼痛

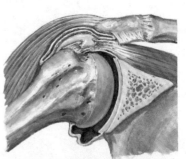

钙盐沉积可在滑囊底的下面自发破裂，随之疼痛和炎症会减轻

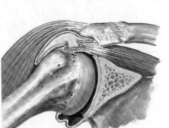

钙盐沉积可自发破裂至滑囊内并被吸收，使得疼痛和急性炎症得以缓解

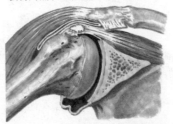

慢性肌腱炎和滑囊炎伴肌腱内钙盐沉积和轻度炎症。慢性沉积不会自发破裂，但可以被吸收

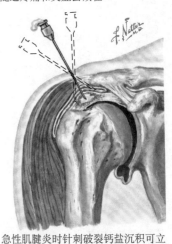

急性肌腱炎时针刺破裂钙盐沉积可立即缓解急性症状。局部麻醉后，在压痛最明显处进针。为到达沉积处，可能需要探查几次，这一操作应该在超声引导下进行。牙膏状的沉积物会从针里冒出，为清除更多的钙盐，常进两根针并用生理盐水冲洗滑囊。为进一步缓解疼痛，可注射激素

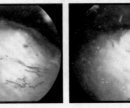

关节镜手术可以看到并定位肩袖组织内的钙盐沉积

十四、钙化性肌腱炎

钙盐沉积于肩袖是由于退行性变的肌腱组织内缺氧状态造成的。在钙沉积形成期很少有症状。钙淀物吸收阶段，组织表现为急性炎症反应、剧痛，有时伴有局部红肿。在吸收的急性期临床可表现为感染。

钙化性肌腱炎急性期可以局部肩峰下滑囊注射可的松治疗，并口服抗炎药物。对于慢性持续性疼痛，非手术治疗无效者，可以行超声引导下病变部位穿刺抽吸治疗。

肩袖钙盐沉积的临床表现是多变的。某些患者可以在X线检查时偶然发现钙盐沉积。这些患者没有肩部症状的病史，或是只有久远的可能与钙沉积有关的肩部疼痛病史。一些患者的疼痛和炎症急性发作可能与在这种情况下钙盐沉积、溶解、吸收有关。这些病例症状会逐渐缓解。其他患者有反复急性发作的急性剧烈肩部疼痛

与无症状的间歇期。还有一些患者有慢性轻度到中度的疼痛，疼痛持续偶有加剧。在大多数情况下，有多次发作的剧烈疼痛或慢性症状的患者，非手术治疗无效，有行钙盐沉积去除手术的指征。

关节镜手术也可以显示和定位肩袖肌腱组织内的钙盐沉积。在直视下可见的病变可以用刨刀剔除；如果缺损很大，可以在关节镜下进行组织的修复。在手术中，可以看到凸起肿块样的钙盐沉积被增生的血管包绕在肌腱中。钙盐沉积的术中发现是多样的，如同其临床表现是多样的一样。

在大多数需要手术治疗的病例中，大量钙盐沉积后在其被打开时，其在压力作用下被挤出。这种钙盐沉积呈细颗粒状，在肌腱组织中被浸润，清除后往往导致肌腱缺损。在许多伴有大的钙盐沉积的情况下，去除沉积后仍有缺损。关节镜下手术的优点是可以同时修复肩袖在去除钙盐沉积后的缺损。打开钙盐沉积后可以发现更多牙膏状黏稠物质。去除沉积在肩袖的钙化物的其他技术包括使用高能量或低能量超声波震荡治疗和在透视引导下针吸穿刺。因目前微创技术如此有效、健全，开放性手术很少被使用。

冻结肩的临床表现

右肩主动和被动活动明显受限。
外展活动主要来自肩胛胸廓间
活动。肩关节所有平面的活动
均极度受限且疼痛

后侧观可见肩胛肌和三角肌
失用性萎缩。虚线示两侧肩
胛冈和肱骨长轴的位置，可
见肱盂关节没有或有很小的
活动

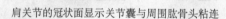

周围关节囊
与远端关节
软骨粘连

粘连使关节囊
的腋部褶皱消失

肱二头肌
长头位于
二头肌间沟内

下方关节囊
体积减小

肩关节的冠状面显示关节囊与周围肱骨头粘连

十五、冻结肩

　　冻结肩的临床及解剖病理变化是
来源于一种急性滑膜炎导致关节囊内
软组织纤维变性而产生的关节囊的挛
缩。有些人将冻结肩与手掌腱膜挛缩
病类比。掌腱膜挛缩病与纤维组织中
的成纤维细胞有关，这些细胞同样可
以在冻结肩的关节囊中找到。冻结肩
通常与甲状腺疾病和糖尿病有关。合
并这些相关全身疾病的患者通常有更
严重和难以治疗的临床病程。当具有
甲状腺疾病和糖尿病相关改变时，冻
结肩的治疗会更加困难。无论手术治
疗还是保守治疗，复发率和失败率都
很高，恢复期延长。

　　关节腔内用皮质类固醇治疗冻结
肩，尤其是在早期阶段对关节囊内的
急性滑膜炎症的治疗具有一定作用。
随着更多的纤维化和炎症的减少，冻
结肩进入第二阶段，皮质类固醇注射
起到的治疗效果较第一阶段减少。非
手术治疗集中于关节囊所有部分被动
伸展运动活动度的练习，包括屈曲、
外展、内旋、外旋等各个方向活动的
练习。在许多情况下，患者的肩关节
症状伴随着显著疼痛，所以需要每天

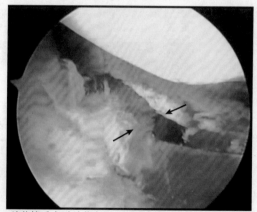

关节镜手术时关节内可见滑膜炎和关节囊容积减小及
关节镜松解（箭头）

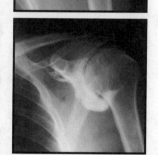

正常肩关节的前后位X线片
（下图），可见腋部褶皱和
肱二头肌腱鞘，关节囊容积
正常。冻结肩的前后位X线片
（上图），关节容积减小，
腋部褶皱和肱二头肌腱鞘不
明显

轻柔地进行活动度练习。物理治疗师
以家庭为基础指导功能锻炼是首选。
第一阶段和第二阶段中的伸展练习将
在后面有关康复的讨论中述及。应该
每天经常性地进行短期家庭功能练
习。要强调的是，每一期功能锻炼包
括做5种牵张运动，后面康复讨论中
会述及，每种2分钟，在规律的时间

间隔内，共做10分钟的功能训练，每
天至少5次。持续用这种功能训练结
合良好的疼痛治疗通常在6～8周后症
状会得到明显的改善。当疼痛减轻，
活动范围接近正常的80%时，可以将
加强训练加入整个康复计划中，减少
牵张练习的频率，每一期训练的时间
增加到15～20分钟，每天3次。

危险因素和冻结肩的检查试验

危险因素

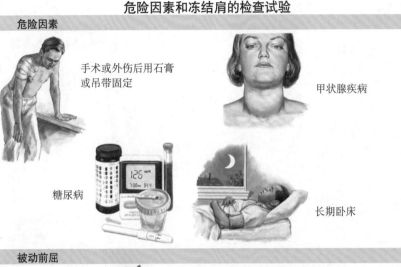

手术或外伤后用石膏或吊带固定

甲状腺疾病

糖尿病

长期卧床

被动前屈

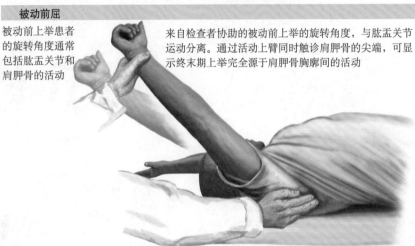

被动前上举患者的旋转角度通常包括肱盂关节和肩胛骨的活动

来自检查者协助的被动前上举的旋转角度，与肱盂关节运动分离。通过活动上臂同时触诊肩胛骨的尖端，可显示终末期上举完全源于肩胛骨胸廓间的活动

手置于肩胛骨上以防止前上举时肩胛骨活动

被动外旋减少

正常上肢

患肢

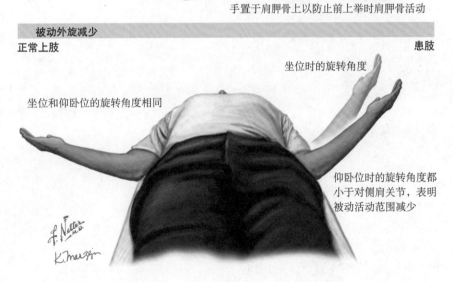

坐位时的旋转角度

坐位和仰卧位的旋转角度相同

仰卧位时的旋转角度都小于对侧肩关节，表明被动活动范围减少

十五、冻结肩（续）

对于小部分具有难治的临床症状与被动活动明显减少的患者，手术治疗非常有效。对于特发性冻结肩（粘连性关节囊炎），如前所述，非手术治疗和手术治疗均有效。关节镜下松解关节囊各个部分是对挛缩组织进行松解，可使关节便于运动，也是促进术后康复的一个有效途径。术后疼痛治疗包括局部麻醉阻滞。与所有类型的治疗一样，疼痛治疗重要且可以支持一个有效的术后康复计划。

冻结肩的体格检查可以证明肩部被动活动范围的减少，最好的检查体位是仰卧位（专题1-34）。因为检查者试着进一步抬高被检者的手臂，检查者的手可以感觉到盂肱关节活动度丧失且抬高终末阶段完全与肩胛、胸廓运动相关。此外，仰卧位和坐位都可以看到被动外旋功能的丧失（专题1-34）。被动和主动关节活动范围都应进行测试。在正常的被动运动范围内的主动运动范围的缺失经常与肩袖功能继发的力弱有关（专题1-38，专题1-40，专题1-43）。

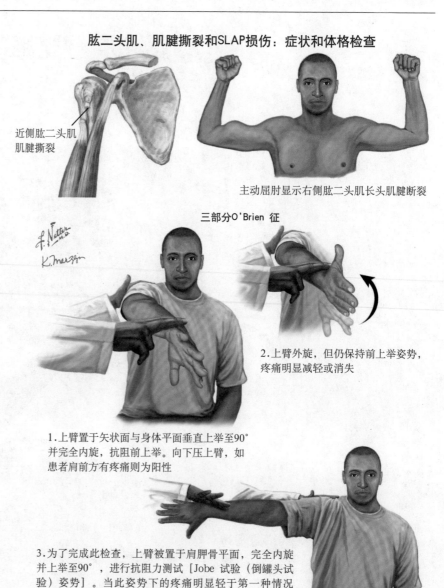

肱二头肌、肌腱撕裂和SLAP损伤：症状和体格检查

近侧肱二头肌
肌腱撕裂

主动屈肘显示右侧肱二头肌长头肌腱断裂

三部分O'Brien征

2.上臂外旋，但仍保持前上举姿势，疼痛明显减轻或消失

1.上臂置于矢状面与身体平面垂直上举至90°并完全内旋，抗阻前上举。向下压上臂，如患者肩前方有疼痛则为阳性

3.为了完成此检查，上臂被置于肩胛骨平面，完全内旋并上举至90°，进行抗阻力测试 [Jobe 试验（倒罐头试验）姿势]。当此姿势下的疼痛明显轻于第一种情况时，这有助于证实疼痛不是来源于肩袖上方（即冈上肌），而是源于肱二头肌肌腱、上盂唇或肩胛下肌肌腱止点

十六、肱二头肌肌腱断裂和SLAP损伤

经典的肱二头肌如"大力水手"的畸形与肩关节近端肱骨结节间沟水平的肱二头肌长头的撕裂有关。当肌腱从它的起点回缩时，肌肉缩短，导致肌腹聚集上抬。这是一种与肩袖撕裂和撞击综合征相关的常见疾病（专题1-41）。在许多情况下，肱二头肌肌腱断裂后的持续性肩关节症状与肩袖撕裂的病理过程相关，而不是与肱二头肌肌腱损伤本身相关。如果肱二头肌肌腱断裂后肩膀的症状长时间持续，那么有必要用肩关节的磁共振成像或超声检查进行肩袖功能的评价。

在一些患者中，尽管不常见，但单纯性肱二头肌长头断裂会引起疼痛不适，或强力曲肘或前臂旋后时（两者都是肱二头肌的功能）的肱二头肌痛性痉挛。多数单纯性肱二头肌长头撕裂是无症状的，因此多数患者未经外科手术修补治疗，特别是老年人和

久坐的患者。对于单纯性急性撕裂的青年人和活跃的患者，应该考虑手术修补。在进行外科手术修补术时，用缝合锚将撕裂的肱二头肌长头的末端缝合在肱二头肌肌腱沟内。另一种方法是可以将肌腱缝合到局部的胸大肌肌腱或肱二头肌短头等软组织中，这个过程被称为肱二头肌肌腱固定术，经常用在关节镜手术中。当手术治疗肱二头肌肌腱损伤或涉及肱二头肌长头的上盂唇自前至后的损伤（SLAP损伤）时，肱二头肌肌腱从其止点被松解下来，常用该方法固定。

当用肌腱固定术治疗急性断裂时，往往需要通过三角肌胸大肌间隙入路或胸大肌下方入路的一个小切口进行修复。对于老年人或久坐不动的患者，因孤立的肱二头肌病理过程或其与肩袖撕裂病理相关而行手术治疗时，发现肱二头肌或上盂唇病理过程累及肱二头肌，肱二头肌长头被从其止点松解下来，可以允许其不用修复就能回缩。尽管这将导致"大力水手"畸形，但患者通常是无症状的，术前与肱二头肌长头相关的疼痛可以缓解。

肱二头肌、肌腱撕裂和SLAP损伤：撕裂类型

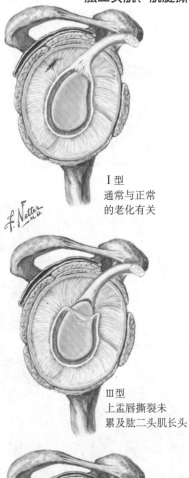

Ⅰ型
通常与正常
的老化有关

Ⅱ型
肱二头肌长
头从附着处
撕裂并分离

Ⅲ型
上盂唇撕裂未
累及肱二头肌长头

Ⅳ型
盂唇和肱二
头肌肌腱撕裂

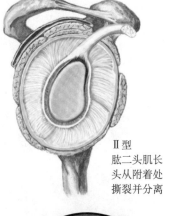

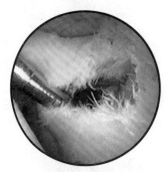

Ⅲ型损伤的关节镜下所见：上盂唇和肱
二头肌肌腱受累，但除了肱二头肌肌腱
附着处外，肱二头肌肌腱组织受累较轻

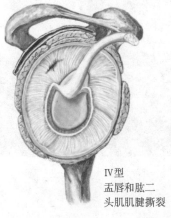

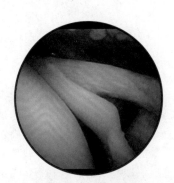

Ⅳ型损伤的关节镜下所见：
沿着肱二头肌长头上盂唇受累

十六、肱二头肌肌腱断裂和 SLAP损伤（续）

　　肱二头肌肌腱附着在上盂唇前方和后方。Ⅰ型SLAP损伤常见且常与正常的老化过程相关，因此常与显著的病理改变和症状无明显关系。同样，Ⅱ型SLAP损伤可以在老年人群中见到，通常是无症状的。当急性外伤时，Ⅱ型SLAP损伤可以有症状，常见于上臂伸展位跌倒后或与投掷运动员肩关节的重复损伤有关，可能需要手术修复。Ⅲ型SLAP损伤涉及有机械症状的上盂唇桶柄样撕裂，没

有肱二头肌肌腱的参与，其适合手术治疗，特别是去除分离的盂唇。Ⅳ型SLAP损伤涉及上盂唇和肱二头肌肌腱长头。这些病变往往有症状，一般通过去除上盂唇组织和肱二头肌肌腱固定术进行治疗。如果肌腱质量好，病变相对较小，肱二头肌肌腱和Ⅳ型SLAP损伤可以修复。少部分Ⅳ型SLAP损伤与撕裂延伸进入到前下方盂唇（Bankart型盂唇撕裂）和盂肱关节不稳定有关。在这种情况下，如

果有临床症状，大多数应用关节镜技术的患者在手术时两种损伤都可以被修复。

　　很多检查手法被用来诊断SLAP损伤，包括O'Brien征。O'Brien征的检查包括如专题1-35所示的一系列的3个动作。SLAP损伤试验阳性的结果是抗阻力向前抬高时肩关节前方疼痛。这些症状很少出现在手臂外旋和内旋时，除了在肩胛骨平面内旋外。

关节镜手术治疗肩锁关节炎

正常肩峰

锁骨

肩峰

锁骨末端关节软骨退变

去除肩锁关节处的软组织之前，肩锁关节附近的肩峰下间隙的关节镜下所见

在去除关节下表面的软组织后，锁骨远端的关节镜下所见

在使用磨钻和刨削器械后，在锁骨末端与肩峰内侧部分间制造了一个间隙（双箭头处大约长1cm）

肩峰

锁骨

十七、肩锁关节炎

肩锁关节是形成在锁骨远端和肩峰之间的一个滑膜类型的关节。这个关节和身体的任何其他关节一样可以形成关节炎。当有症状时，肩锁关节炎可以引起肩关节上方疼痛症状。偶尔疼痛可以放射到斜方肌区域。疼痛经常在内旋时加重，如将手臂放置在背后时。肩锁关节炎通常通过影像学检查进行诊断，包括肩部的前后位X线和磁共振检查。肩锁关节炎可以看成是一个孤立的病变或可以看作其与肩袖损伤和其他肩峰下病理变化有关。临床上显著的肩锁关节炎被界定为与激发动作及特殊的肩锁关节上的撕裂相关。当有关节炎症过程或囊肿或骨刺形成明显的影像学改变时，可以做出肩锁关节炎的临床诊断。肩锁关节内注射局部麻醉剂可以临时缓解碰触或刺激征引起的疼痛，还可以帮助确立肩锁关节是造成肩部疼痛唯一和有重要意义的病因。应该明了，许多患者在X线和磁共振影像上有肩锁关节炎的改变，但是没有需要治疗的明显的临床症状。同时也应该知道临床上明显的肩锁关节相关的疼痛症状、体征非常类似于肩袖损

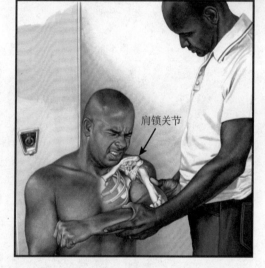

肩锁关节

当出现症状时，肩锁关节引起肩关节上方疼痛。披衬衫或当试图清洗或触碰对侧肩而交叉外展时也会引起疼痛

伤病理过程，并且经常共存于同一患者。如果临床上明显的疼痛与肩锁关节相关，而没有把它当作是伴随肩袖损伤病理过程的一个单独问题并加以治疗，而仅仅治疗肩袖疾病，那么即使肩袖撕裂的问题得到成功治疗也会残留疼痛。鉴于上述情况，当不清楚肩锁关节是否参与疼痛的产生时，物理检查和选择性注射试验对做出一个完整的肩关节问题的诊断是至关重要的。

肩锁关节炎的疼痛可以应用抗炎药物、限制活动，偶尔皮质类固醇激素肩锁关节内注射（专题1-54）进行治疗。当疼痛症状持续存在，一段时间内明显迁延不愈时，应该通过关节镜下锁骨远端切除进行治疗。这个被称为切除性关节成形术的治疗对于与肩锁关节病理变化相关的慢性症状的缓解非常有效。当在关节镜下完成手术时，可以最低程度地破坏肩锁关节囊韧带，而对喙锁韧带没有影响。这既保证了肩关节的稳定性，又缓解了肩锁关节的相关疼痛。

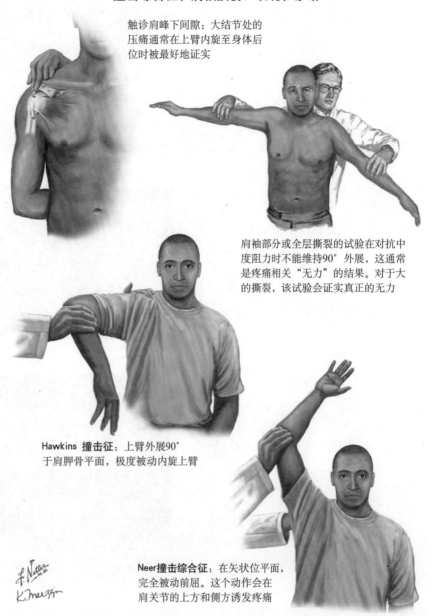

撞击综合征和肩袖损伤：表现和诊断

触诊肩峰下间隙：大结节处的压痛通常在上臂内旋至身体后位时被最好地证实

肩袖部分或全层撕裂的试验在对抗中度阻力时不能维持90°外展，这通常是疼痛相关"无力"的结果。对于大的撕裂，该试验会证实真正的无力

Hawkins 撞击征：上臂外展90°于肩胛骨平面，极度被动内旋上臂

Neer撞击综合征：在矢状位平面，完全被动前屈。这个动作会在肩关节的上方和侧方诱发疼痛

十八、撞击综合征和肩袖损伤

　　肩袖压痛、撞击征阳性和通过内旋及外旋滞后征证实的肩袖无力，这些表现与肩袖的病理变化有关，如专题1-38、1-40、1-43所示。Hawkins征和Neer征通常被称为撞击征，因为它们经常在有炎症、退变或肩袖前部和后部撕裂时为阳性。疼痛与这些体格检查造成的肩袖部分在喙肩弓下面或与关节盂接触部分的压迫和诱导张力有关。对于一些肩痛病例，在撞击体征不明确时，检查者不能确定疼痛是否来源于肩峰下间隙的一个病理过程（如滑囊炎、部分或全层肩袖撕裂）。针对这些病例，检查者可以做一个撞击试验，在无菌条件

下用10ml利多卡因或类似的局部麻醉剂注射到肩峰下间隙中。这种注射方法会在后面有关注射技术的介绍中演示。注射数分钟后检查者重复进行体格检查中的撞击征检查。阳性的撞击测试是指与这些体格检查相关的疼痛较注射之前明显改善（通常50%～100%缓解或消失）。

　　慢性肩袖损伤可能会逐渐加重，然后产生临床症状。肩峰同喙突和肩锁韧带一起形成喙肩弓。在很多情况下，这些慢性症状与肩峰下间隙

和喙突下间隙的狭窄有关。肩峰下间隙定义为肩峰的下表面和肩袖之间的空间，其内含有一个滑囊，并可因肩峰下形成的常位于喙肩韧带内的骨刺而受损减小。喙肩弓下面间隙的机械性狭窄可以与获得性骨刺相关，因为它可能引起下方肩袖的机械刺激。现在还不确定是因为骨刺形成后引起肩袖的机械刺激导致肩袖部分或全层撕裂，还是因为撕裂导致肩袖无力致使骨刺形成。无论哪一种情况，骨刺都是撞击相关疼痛的一部分。

撞击综合征和肩袖损伤：放射和关节镜影像

被磨削过的
外侧肩峰

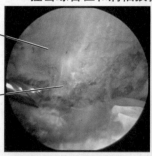

磨削后的肩
峰，骨刺被
清除，肩峰
已平坦

被磨削过的
内侧肩峰显
示有骨刺

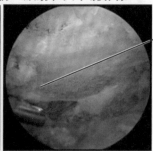

肩峰外侧的骨刺被部分清除后的
肩峰下表面的关节镜下观

关节镜下显示肩峰成形术后
肩峰变得光滑且平坦

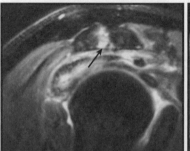
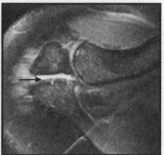

未愈合节段（箭头）的矢状面和冠状面MRI
（肩峰骨是最常见的类型）

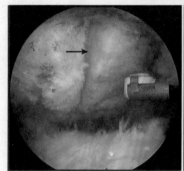
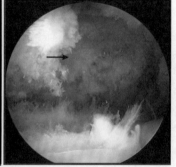

肩峰骨的关节镜下观

对于老年人、欠活跃的患者，用关
节镜技术清除前侧节段治疗的关
节镜下所见。对于年轻、较活跃的患
者，切开复位内固定是首选

十八、撞击综合征和肩袖损伤（续）

肩峰下的撞击和症状也可以来自于青少年时期肩峰骨化中心融合障碍，导致被称为肩峰骨的一种发育异常。这些肩峰骨发育异常与肩袖撕裂高发有关。在这种病损的病例中，与典型肌腱退变导致的撕裂相比，其撕裂通常较大且发生于年轻患者群中。

最常见的肩峰骨的类型与肩峰前半部分和后半部分之间的融合缺失有关，导致被称为中位肩峰骨的两个单独的骨骼。这些病变不应该与急性骨折或骨折不愈合相混淆。这种损伤是无症状的。在某些情况下，在X线影像中可以看到透亮线，但骨不能活动，这与稳定的纤维组织界面有关。这种现象大约60%是双侧的。由于骨的活动部分通常是向下倾斜的，前半部分的肩峰可能导致肩袖的机械刺激，其与肩袖的巨大撕裂有关。这种肩袖撕裂更多发生在年轻患者中，而年长者的退行性或磨损撕裂居多。肩峰骨病变在腋位X线片、轴位CT或磁共振中显像最佳。关节镜下病变的切除通常适合欠活跃者。如果是需要进行重体力活动或参加某些体育活动者，通常用切开复位螺钉内固定术和偶尔张力带钢丝固定术解决该问题。

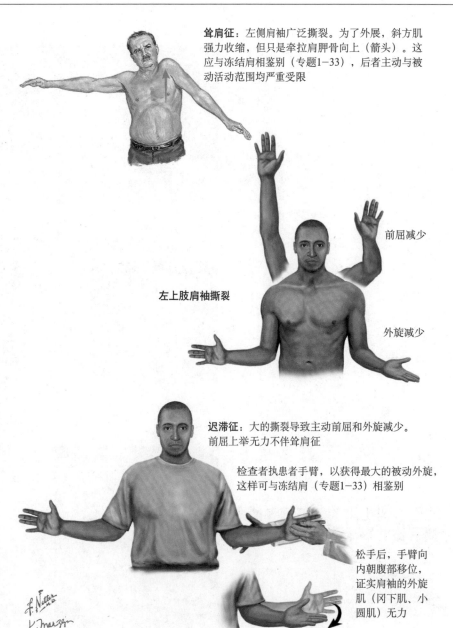

耸肩征：左侧肩袖广泛撕裂。为了外展，斜方肌强力收缩，但只是牵拉肩胛骨向上（箭头）。这应与冻结肩相鉴别（专题1-33），后者主动与被动活动范围均严重受限

前屈减少

左上肢肩袖撕裂

外旋减少

迟滞征：大的撕裂导致主动前屈和外旋减少。前屈上举无力不伴耸肩征

检查者执患者手臂，以获得最大的被动外旋，这样可与冻结肩（专题1-33）相鉴别

松手后，手臂向内朝腹部移位，证实肩袖的外旋肌（冈下肌、小圆肌）无力

十九、肩袖撕裂的体格检查

包绕肱骨头的肩袖肌腱为肩关节提供了旋转控制和强度。与三角肌一起，主要负责肩关节上抬。当肩袖发生明显撕裂时，肩关节将失去上抬能力并变得无力。伴随着肩关节旋转常有压痛和肩峰下摩擦音。外旋无力由迟滞征证明，且表明是冈上肌肌腱、冈下肌肌腱，偶尔小圆肌肌腱受累。这些肌腱主要负责外旋有力。这三组肌腱的撕裂可导致外旋滞后的阳性表现。无力的程度与这些肌腱撕裂的大小和个数有关，可通过在极度被动的外旋情况下内旋位移量看出。在一些病例中，外旋无力可继发于神经损伤（见专题1-51）。冈上肌和冈下肌是由肩胛上神经支配的。当肩胛上神经损伤时，通常由于在肩胛上切迹处或肩胛冈关节盂切迹处受压，肌肉无力，最好通过外旋抗阻或外旋滞后征进行检查。

巨大的肩袖撕裂经常涉及两个或更多的肩袖肌腱，可引起的典型结果是患者不能上抬上臂或不能在中度抗阻力下保持上抬姿势。耸肩征定义为在代偿性上抬肩胛骨情况下仍不能上抬上臂。在一些不能上抬上臂的病例中，没有相关的肩胛骨抬高，这很像肩关节麻痹，但在这些病例中支配肌肉的神经是正常的，所以被称为假性麻痹。这种上抬功能缺失与喙肩弓缺陷所致的肩关节向上方脱逸有关（见专题1-48）。所有这些上抬功能缺失的物理检查阳性表现都是与肩袖的无力、肩袖不同部位和其他肩关节的病理过程有关，如喙肩弓缺失。对于与巨大肩袖撕裂相关的诊断，当耸肩征或其他肩袖无力征存在时，这些肩关节被动运动应该正常或接近正常，且明显的无力与显著的疼痛无关。在一些巨大的肩袖撕裂病例中，患者可以完成完全的主动上举，但伴无力，其无力可以通过不能对抗轻中度阻力保持上臂上抬90°来证明。更小的撕裂，尤其是那些无明显疼痛的患者，在完成这些检查时可以有正常活动范围和明显很好的肌肉力量。检查阴性并不能除外通常1~2cm的全层撕裂。小的肩袖撕裂患者经常在内旋和外旋力量测试或上臂置于体侧的滞后征测试中被证实无力。当用这些检查测试冻结肩所致的僵硬相关的疼痛的肩关节的力量，或肩关节滑囊或其他软组织炎症引起的肩峰下疼痛的肩关节的力量时，对这些检查肩关节力量的试验有效性不能确定时，可以向盂肱关节和（或）肩峰下间隙注射局部麻醉药，通常可以缓解疼痛，从而确定疼痛部位和肩关节病理过程（即颈椎或其他非肩关节相关的牵涉性疼痛），也可以使得在很小或显著减轻的肩关节疼痛条件下重新检查肩关节力量。

冈上肌与冈下肌的肩袖损伤表现

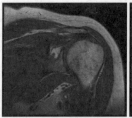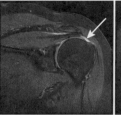

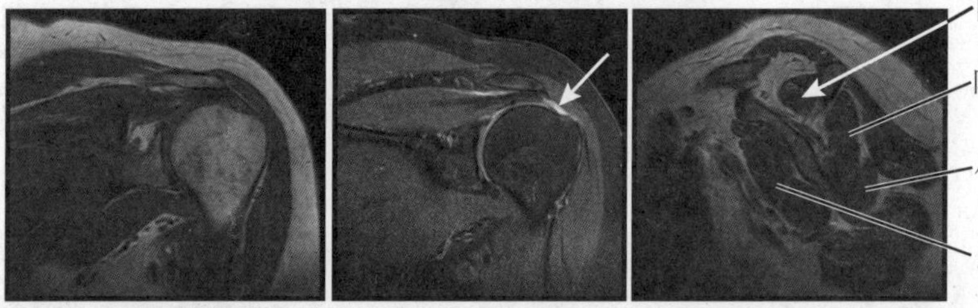

冈上肌
冈下肌
小圆肌
肩胛下肌

T₁加权的斜冠状位像（左图）显示，在冈上肌肌腱的远端部分信号增强；脂肪饱和序列成像（右图）显示，进一步增强的信号（白色区域）

T₁斜矢状位像显示，明显的冈上肌肌腹萎缩，伴有肌肉内脂肪样物质增多，如肌肉内增强的信号区域所示

肩袖肌腱
肩峰下的造影剂
肱盂关节内造影剂

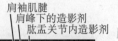

关节X线片中肩关节与三角肌下滑囊的交通是肩袖撕裂的特殊病征

冈上肌肌腱
液态造影剂
大结节肌腱附着处
肱二头肌长头肌腱

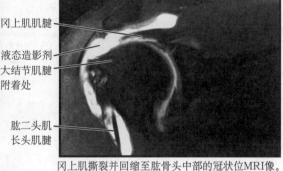

冈上肌撕裂并回缩至肱骨头中部的冠状位MRI像。关节有明显的渗出，并勾画出了肌腱缺损的轮廓。在这个特殊的病例中，肌肉组织很健康，因为这是一个小于6周的急性撕裂，还看不到肌肉萎缩

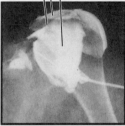

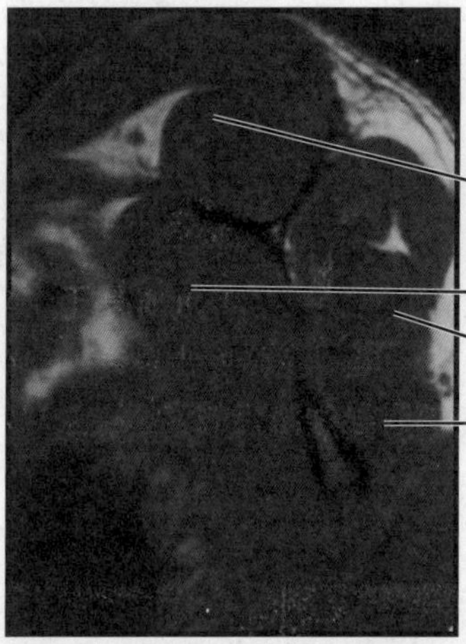

冈上肌正常的肌肉填充满整个冈上窝（与上面显示的慢性撕裂相对比）

肩胛下肌
冈下肌

小圆肌（无肌肉萎缩）

矢状位MRI像显示，在所有的肩袖肌肉中（冈上肌和冈下肌，肩胛下肌和小圆肌）均有一个非常大、双凸面的肌肉，该肌肉具有均匀一致的肌肉信号

二十、冈上肌和冈下肌肩袖撕裂伤的影像图

肩袖肌腱包绕在肱骨头周围并附着在小结节（肩胛下肌）和大结节（冈上肌、冈下肌、小圆肌）上，两结节之间是肱骨结节间沟，有肱二头肌长头肌腱通过（专题1-4）。

肩袖撕裂伤可以是部分撕裂或是全层撕裂，部分撕裂仅累及肌腱表浅层面，也可以扩展到肌腱内，但不是穿透损伤；全层撕裂累及肌腱全部厚度并可能涉及多个肌腱。

肌腱撕裂的大小被定义为或是部分撕裂或是全层撕裂。也可根据受损的厘米数，或根据受累肌腱（如冈上肌肌腱、冈下肌肌腱）数来定义。当存在一个大的肌腱撕裂时，经常累及多个肌腱如冈上肌肌腱和冈下肌肌腱，并存在肌腱从其止点回缩。当撕裂长时间存在时，受累肌腱区的肌肉组织经历肌肉萎缩和脂肪浸润。这些变化经常显示在磁共振影像中，并且

是与肌腱修复和潜在愈合能力相关的重要预后因素，大的撕裂导致主动前屈和外旋功能丧失。

肩袖损伤的影像检查包括超声检查、MRI检查和CT检查。超声检查可提供评估部分撕裂和全层撕裂的简单、经济的方法。超声检查的效率因可以动态评估和记录影像而得以提升，并且应由有经验的放射医师来操作。关于CT扫描、MRI或增强MRI，许多医疗体系并没有达成共识。对比关节照影术是注射一种液态对比物于肱盂骨关节内，当肩袖全层

撕裂时，对比物将通过肩袖缺损的部分流出关节腔，并且能在平片或CT或MRI影像上看到液体流到肩峰下间隙。平片能观察到肩关节的二维影像，但在多平面拍摄时，平片能更清晰地显示撕裂位置与大小。更多信息可利用薄层CT和MRI来获得。另外，评估肌肉萎缩和肌肉脂肪浸润多少时，用CT和MRI可看到。对大多数临床医师而言，因MRI能提供有关肩袖撕裂大小、位置、肌腱回缩程度和撕裂处肌肉变化的更多信息而受到青睐。

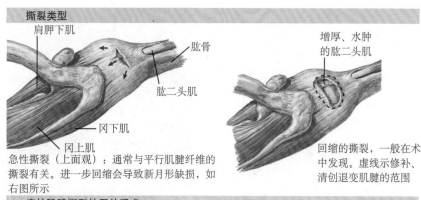

撕裂类型

肩胛下肌 肱骨

肱二头肌

冈下肌

冈上肌

急性撕裂（上面观）：通常与平行肌腱纤维的撕裂有关。进一步回缩会导致新月形缺损，如右图所示

增厚、水肿的肱二头肌

回缩的撕裂，一般在术中发现。虚线示修补、清创退变肌腱的范围

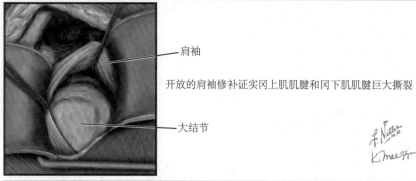

肩袖肌腱撕裂的开放手术

肩袖

开放的肩袖修补证实冈上肌肌腱和冈下肌肌腱巨大撕裂

大结节

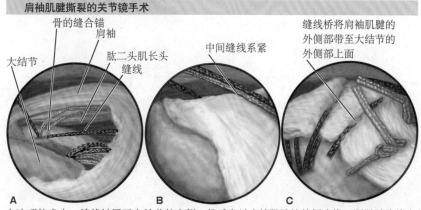

肩袖肌腱撕裂的关节镜手术

骨的缝合锚
肩袖

大结节

肱二头肌长头缝线

中间缝线系紧

缝线桥将肩袖肌腱的外侧部带至大结节的外侧部上面

A B C

在这项技术中，缝线被置于大结节的内侧，然后穿过肩袖肌腱的外侧边缘，距肌腱边缘大约1.5cm（A）。当这些缝线被系紧时，肌腱就会到达大结节的内侧边界（B）。缝线的尾端再被牵拉至大结节上协助压在大结节的外侧缘（C）

二十一、冈上肌和冈下肌肩袖撕裂伤的外科治疗

大多数肩袖撕裂伤的发生是由肌腱从结节处撕脱而造成的。在一些病例中有些残余的组织仍保留在结节上。这些组织通常退变严重且质量差，不能用于修复肌腱。这些组织如果在手术中存在，将被清除，用于制造一个新鲜的骨床，以便肩袖肌腱重新附着。

无论是传统开放手术还是关节镜手术，其修复原则是一样的。在大多数病例中，初次修补（第一次手术）要使用关节镜技术，因其不用做大的切口或剥离三角肌的任何部分，因此创伤小。结果是手术疼痛轻、组织损伤小，并且因此没有损伤三角肌的危险或需要修复的三角肌，且感染风险低或术后肩关节僵硬风险小。关节镜下手术使对损伤和组织的观察更清楚。现今大多数病例的开放手术是针对慢性巨大肩袖撕裂患者的，患者可能会从肌肉移植术或组织移植物加强术中获益，并可对其进行更复杂的肩袖重建术。

初次肩袖损伤修补原则包括移动肌腱以清除肌腱上瘢痕组织和关节囊的一切挛缩，这样肌腱能从其回缩的部位向外侧牵拉到准备好的结节骨床上。缝线可以通过缝线锚穿过肌腱或通过骨隧道将穿过肌腱的缝线系在骨桥上。当使用缝线锚时，它们被直接置入骨结节，然后缝线穿过肌腱。无论哪两种情况，当缝线被系紧时，肌腱边缘都会被置于结节旁边。解剖修补是将肌腱重新放回到骨组织上来覆盖整个原来肌腱在骨上的印迹。在许多情况下，肌腱内外方向上有撕裂，这时缝线被置于撕裂一侧，以形成腱-腱修补。

手术后对修补的保护要避免肩关节主动活动，特别是不能做任何上举、伸展、推拉等动作，依据撕裂大小和组织及修复的质量可维持6~12周。在这期间，在悬带或抱枕上将肩关节置于20°外展位以对其进行保护。这个位置可以使修复处张力降低。通过外科医师或其他医务人员在术后前2个月对肩活动的密切评估，可减少术后肩关节僵硬（冻结肩）的发生。手术后第一个6~8周开始行被动活动，应基于撕裂大小、组织和修复质量及术后前几周发生的僵直程度而行个体化治疗。

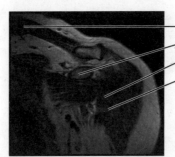

斜方肌
喙突
肩胛下肌
肱二头肌长头

冠状位MRI显示，正常的左肩胛下肌肌腹在喙突下方通过，然后止于小结节

二十二、肩胛下肌肌腱撕裂的诊断

肩胛下肌肌腱撕裂可以是单独的肩胛下肌肌腱损伤，或者是合并有肩袖上、后方的撕裂。磁共振可见肩胛下肌肌腹穿过喙突下方，然后附着于肱骨小结节。由于肩胛下肌位于胸壁的后方，所以其在内旋方面的主要功能在上臂靠近身体时得以显见。因此，肩胛下肌及其肌腱的功能主要是负责肩关节的内旋，尤其是提供上肢靠近身体中心时的内旋力。肩胛下肌这一重要而独特的功能界定了测试其无力的最敏感查体试验。其他较大的内旋肌（即胸大肌、背阔肌和胸小肌）也可以提供肩关节内旋力量，但主要为上肢外展时的内旋力量。因此，肩胛下肌肌腱功能最佳的检查方法就是测试上肢内收而不是外展时的内旋力量。压腹试验和内旋迟滞征是最好的两个检查肩胛下肌肌腱功能的方法。如果没有进行这些特征性查体，而只是在不同的外展外旋角度测试内旋力量，则大部分肩胛下肌肌腱撕裂可能会被漏诊，因为肩关节的其他内旋力量也很强大，以至于徒手肌力测试时非特异性的查体不会出现阳性体征。压腹试验是指在伴/不伴内旋阻力情况下，不能内旋上臂并用手按压腹部。此项查体的关键是确保患者的手掌完全按压在腹部。通过手掌抬离腹部来获得部分肩关节内旋是肩胛下肌肌腱无力的一个标志。另外，真阳性试验（真阳性即无力、无法完成试验）证实力弱的同时也必须要求检查者可以通过抬高患者肘部来实现完全被动内旋。这对于排除肩关节僵硬所致的运动缺失也是必要的，因为它将会导致假阳性结果的出现。

另外一个肩胛下肌肌腱功能检查

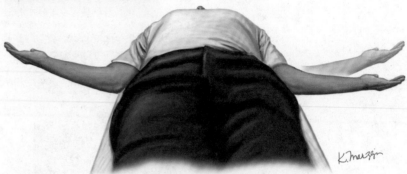

左肩过度被动外旋表明肩胛下肌肌腱分离

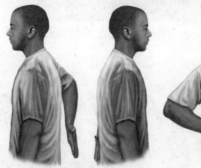

Lift-off 试验阳性（左肩）或内旋滞后征阳性

压腹试验

与肩胛下肌肌腱失去在左肩关节小结节上的附着一致。患者不能内旋上臂并将肘置于平行躯干的位置

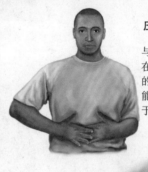

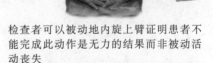

检查者可以被动地内旋上臂证明患者不能完成此动作是无力的结果而非被动活动丧失

的方法是Lift-off试验，即内旋迟滞征。但此项检查对大部分患者来讲，因为肩关节疼痛而完成困难，而且它需要良好的被动运动范围和正常的肘关节功能。因此，此检查不常用于较大的肩袖撕裂患者。此检查对于不显著的肩关节无力并伴有较小或部分肩袖撕裂的病例有更高的敏感性，且这些病例中大多数患者能完成此检查。Lift-off试验或内旋迟滞征阳性是指患者不能将手抬离背部。由于肩胛下肌及其肌腱与肱骨小结节之间连续性缺失，除导致主动内旋功能丧失外，被动外旋范围也将增大，这种情况下

被动外旋增加易见于患者仰卧位且双侧肩关节对比检查时。

急性创伤性的全层肩胛下肌肌腱撕裂通过查体往往可以早期诊断并得到最佳治疗。肩胛下肌肌腱撕裂常会导致肱二头肌长头肌腱的损伤。此类肩胛下肌肌腱撕裂合并有肱二头肌长头肌腱从肌间沟移位，可以通过开放或关节镜下缝合修复来治疗。修复的原则和方法与之前介绍的冈上肌肌腱、冈下肌肌腱撕裂相同。如同在肱二头肌病理过程讨论中所述，肱二头肌长头肌腱损伤或错位也可以通过长头肌腱的松解或缝合固定来治疗。

触诊前后关节线

前关节线上的压痛

触诊后关节线压痛通常与
盂肱关节炎有关

关节盂中心

后关节盂磨损

肱骨头严重的
后方半脱位
（超过50%的
肱骨头）

肱骨头中心

腋位X线片

肩峰

软骨下硬化
（变白）

锁骨

关节间隙变小

骨赘

前后位X线片

聚乙烯关节盂假体组件

不规则且明显增大
的肱骨头源自周围
骨赘，而非软骨
（圆圈区域示正常
肱骨头大小）

骨赘

前后位X线片显示插入一聚
乙烯关节盂假体组件

肱骨头表面均匀一致的白色关节软骨丢失，
肱骨头周围骨质增生（骨赘）。肱骨头严重
的关节炎改变会有更多的周围骨赘形成

二十三、盂肱关节骨性关节炎

　　肩关节骨性关节炎被认为是关节软骨的退变疾病。它可能与关节的炎性改变相关，但是软骨的损伤并不像类风湿关节炎那样主要是基于炎性的病理过程。骨关节炎的患者往往具有完整的肩袖组织，肱骨头周围骨赘形成使其比正常时候的体积大。而这种关节变大、肱骨头变扁造成了肩关节活动度的丢失。肱骨头表面均匀一致的白色软骨有丢失，周边有骨赘形成。肱骨头变扁、变大，有时像蘑菇。在大多数骨关节炎病例的前后位片上可见肱骨头处于关节盂的中心位置。也就是说，肱骨头的中心点接近于关节盂的中心线。另外一种评估方法是肱骨颈下方有一条光滑连续的肩胛骨-肱骨线（Maloney线）。这是基于肩袖完整的情况。当肩袖损伤时是看不到连续的Maloney线的（专题1-49、1-50），就如同在肩袖撕裂

关节病的前后位片上所见。在巨大肩袖撕裂情况下会有肱骨头上移及肩峰下间隙狭窄。在一些严重骨关节炎病例中，存在有与肱骨头后方移位相关的关节盂骨丢失。这可在腋位像或轴位CT上清楚显示。骨关节炎越严重越难通过关节置换矫正。

　　晚期的骨关节炎临床表现为明显地丧失了盂肱关节被动（僵硬）及主动（疼痛相关）的功能活动（肩关节显著的疼痛是典型的位于关节前后线上的深压痛）。晚期的骨关节炎通常采用全肩关节置换的方式进行治疗。全肩关节置换包括于解剖颈处截去肱骨头及于髓腔内插入合适的假体柄，

再装上一个解剖尺寸、位置合适的肱骨头假体。另外，准备关节盂侧骨表面，去除病变区域，置入关节盂假体组件。具有完整的肩袖而无严重的关节盂骨缺损的全肩关节置换术后，在肩关节前后位片及腋位片上可见肱骨头中心与关节盂中心线恢复正常的解剖关系。

　　早、中期骨关节炎的保守治疗包括改变活动方式及口服抗炎药物，以及偶尔注射激素等（专题1-54）。每周高分子质量透明质酸制剂关节腔注射以补充黏弹性，经3~5次注射，成为膝关节、肩关节等骨性关节炎非手术治疗的有效手段。

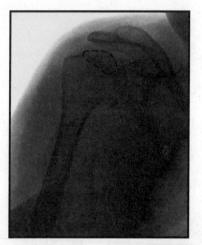

术前前后位X线片。虚线代表缺血坏死区

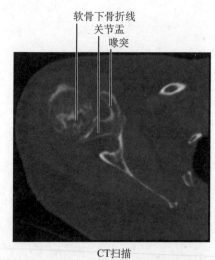

CT扫描

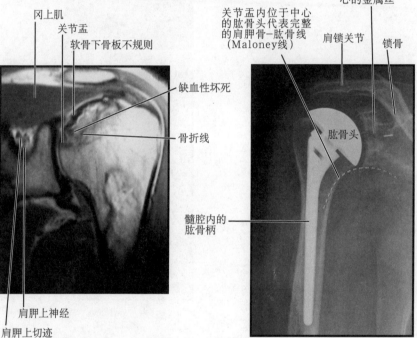

二十四、肱骨头缺血性坏死

肱骨头缺血性坏死是由于部分肱骨头失去血供而引起的，可与外伤后引起多部分骨折脱位有关。缺血性坏死亦可见于多种全身性疾病，如镰状细胞贫血、沉箱疾病（深海潜水者减压病）、黏多糖病或系统给予皮质类固醇激素，特别是当大剂量给药时。

早期缺血性坏死时几乎无疼痛、无力或僵直。大多数病例是因为单纯的骨损伤，也有一些系统疾病患者，因缺血导致多发性骨梗死，这样随着时间推移，缺血性坏死面积增大。所有这些病例症状的出现均继发于与肱骨头塌陷相关的肱骨头变形、软骨下骨骨折，或与关节不对称而引起的软骨面继发损害有关。当晚期病理过程和症状发生后，常需行关节置换术。在许多这样的病例中，患者是年轻、活动量大者，其假体的长期寿命短于年龄大、活动少的患者。基于这些原因，对于存在已知危险因素及一个关节已被诊断为缺血性坏死的患者，建议进行早期筛查高危关节。

在有系统性疾病引起缺血性坏死的患者中，多关节受累是普遍的。大多数病例中负重关节首先出现症状，其次为非承重关节。骨骼检查或骨扫描对其他无症状的关节进行缺血性坏死筛查是发现早期缺血性坏死最经济的方法。MRI是对缺血性坏死最敏感的检查方式，但由于价格和所需时间的关系，对于筛查可能不太实用。

肱骨头缺血性坏死的特点是节段性失去血供，并在X线和磁共振上显示为边界清楚的硬化区。在进展期受累的肱骨部分经历塌陷，起初表现为软骨面下的新月征，新月征代表软骨下骨和关节表面下缺血节段的松质骨之间的垂直骨折，然后肱骨头塌陷将引起非球形头，之后引起关节炎改变，在肱骨头侧表现最严重。

疾病晚期，当长期与变形的肱骨头连接时会引起关节盂面继发损伤。对于有明显的关节畸形、慢性难治性疼痛的患者，可行半肩或全肩关节置换术。当双关节明显受损时，以双侧全关节置换术为首选。

缺血性坏死早期，一些外科医师提倡，通过从骨的远端向近端至损伤部分钻小孔来对缺血部分进行手术减压，这通常用经皮的方法，并在X线透视控制下完成。

肩关节类风湿关节炎的影像学特点及治疗选择

类风湿肩关节炎的影像学特点

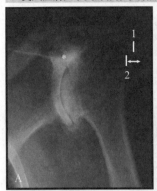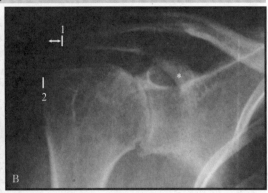

肩关节窝内的骨流失导致肱骨头内移（＊代表喙突）。竖线1代表肩峰，竖线2代表大结节。在早期类风湿肩关节炎的影像图上（B），竖线2一般在竖线1外侧；在晚期严重类风湿关节炎的影像图上（A），由于关节盂的骨流失，竖线2会在竖线1的内侧

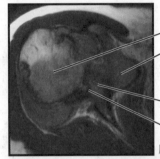

肱骨头

滑膜及关节液（渗出）

关节盂

关节盂囊肿

腋窝MRI显示的滑膜组织及关节渗出

治疗选择：解剖型全肩关节置换术

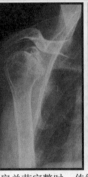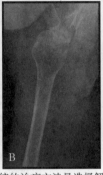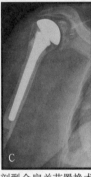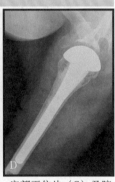

当肩关节完整时，传统的治疗方法是选择解剖型全肩关节置换术。肩部正位片（C）及腋下平片（D）展示的是骨水泥柄的全肩关节置换术

二十五、盂肱关节类风湿关节炎

类风湿关节炎是一种基于关节内衬（滑膜）的炎症性疾病。这种炎性病变不仅对关节软骨及骨造成严重损伤，同时炎症也波及周围软组织。肩关节类风湿关节炎可以特异性地引起肩袖及肱二头肌肌腱变薄和撕裂，并且渐进性地破坏关节两端的关节软骨。

不同于骨性关节炎，类风湿关节炎是一种非增生性的关节疾病，仅有极少量的新骨生成及少量的骨赘形成。这个特征对于区分导致肩关节炎的这两个最常见的病因非常重要。类风湿关节炎可以渐进性地增加肱骨头的骨流失及减少其骨矿物含量，这一点类似于由于肩袖撕裂而引起的关节炎。骨性关节炎患者由于新骨的生成，在影像学上新生硬化的骨组织会更亮、发白。关节盂的骨丢失主要以关节盂窝为中心，导致肱骨头内移。骨性关节炎主要在关节盂后侧出现偏心性的磨损。在大多数类风湿关节炎病例的影像学表现中，可出现伴随肩袖损伤的肱骨头上移。类风湿关节炎、肩袖撕裂性关节炎及结晶诱导性关节炎（羟磷灰石沉着病、密尔

沃基肩病）可以导致巨大肩袖撕裂及肱骨头上移，这反过来会最终导致非对称性的上关节盂骨丢失。以上这些表现在常规X线平片上都能很好地表现出来，而CT对于展示这些骨性改变同样有用。若要观察滑膜炎、关节腔积液及肩袖的损伤情况，最好采用MRI。

肱骨头虽然很少出现骨赘增生，但是会出现严重的关节面侵蚀。对于年龄较小的患者可以选择相对保守的肩关节置换术，即肩关节表面置换术（无柄），从而保留肱骨的骨

量。应用同种异体半月板移植修复关节盂表面，从而避免关节盂假体组件的应用。因为没有像传统的完全假体置换术（全肩关节置换术）一样稳定及可预见性的结果，所以上述治疗仍然存在争议。由于这类患者年龄小，而传统的全肩关节置换术不能满足生存期长的患者的需要，所以这种相对保守的肩关节表面置换术避免了肱骨柄及关节盂假体组件的使用，也会提供更好的临床疗效，因此对于年轻、活跃的患者，其仍然是外科治疗的一种选择。

保守型肱骨头表面置换术

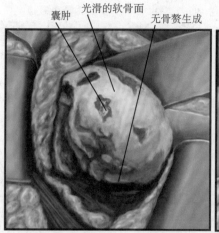

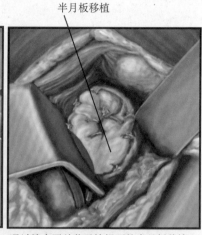

肱骨头无明显的骨赘增生，但有严重的软骨表面侵蚀性破坏

通过缝合至关节盂缺损面的半月板移植，可避免肩凹侧假体元件的使用

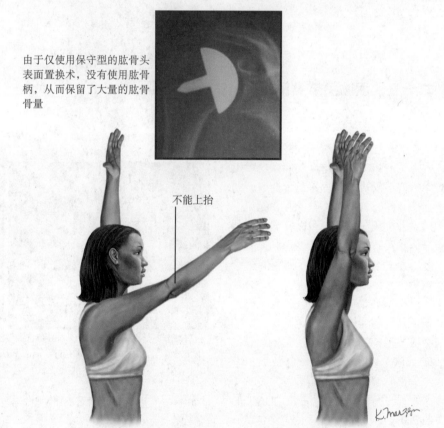

由于仅使用保守型的肱骨头表面置换术，没有使用肱骨柄，从而保留了大量的肱骨骨量

不能上抬

保守型肱骨头表面置换术可以获得很好的临床疗效，图示为术前及术后一年的查体对比

二十五、盂肱关节类风湿关节炎（续）

对于肩袖完整的类风湿关节炎患者，更传统的治疗方法是全肩关节置换术。若肩袖完整，最好应用骨水泥柄的全肩关节置换术。当肩袖损伤肱骨头上移时，半肩关节置换术优于全肩关节置换术。若在有肱骨头上移的情况下应用解剖型的全肩关节置换术，假体的肱骨头仍然会向上方移位，因此只接触关节盂假体的上部，导致关节盂假体持续偏心性负荷，继而会导致关节盂假体早期松动。在某些严重的肩袖损伤病例中，反式全肩关节置换术是更好的选择，这样可以更好地缓解疼痛并改善由于肩袖缺损造成的功能降低，同时也避免了解剖型肩关节置换的偏心性负荷。

近年来，许多新型生物性疾病调控的药物大量出现，这些药物可以阻断导致关节损伤及关节破坏的炎性因子。由于这类药物的出现，在过去10～15年需要进行肩关节置换的类风湿关节炎患者的数量急剧减少。

体格检查及体征

肩袖撕裂性肩关节炎： 严重的侵蚀性关节炎，极少甚至没有肩袖组织包绕肱骨头

肩关节瘫痪体征，不能向前伸臂

体格检查经常发现肱骨头（HH）的上脱位及肩关节的假瘫。在休息的情况下肩关节的前部保留着正常的轮廓，并且肱骨头在肩峰下（A）；一旦试图抬肩，肱骨头的上部可发生改变，并且肱骨头突出到肩峰的前方（A）

二十六、肩袖缺损性关节炎（肩袖撕裂性关节病）

（一）肩袖撕裂合并包容稳定性肱骨头关节炎

在一些关节炎的病例中，关节面的关节炎性改变常伴有严重的肩袖损伤。这种情况可能出现在严重的类风湿关节炎、结晶性关节病及慢性巨大肩袖撕裂患者中。这类疾病会导致严重的侵蚀性关节炎及肱骨头上移。这通常与关节上部的关节侵蚀及骨丢失相关（见专题1-50）。当这类患者进行手术时，肱骨头周围仅有少量甚

至几乎没有肩袖组织包绕。

对于不甚严重的肩袖缺损性关节炎患者，虽有肱骨头上移，但其仍稳定，且被包含在未受损的喙肩弓以内。肩喙弓、关节盂连同残留的充足的肩袖组织包绕肱骨头，并为肱骨头提供了一个在完整的喙肩弓内旋转的稳定止点，因此对于这类患者行肱骨的半关节置换术会取得满意的临床疗效。

对这些患者进行体格检查时可发现患肢仍能至少前屈上举至90°且肱骨头仍可包含在喙肩弓内，而无肩关节上移及假性肌麻痹等临床表现（见专题1-48）。相对于专题1-40的第

一部分及专题1-48的肩关节检查，上述肩关节体格检查更接近于专题1-40的第二部分。对于肩袖缺损性关节炎患者，如果肱骨头的包容性良好且患肢可主动前屈上举至90°，相比于反式全肩置换术，半肩置换术更为简单。这类肩袖缺损性关节炎患者的疼痛可明显缓解且肩关节功能在肩关节水平以上也会得到中度改善。对于接受半肩关节置换术的患者，术中保存所有未受损的肩袖部分，并在术后提供康复计划以加强存留的这部分肩袖和三角肌的力量是很重要的。保留喙肩弓机械运动的完整性及功能对这类患者同样重要。

肩袖缺损性肩关节炎（肩袖撕裂性关节病）：影像学表现

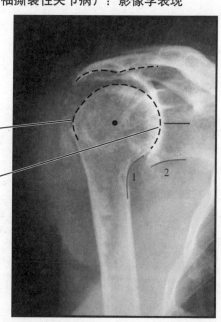

圆形肱骨头，缺少肩袖

肱骨头被肩喙弓及关节盂表面所包绕，肱骨半肩关节置换术可以获得满意的临床疗效

- - - 被侵蚀破坏的肩峰下表面
- 肱骨头的旋转中心

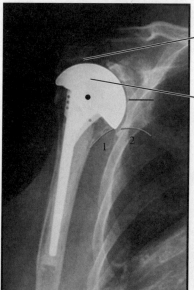

关节间隙及肩峰下间隙缺失

仅有肱骨头假体，而没有肩凹侧假体元件的半肩关节置换术

肱骨头旋转中心与Maloney线的连线同关节盂的中心线（红线）对齐

1 肱骨颈
2 关节盂颈
—— 肩凹的中心线
● 肱骨头的旋转中心

二十六、肩袖缺损性关节炎（肩袖撕裂性关节病）（续）

（二）需要反式全肩关节置换术的严重肩袖缺损性关节炎

当肩袖缺损性关节炎伴随肱骨头失去喙肩弓的包容作用时，患者就会失去旋转肱骨头的支点，这种结果被称为肩关节假性肌麻痹。当这种情况出现在高龄及低运动水平的患者中时，最好的选择就是反式肩关节置换术。体格检查时发现，与肱骨头上移及肩关节假性肌麻痹的患者一致，

在上臂休息位时，肩关节前部具有相对正常的轮廓。当试图主动抬高肩部时，就会出现肱骨头向上移并向前突出。这同样伴随上臂前屈及主动外旋功能的丧失。这种功能丧失与肩部的假瘫一致。肩袖撕裂的肩关节炎患者的典型体征是主动抬肩困难、严重的肱骨头退变及塌陷、肱骨头上移合并严重的肩袖缺损及肱骨头软骨下囊肿的形成。

反式全肩关节置换术是指设计的假体与正常的解剖结构相反，假体的凸面在肩关节盂一侧，而凹面则在肱骨侧。这种半限制性假体会围着一个固定的中心旋转，从而替代了肩袖的功能作用。在喙肩弓包含上移的肱骨头的功能丧失，肱骨头上移脱位，假性肌麻痹的情况下，半肩关节置换术不能提供任何功能改善。反式全肩关节置换术能够加强肱骨侧组件围

肩袖缺损性肩关节炎（肩袖撕裂性关节病）：影像学表现（续）

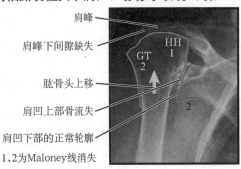

肩峰
肩峰下间隙缺失
肱骨头上移
肩凹上部骨流失
肩凹下部的正常轮廓

1,2为Maloney线消失

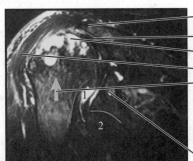

肩峰
由于大量的肩袖组织撕裂，肩峰下间隙缺失
软骨下囊肿
三角肌
由于大量的肩袖组织撕裂，导致肱骨头上移
及Maloney线失去连续性

肩凹囊肿

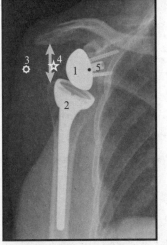

反式全肩关节置换术：假体的凸面位于肩凹侧，而凹面位于肱骨侧。应用此类假体的结果是形成一个半限制型的关节，具有一个固定且内移的旋转中心（黑点所示），并使肱骨侧假体元件明显下移（双箭头所示）。具有上述特点的肩关节功能大幅提高，其原因在于增加了肱三头肌的长度及力臂。因为影像学研究显示反式全肩关节置换术将原有的以肱骨头为旋转中心改为以肩凹元件与肩凹骨之间临界面为旋转中心，所以反式全肩关节置换术更优于半肩关节置换术

1	假体元件凸面
2	假体元件凹面
○3	三角肌中心
☆4	原肱骨头中心的大致位置
5	新的旋转中心

3与4的间距是原三角肌的力臂
3与5的间距是新三角肌的力臂
3与5的间距是3与4的间距的2倍，使三角肌举臂的力矩增加了2倍

二十六、肩袖缺损性关节炎（肩袖撕裂性关节病）（续）

绕关节盂组件旋转的固定支撑点，从而部分替代肩袖的包容功能，使肱骨头的旋转中心位于关节盂内。反式全肩关节置换术将旋转中心从正常肩关节解剖的肱骨头中心转移至球形的关节盂组件中心。这导致旋转中心大幅内移，其结果使得三角肌的力矩增加2倍多，从而加强了力学优势及抬高上臂的功能。另外，将旋转中心内移至关节盂骨与肩关节盂侧组件表面之间，这样最小化了肩关节盂侧组件周围的力臂，使得围绕肩关节盂侧假体组件的剪切力减小。这使得因假体与骨之间的机械应力造成的假体失败率非常低。由于这种机械特性，反式全肩关节置换术可以显著提高患者的抬臂功能。但反式全肩关节置换术并不能提供更好的肩关节旋转功能。反式全肩关节置换术获得最好疗效的患者，在术前应具有后肩袖功能。术前具有一定上臂外旋功能的患者，在接受反式全肩关节置换术后通常会获得几乎完全的抬臂功能。而那些术前不具有任何上臂外旋功能的患者，在反式全肩关节置换术后一般可能获得较小的功能改善，但也能抬臂至肩水平。没有后肩袖功能的患者，可以受益于反式全肩关节置换术中的肌肉移位术。

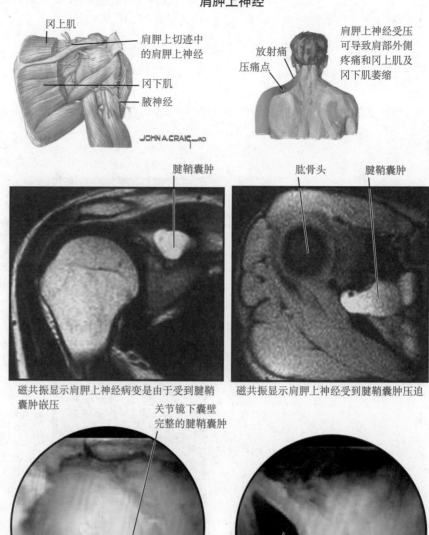

肩胛上神经

冈上肌

肩胛上切迹中的肩胛上神经

冈下肌

腋神经

肩胛上神经受压可导致肩部外侧疼痛和冈上肌及冈下肌萎缩

放射痛
压痛点

腱鞘囊肿

肱骨头   腱鞘囊肿

磁共振显示肩胛上神经病变是由于受到腱鞘囊肿嵌压

磁共振显示肩胛上神经受到腱鞘囊肿压迫

关节镜下囊壁完整的腱鞘囊肿

部分切除腱鞘囊肿后的空隙

二十七、肩关节的相关神经

胸长神经支配前锯肌（专题1-13）。前锯肌自胸壁前外侧发起，大部分肌肉纤维沿着肩胛骨内侧缘走行，终止于肩胛骨下1/3的区域（专题1-13）。

当胸长神经损伤导致前锯肌萎缩时就会出现翼状肩。损伤严重时，由于肩胛骨不稳导致其不能恰当地向外侧旋转并沿胸壁保持其位置而造成肩关节主动前屈上举受限。在此种特殊情况下，患者往往通过菱形肌和斜方肌的过度活动来代偿前锯肌的功能缺失。当该病变是由于病毒侵袭或闭合性损伤所引起时，则其康复的时间可长达数月或一年之久。若康复不完全或导致较长时间的功能缺失，可以考虑将胸大肌移至肩胛骨上端来较好地弥补功能缺失。

肩关节的神经性关节病通常与肱骨头和关节盂的毁损性有着密切联系，在影像学上表现为多关节的骨性碎片。在某些病例中，往往与脊髓空洞症有关，造成肩胛带的本体感觉及本体感觉纤维缺失。当关节位置觉丧失时，正常的肩关节活动与受伤后的痛觉都不会被患者引出和感觉到，造成患者肩关节功能的严重毁损性损伤。通常来说，相比于严重关节损害所带来的预期疼痛和功能障碍，这些患者的疼痛和功能障碍要轻很多。由于肩关节损伤的潜在因素，肩关节置换或任何重建性外科手术都有着较高的并发症发生率，包括假体脱位、假体周围骨折或假体松动等。

胸长神经和副神经

胸长神经

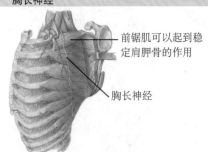

前锯肌可以起到稳定肩胛骨的作用

胸长神经

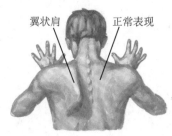

翼状肩　　正常表现

副神经

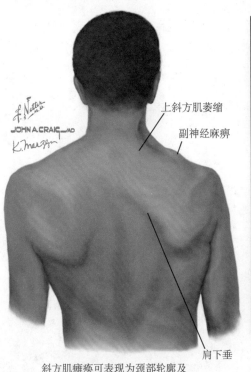

上斜方肌萎缩

副神经麻痹

肩下垂

斜方肌瘫痪可表现为颈部轮廓及菱形肌凸起消失和肩下垂

夏科（Charcot）关节病

磁共振显示颈髓瘘管可导致肩胛部位的本体感觉及本体感觉纤维受损，进而可导致肩关节的神经性关节病

二十七、肩关节的相关神经（续）

肩胛上神经的损伤通常与肩胛上切迹和关节盂切迹脊柱侧的狭窄包埋有关，也与腱鞘囊肿所形成的压迫相关，往往导致患者肩关节外旋无力和外旋迟滞征（专题1-40）。冈上窝及冈下窝的肌肉组织萎缩的情况应该被评估。腱鞘囊肿的形成与上盂唇的撕裂相关（专题1-51）。该腱鞘囊肿实为一充满滑液的囊。当该腱鞘囊肿侵及肩胛上切迹或关节盂脊柱侧切迹时（专题1-51），就会产生肩胛上神经压迫症状。

此压迫症状可通过影像引导下行针刺抽液治疗。治疗后该囊肿还会再

次发生，因为SLAP损伤（上盂唇前方至后方的损伤）没有被修复。关节镜下SLAP损伤的修复可以使腱鞘囊肿自愈，或者关节镜下将腱鞘囊肿切除也可以修复SLAP损伤。肩胛上神经病变的临床表现主要为冈上肌及冈下肌严重萎缩。单独的冈下肌萎缩可能与肩胛上神经的冈下肌分支在关节盂切迹脊柱侧的卡压有关。

副脊神经的损伤往往导致斜方肌的肌力减弱和萎缩。副脊神经损伤也和病毒感染相关。颈淋巴结活检所造成的医源性损伤也是副脊神经损伤

的原因之一。肩关节表现为肩胛骨下垂，一侧肩胛骨与另一侧不在同一水平位置上，颈部轮廓发生扭曲变形，斜方肌中部萎缩导致菱形肌异常凸现。副脊神经的损伤也会引起肩胛骨上半部异常凸起所形成的翼状肩，这和胸长神经瘫痪、前锯肌无力导致肩胛骨下极凸起的翼状肩是有所区别的。由于康复缺失或不完全导致的慢性损伤可以通过肩胛提肌和菱形肌结构的转位来治疗。这是一种对于副脊神经及其所支配肌肉损伤较为有效的肌肉转位治疗方案。

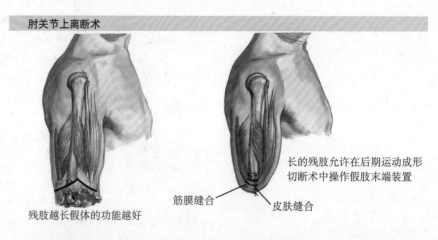

肘关节上离断术

残肢越长假体的功能越好

长的残肢允许在后期运动成形切断术中操作假肢末端装置

筋膜缝合　皮肤缝合

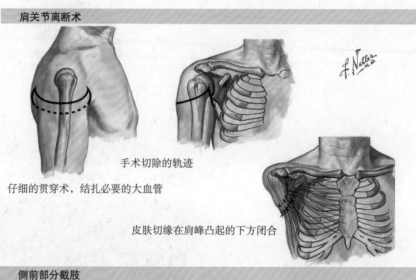

肩关节离断术

仔细的贯穿术，结扎必要的大血管

手术切除的轨迹

皮肤切缘在肩峰凸起的下方闭合

侧前部分截肢

肩胛下肌　冈下肌　肩胛骨　切除范围　斜方肌　菱形肌

三角肌

肱骨　喙肱肌

臂丛神经和腋动脉与腋静脉　胸大肌　胸小肌　前锯肌　肋骨

背部深层肌肉

切除范围

完整闭合

二十八、上臂和肩关节的截肢术

（一）肘上截肢

　　肘上截肢应尽可能长地保存残肢。为了较好地保存上臂功能，一个人工上臂假体必须要有一个较长的杠杆臂，而且尽可能多的肱骨应该被保留以提供杠杆力臂（见本页最上面的图）。即使非常短的肱骨残端也应该被保留，因为肩关节的离断术会大大减少假肢的力量。

　　有时可以应用运动成形切断术使患者能够使用上臂假体的末端装置。在这个手术中，在肱二头肌下方建立一个隧道并用皮肤覆盖整个隧道，从而形成一个肌肉环，而用于操作假体末端装置的线则连在此肌肉环上。

（二）侧前部分截肢

　　这一根治性措施通常是用来治疗侵袭性恶性肿瘤的方案。与肩关节离断对比，侧前部分截肢去除了所有的骨性结构和上肢的肌性组织（见本页最下面的图）。这是一个彻底根除性的截肢手术，没有提供可以安装假肢的残端。因而，这种术式安装一个满意并合适的假体非常困难。

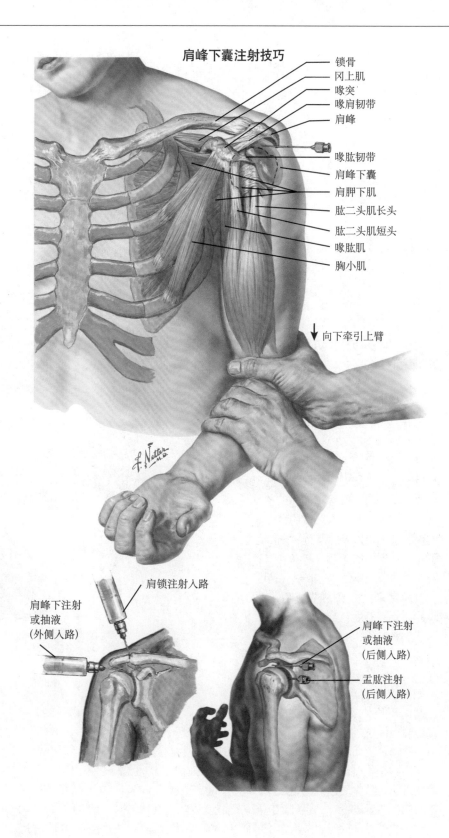

肩峰下囊注射技巧

锁骨
冈上肌
喙突
喙肩韧带
肩峰
喙肱韧带
肩峰下囊
肩胛下肌
肱二头肌长头
肱二头肌短头
喙肱肌
胸小肌

↓ 向下牵引上臂

肩锁注射入路

肩峰下注射
或抽液
(外侧入路)

肩峰下注射
或抽液
(后侧入路)

盂肱注射
(后侧入路)

二十九、肩关节穿刺

　　肩关节穿刺可以为诊断性穿刺抽，也可以为肩关节积液穿刺抽液。肩关节穿刺术也可用于可能的关节感染或结晶性关节炎的评估。

　　治疗性穿刺通常将皮质醇激素置于关节内或肩峰下间隙。识记肩关节基本解剖结构及体表标志，如肩峰下间隙、盂肱关节、肩锁关节等对于有效地穿刺及抽液都是非常重要的。穿刺应在严格的皮肤消毒和无菌器械准备完成后按照无菌原则进行。在穿刺前进行局部麻醉，这有利于定位肩关节疼痛点，特别是当穿刺准确地进入某一特定的间隙并在穿刺后行肩关节重新检查时。

基础、被动和主动辅助的肩关节运动范围及功能锻炼

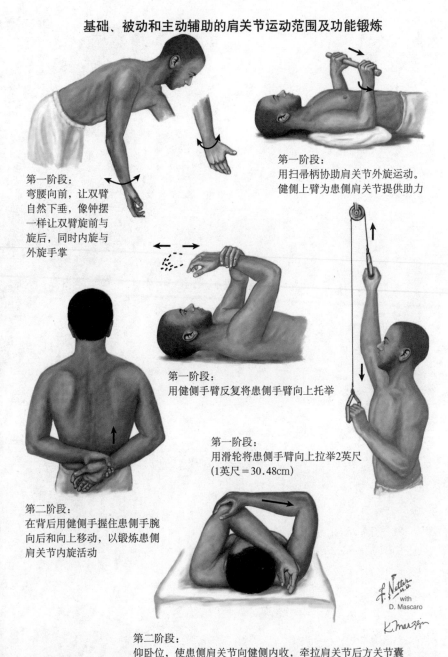

第一阶段：
弯腰向前，让双臂自然下垂，像钟摆一样让双臂旋前与旋后，同时内旋与外旋手掌

第一阶段：
用扫帚柄协助肩关节外旋运动。健侧上臂为患侧肩关节提供助力

第一阶段：
用健侧手臂反复将患侧手臂向上托举

第一阶段：
用滑轮将患侧手臂向上拉举2英尺
(1英尺＝30.48cm)

第二阶段：
在背后用健侧手握住患侧手腕向后和向上移动，以锻炼患侧肩关节内旋活动

第二阶段：
仰卧位，使患侧肩关节向健侧内收，牵拉肩关节后方关节囊

三十、肩关节活动度和力量的训练

（一）基础、被动和主动辅助的肩关节活动度训练

本专题介绍的康复训练适用于本书中所讨论的肩关节非手术患者与手术后患者的康复训练。根据肩关节疾病的诊断、病理过程和其他患者及手术因素等的不同，所采取的特殊康复训练的进程，以及和其他物理治疗的配合都是不同的。鉴于本书的内容所限，无法一一阐述。

通常来说，康复训练应从最简单的开始，然后在最初阶段的康复训练能够比较顺利地完成的条件下再开展下一项。肩关节康复训练最重要的一点是，在康复训练中疼痛的管理和如何避免再次损伤。疼痛管理可遵循以下原则：应用冷敷或热敷；应用非甾体抗炎药物；使用有麻醉作用的药物；皮质醇激素注射；外固定支具；神经阻滞或手术。在集中训练力量之前，首先要恢复的是被动活动下的肩关节活动度。力量训练包括肩关节和肩胛骨，同时也包括躯干的肌肉组织。肩胛骨的力量训练应开始于第一阶段中加强盂肱关节力量训练之时。肩胛骨力量训练包括耸肩和划船类动作（包括前屈、后伸等动作）。盂肱关节力量训练配合肩胛骨力量训练对于第二阶段头顶上训练的成功至关重要。一般来说，盂肱关节肌肉力

量的训练首先应从肩袖的活动开始，在没有痛苦的活动条件下以获得良好的旋转力量，同时在主动抬举训练之前，提高肩胛骨的力量。在开始重物抬举训练之前应该最大限度地进行没有重物的主动抬举训练。如果此项没有完成，应继续第一阶段力量训练，同时增加闭环主动抬举训练。当没有阻力的主动抬举训练达到最大活动度时，患者才可以进行第二阶段的训练。

大多数主动康复训练需要患者每

天在家里积极配合训练。在大部分情况下，训练应持续一整天而不是单一某一天高强度的训练。早期肩关节康复训练的原则是在患者对疼痛、活动及力量反应最差的急性损伤期尽可能早地开展康复训练。问题越严重，康复训练就应越频繁。但应在患者的能力范围之内，时间尽可能短。最开始的训练计划应集中解决诊断中最突出和最重要的问题。

一些可以加强和维持肩关节活动范围的运动，如早期"冰冻肩"的

基本的肩部力量锻炼

第一阶段

将一端系在门把手上的弹力带向前推，远离身体

前抬

伸展

第一加强阶段：治疗带

内旋

外旋

K. Marzen

三十、肩关节活动度和力量的训练（续）

主要问题是疼痛及被动的活动范围下降，这就需要在加强肩关节之前，首先使用有效的药物来控制疼痛，同时增加一些被动活动范围的运动来增加肩部的活动范围并促进疼痛的恢复。肩部越是疼痛，活动就越要轻微，一天要多次活动，但每次活动的时间都不应太长。随着肩部的逐渐恢复，活动的时间可以逐渐延长，并考虑逐渐增加强度。

耐心的教育和参与对于肩关节的保守治疗和术后恢复都至关重要。对于患者的成功康复来说，医师、患者、治疗师的良好沟通与其他治疗（包括手术）准确而专业地施行同样重要。

钟摆运动：患者身体前倾，腰弯成大约90°，臂可以放在某固定物如桌子上面。患肢可以自由地悬放于体前，可做顺时针和逆时针的小幅度环转运动，以增加盂肱关节的被动活动范围。

仰卧被动前举：患者处于仰卧位，用健肢使患肢被动地活动，或使患者某些活动完好的肌肉来带动整个肩部活动。这种活动一般多在肩胛面上完成。肩胛面位于身体冠状面与矢状面之间，相对躯干的冠状面向前旋

转30°~40°。参照肩胛骨，肩胛面上的运动对于肩袖和很多肩关节的其他肌肉来说都是最符合生理、最自然的运动。在所有的被动活动中，当手臂达到其所能达到的活动极限时，再稍微给一点外力，使其活动范围略超过其极限。每天反复多做几组这样的运动。

我们可以使用一些工具如运动棒协助肩部主动前屈，这些道具也适用于肩关节的被动外旋。向身体的对侧交叉内收肩关节能很好地伸展肩关节的后囊，正常的后囊长度对于肩关节

充分前举和内旋都很重要。

（二）基本的肩关节负重运动（加强肩关节运动）

计划性的肩关节抗阻力运动可以分阶段实施。第一阶段包括：外旋一个弹力带以避免肩袖损伤和过度牵拉。从第一阶段到第二阶段的概念是，先用一些低难度、很少疼痛刺激的外旋运动来强化肩袖的外旋肌，当通过第一阶段的锻炼，肩袖肌和肩关节功能得到更好的恢复后，则可以耐受第二阶段的一些强度更大的运动。

基本的肩部力量锻炼（续）

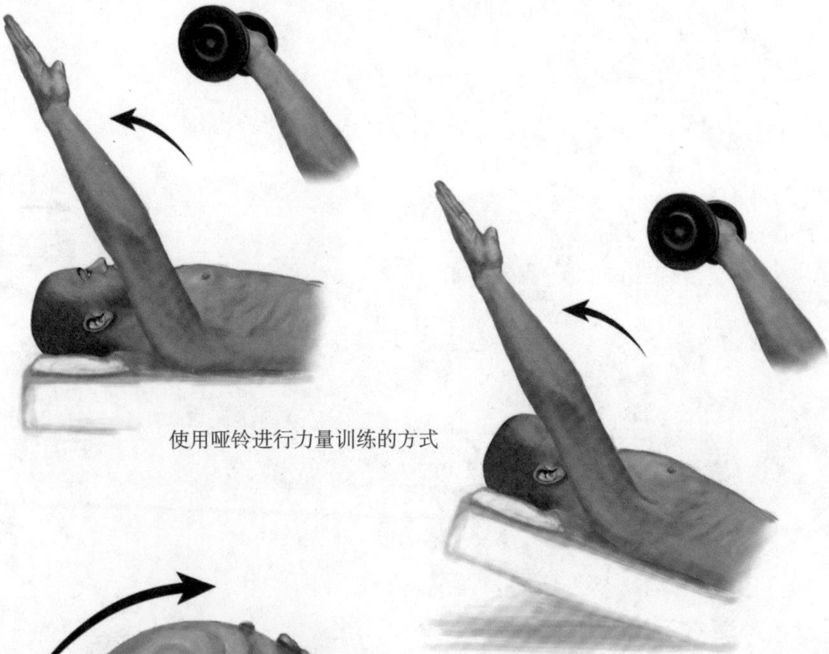

使用哑铃进行力量训练的方式

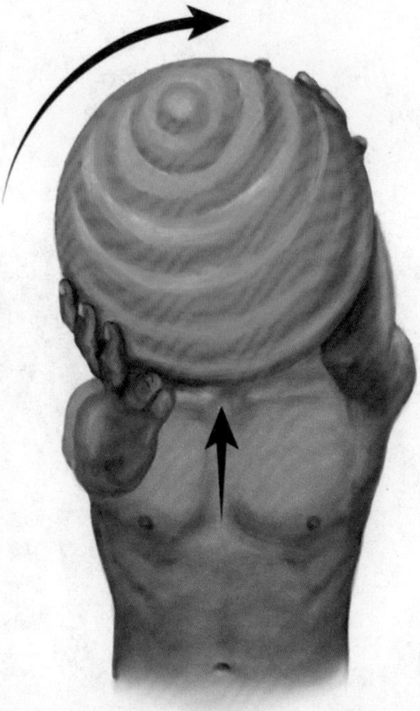

前抬的"闭环"式主动辅助力量训练

三十、肩关节活动度和力量的训练（*续*）

第一阶段的活动既可以使用双手来借助弹力带活动，也可以将弹力带固定于一个固定的物体上面（类似于门把手），手握其另一头，将一个枕头垫在手臂下面，使其轻微内收，然后外旋。后者的效果尤佳，因为前者健肢会给患肢带来太大的压力。内旋的运动可以采用同样的方式进行。外展运动也可以在弹力带的侧方进行，前举运动需要将弹力带置于肩的下方，这些弹力带的运动都可以用哑铃（1~5磅）（1磅＝0.45kg）运动来代替。

对于那些严重前举障碍的患者来说，首先开始的是不附带任何阻力的仰卧主动前举手臂运动。

当这一运动能够反复顺利完成时，1~2磅（1磅＝0.45kg）的哑铃将会被加上，当这一运动能够完成时，患者会被要求不负重前举肢体30°~40°，然后1~2磅（1磅＝0.45kg）的哑铃又会被加上。其后患者将会一直重复该动作，直到他能于坐立位主动抬起上肢。

另外一个能够恢复前举功能的方法是"闭链"前屈法。需要使用运动棒，或最好是重量轻的运动球来辅助运动。患者将双手置于球的两侧，紧紧持住球，并前举手臂至头顶，开始将患肢置于球上部，健肢置于球下部，主要由健肢用力，后逐渐将患肢下移，健肢随之移动到相对位置，最后患肢完全恢复后，可将其置于球下。这种运动很适合作为恢复肩上举和前屈过头的过渡性恢复运动。

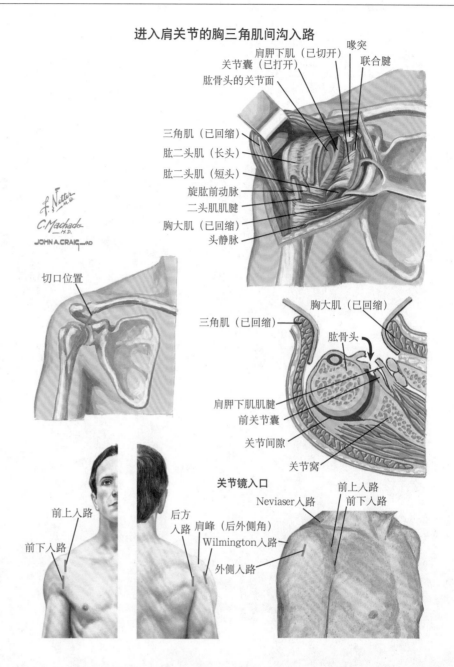

进入肩关节的胸三角肌间沟入路

喙突
肩胛下肌（已切开）
联合腱
关节囊（已打开）
肱骨头的关节面
三角肌（已回缩）
肱二头肌（长头）
肱二头肌（短头）
旋肱前动脉
二头肌肌腱
胸大肌（已回缩）
头静脉

切口位置

胸大肌（已回缩）
三角肌（已回缩）
肱骨头
肩胛下肌肌腱
前关节囊
关节间隙
关节窝

关节镜入口

Neviaser入路
前上入路
前下入路

前上入路
前下入路

后方入路
肩峰（后外侧角）
Wilmington入路
外侧入路

三十一、肩关节的常见手术入路

对于大多数肱骨近端或肩关节窝盂骨折的重建手术来说，胸三角肌间沟入路最为常用。该入路是所有有指征的关节置换手术最常用的入路。该切口往往位于肩关节的前面，长10~15cm，以喙突尖端为中心。对于大部分重建手术来说，该切口从锁骨外1/3拐向三角肌止点，然后沿头静脉走行延伸。该入路的深层则通过三角肌和胸大肌间的天然间隙进行分离，常常将头静脉连同三角肌一起向外侧牵开。可经过肩胛下肌和肩胛下肌肌腱进入盂肱关节，此过程可通过由外向内劈开肩胛下肌纤维及肌腱来进行，以避免分离其止点。这个术式可提供的显露有限，适合于该入路

的手术大部分已经被关节镜手术所取代。更大的手术如关节置换术，我们会采用肌腱间切开（专题1-58），用同样的方法切开其深面的关节囊。另一种方法是，将肩胛下肌肌腱在小结节止点处锐性切断，然后再将其缝回原来的骨性止点处。最近的一种改良方法显示出更好的骨愈合及临床效果。这种改良是将肌腱连同一小薄片骨性止点一起移开，然后再缝回原位以实现骨–骨愈合，这种骨–骨愈合通常优于腱–骨愈合和腱–腱愈合，尤其适合与年龄相关的肌腱退化的老年患者。

大部分修复及重建手术都通过关节镜来完成。一般来说，修复及重建手术需要在肩关节上部、前部及后部做数个3~4mm的小切口（入口）。在大多数重建手术中，需要同时使用多个入口，其中至少一个入口用于关节镜持续观察手术操作，另一个入口用于传递手术器械或修复组织的装置及修复或植入内置物。一般情况下，局限于盂肱关节的手术操作常利用前方及后方关节线水平的入口来进行韧带的重建，Wilmington入口则常用于SLAP损伤的修复，上方及外侧入口则用于肩袖损伤的修复。

第2章

上臂和肘关节

上臂和肘的局部解剖

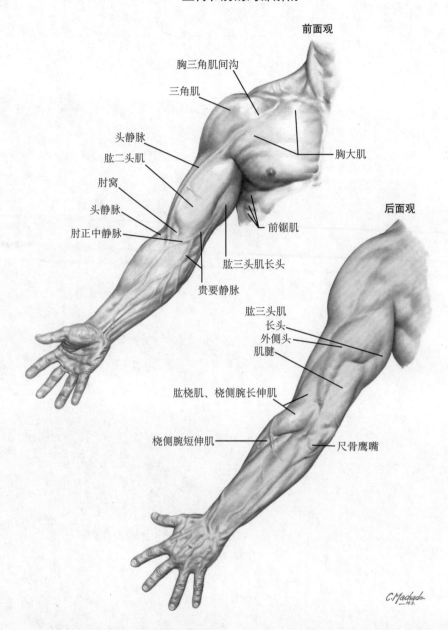

前面观

- 胸三角肌间沟
- 三角肌
- 头静脉
- 肱二头肌
- 肘窝
- 头静脉
- 肘正中静脉
- 胸大肌
- 前锯肌
- 肱三头肌长头
- 贵要静脉

后面观

- 肱三头肌
  - 长头
  - 外侧头
  - 肌腱
- 肱桡肌、桡侧腕长伸肌
- 桡侧腕短伸肌
- 尺骨鹰嘴

C.Machado
_M.D.

一、身体解剖和体表标志

前面观，肱二头肌的轮廓起自上臂，止于肘窝（肘部前方的倒三角凹陷），肘前方的皱褶线与通髁线一致，当肘关节伸直时位于关节线近侧1~2cm。表浅的贵要静脉和头静脉是前臂前方静脉系统中最重要的两根血管，通过贵要正中静脉和头正中静脉相交通，于肘窝形成M形。鹰嘴尖端、肱骨外上髁和桡骨头形成一个等腰三角形，称为后外侧软点。其可以观察肘关节是否有积液，也是肘关节的重要穿刺点和关节镜的常用入路。近侧前臂伸肌群起自外上髁，形成了肘窝的外侧界，以及前臂的外侧轮廓，由肱桡肌、桡侧腕长伸肌、桡

侧腕短伸肌组成。近端屈肌旋前肌群起自内上髁，形成了前臂的前内侧轮廓，包括旋前圆肌、桡侧腕屈肌、掌长肌、尺侧腕屈肌。这些肌肉的关系就好像将相应的拇指、示指、中指和环指置于前臂的前内侧。后面观，肱三头肌的轮廓从上臂一直延续到鹰嘴。前臂近端轮廓由侧方伸肌群组成，包括肘肌、尺侧腕伸肌、指伸肌、小指伸肌。

上臂主要的骨为肱骨，由1个骨干、2个关节端组成。肱骨近端，包括肱骨头，大小结节、外科颈已经在"第1章——肩"中详细讨论。肱骨

体或肱骨干由外科颈开始，其近端为柱形，向远端逐渐过渡为菱形，在肱骨的上内侧部有喙肱肌附着，并止于肱骨干中段。其对应的侧方是三角肌粗隆，形成一个连续向上的V形粗糙面，三角肌止于此。三角肌粗隆下方，桡神经沟使骨向后缩进，随着其下降，螺旋向侧方。锐利的肱骨内外上髁嵴起于各自的边界并向下移行于肱骨内外上髁。肱骨下段在前后向和内外向都较为扁平，但内外髁则增加了其宽度。外伤时肱骨外髁并不明显，但肱骨内髁则在肘上部形成一个显著的内侧突起。其向后突出的部分

肱骨的前面观和后面观

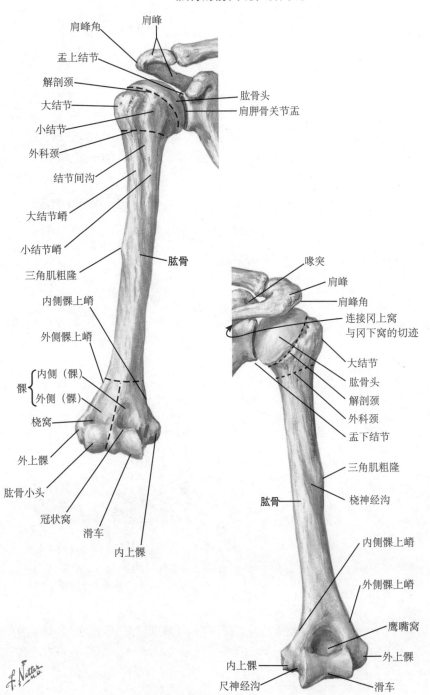

内侧髁上嵴
肩峰角
肩峰
盂上结节
解剖颈
大结节
小结节
外科颈
结节间沟
大结节嵴
小结节嵴
三角肌粗隆
肱骨头
肩胛骨关节盂
肱骨
内侧髁上嵴
外侧髁上嵴
髁 { 内侧（髁）外侧（髁）}
桡窝
外上髁
肱骨小头
冠状窝
滑车
内上髁
喙突
肩峰
肩峰角
连接冈上窝与冈下窝的切迹
大结节
肱骨头
解剖颈
外科颈
盂下结节
三角肌粗隆
桡神经沟
肱骨
内侧髁上嵴
外侧髁上嵴
鹰嘴窝
外上髁
内上髁
尺神经沟
滑车

一、身体解剖和体表标志（续）

中间有尺神经沟，供尺神经走行。尺骨、桡骨的关节面及肱骨小头、滑车全都不同程度地向前突起。所以，肱骨的下段似乎有一个向前的曲线。肱骨小头大致呈圆形，比滑车要小，与桡骨杯状的上头相关节。其上为桡窝，当肘关节屈曲时容纳桡骨。滑车类似于卷轴状，中间有一明显凹陷，该凹陷略呈螺旋状，容纳尺骨的滑车切迹。滑车的内侧缘更加突起，外侧

缘只是略微突起将滑车与肱骨小头分开。滑车的上前方是容纳冠状突的冠状窝，后方是容纳鹰嘴的鹰嘴窝。肱骨的骨化源自于8个中心，1个是肱骨干，还有7个是突起：肱骨头、大结节、小结节、滑车、小头、内上髁和外上髁。肱骨干大概在第8周时出现从中间向两端发育。出生的时候，肱骨的全长几乎已经骨化，只有两端还保留有软骨。出生后不久，肱骨头

开始骨化，3~5岁时，大小转子结节先后开始骨化。6岁时，所有的这些骨化中心融合成一个大骨骺。肱骨远端次级骨化中心最先出现的是肱骨小头（2岁左右），其后是滑车（9~10岁），然后是外上髁（13~14岁），这些中心在女性为13岁、男性为15岁时与肱骨干融合。内上髁为一个单独的骨化中心，在6~8岁时出现，在14~16岁时与肱骨干融合。

肘部骨

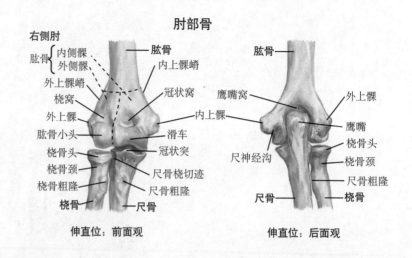

右侧肘

肱骨 { 内侧髁
外侧髁 }
外上髁嵴
桡窝
外上髁
肱骨小头
桡骨头
桡骨颈
桡骨粗隆

肱骨
内上髁嵴
冠状窝
内上髁
滑车
冠状突
尺骨桡切迹
尺骨粗隆

桡骨   尺骨

伸直位:前面观

肱骨

鹰嘴窝

尺神经沟

尺骨

肱骨
外上髁
鹰嘴
桡骨头
桡骨颈
尺骨粗隆
桡骨

伸直位:后面观

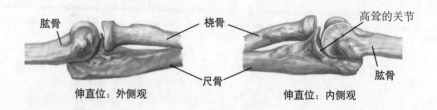

肱骨

桡骨

尺骨

伸直位:外侧观

桡骨

高耸的关节

肱骨

伸直位:内侧观

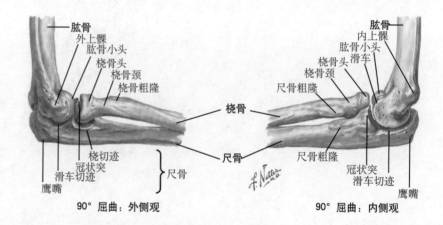

肱骨
外上髁
肱骨小头
桡骨头
桡骨颈
桡骨粗隆

桡骨

尺骨

桡切迹
冠状突
尺骨
滑车切迹
鹰嘴

90°屈曲:外侧观

肱骨
内上髁
肱骨小头
滑车
桡骨头
桡骨颈
尺骨粗隆

桡骨

尺骨

尺骨粗隆
冠状突
滑车切迹
鹰嘴

f. Netter

90°屈曲:内侧观

二、肘关节

肘关节实际上包括3个关节,即肱尺关节、肱桡关节、肱尺近侧关节。上述3个关节包绕在一个关节囊内,其涉及的骨包括肱骨的远端及尺骨、桡骨的近端。肱尺关节起到一个铰链的作用,允许肘关节做屈伸运动,而肘关节的旋转运动则通过肱桡关节和肱尺近侧关节来实现。因此,肘关节不能简单地认为是一个铰链式关节,而应看作是一个复合关节,可以做两个维度的运动:屈伸及内外旋。肘关节的旋转中心通过由肱骨小头和滑车构成的肱骨远端关节面的中心,从侧面看位于肱骨远端前侧皮质之前。肱骨和尺骨形成了提携角,能

使手及前臂充分地旋后,成年男性提携角为11°~14°,成年女性提携角为13°~16°。惯用手的提携角一般大于非惯用手。提携角如果异常可诊断为内翻畸形或外翻畸形。

在肘关节上,桡骨特殊的结构是头、颈和桡骨粗隆,桡骨头是圆的,呈厚圆盘状,关节包绕于其周围并包绕其稍凹陷的上关节面。桡骨头后面的关节和肱骨小头相关节。桡骨头与尺骨上的桡切迹相关节并使其相应的位置增宽,与尺骨形成了240°的弧度。桡骨头被环状韧带包绕的部分较狭窄。桡骨颈是桡骨头下的狭窄部分。桡骨粗隆是一个紧挨着桡骨颈远

端的椭圆形突起,其后半部分比较粗糙,是肱二头肌的止点,它的前半部分比较光滑,与肱二头肌桡骨关节囊相接触。尺骨近端的结构更加复杂,其近端呈现滑车切迹的开放入口,包括以下结构:尺骨滑车切迹、尺骨鹰嘴、尺骨冠状突及桡骨切迹。滑车切迹是一个呈1/3环状的凹面,被一个纵行的嵴分成了中间部分和侧面。切迹的腰部狭窄,有一处粗糙部将尺骨鹰嘴分出的部分和源自于尺骨冠状突的部分分开。滑车切迹包绕肱骨滑车。肘关节屈曲状态时冠状突进入肱骨的冠状窝,伸展状态时尺骨鹰嘴进入鹰嘴窝。

肘：X线片

前后位像

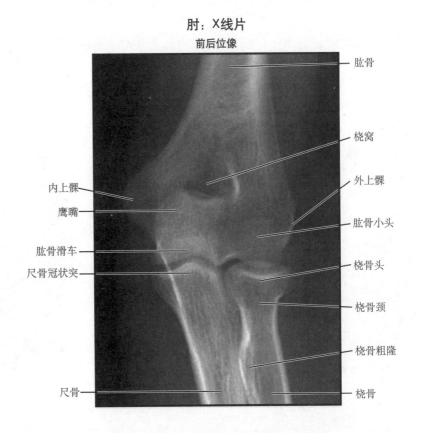

肱骨

桡窝

外上髁

肱骨小头

桡骨头

桡骨颈

桡骨粗隆

桡骨

内上髁

鹰嘴

肱骨滑车

尺骨冠状突

尺骨

侧位像

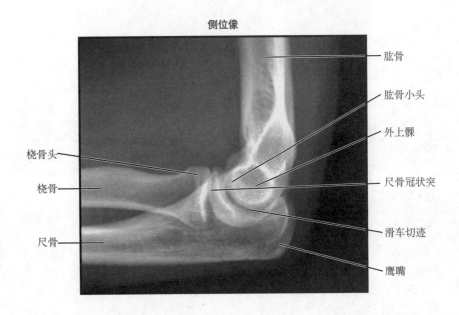

肱骨

肱骨小头

外上髁

尺骨冠状突

滑车切迹

鹰嘴

桡骨头

桡骨

尺骨

二、肘关节（续）

尺骨鹰嘴构成了滑车切迹的一部分，并形成了肘关节的后突起。肱三头肌的肌腱附着于其钝缘，鹰嘴沿着滑车切迹的边缘与肘关节囊相附着。除了这些附着点外，鹰嘴其余部分骨面光滑，与肱三头肌肌腱下囊相连接。

冠状突是位于尺骨前表面的一个坚硬的三角形突起，其形成了滑车切迹的前半部分。喙突的前表面粗糙，以利于肱二头肌肌腱插入。冠状突与尺骨干交汇处是尺骨粗隆，为桡骨斜索的止点。

尺骨的桡切迹是位于冠状突附近的浅窝，与桡骨头相关节，其突出的边缘是桡骨环状韧带的止点。

骨化

在子宫内的前8周，桡骨的骨化中心在桡骨干（该骨化中心在出生后完全骨化）。桡骨头的骨化在4~5岁开始，在14~16岁与桡骨干融合。在子宫内8周时，尺骨的骨化开始于干的中心，出生时尺骨干已完全骨化。

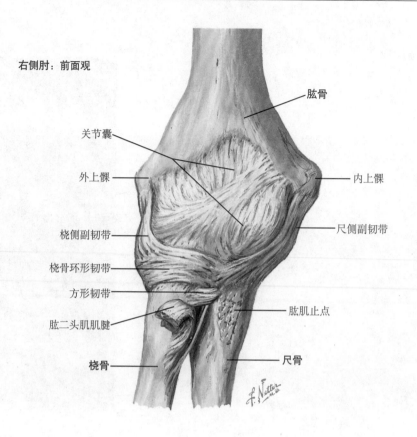

右侧肘：前面观

肱骨

关节囊

外上髁

内上髁

桡侧副韧带

尺侧副韧带

桡骨环形韧带

方形韧带

肱二头肌肌腱

肱肌止点

桡骨

尺骨

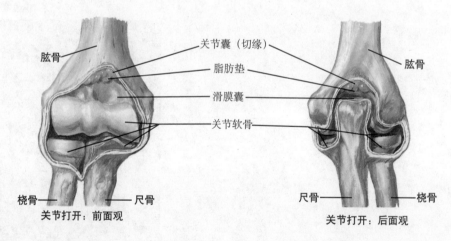

肱骨

关节囊（切缘）

肱骨

脂肪垫

滑膜囊

关节软骨

桡骨

尺骨

尺骨

桡骨

关节打开：前面观

关节打开：后面观

三、肘关节韧带

（一）韧带和关节囊

如同之前讨论的那样，肘关节并不只是一个铰链关节，还可以从两个方向运动，即屈伸和内外旋。然而，由于屈伸运动是其运动的主方向，沿着肱骨远端、尺骨和桡骨有一些凹凸的关节面，有一个关节囊在运动的方向非常松弛，侧方有很强的韧带，边缘聚集了很多肌肉，这些肌肉并不妨碍关节的运动。

关节面近端是肱骨小的滚筒状滑车和圆形突起，远端是尺骨的滑车切迹和容纳肱骨小头的桡骨的上端杯状关节面。肱骨小头的方向朝前下，当肘关节屈曲90°时，其所涉及的肘关节面接触最充分。肱骨与桡骨的连接较弱，关节的稳定性及其屈伸活动的

限制都与肱骨和尺骨的连接相关。

肘关节的关节囊前后比较薄弱，尺骨和桡骨的侧方韧带比较坚韧。在前方，关节囊从肱骨内上髁开始沿着冠状窝和桡窝的上缘一直连接到外上髁；在远端，关节囊连接于尺骨冠状突的前缘及桡骨的环状韧带；在两侧，关节囊与侧方韧带相连。后方关节囊是膜状的，其附着物为鹰嘴及鹰嘴窝的边缘、肱骨内上髁、环状

韧带及尺骨桡切迹的后缘。

两侧三角形的坚韧韧带加强了关节囊，其尖端附着于肱骨的内外髁上，其三角形的底边附着于前臂骨及桡骨的环状韧带。这对韧带严格地限制了关节向两侧活动。

尺侧副韧带有较厚的边缘，前束连于冠状突的内侧缘；后束连于相应的鹰嘴缘；中间束较薄，止点偏下，发出纤维横连于冠状突和鹰嘴。

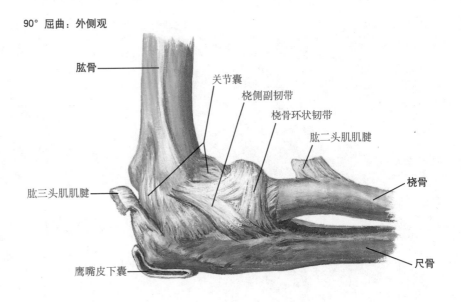

90° 屈曲：外侧观

肱骨
肱三头肌肌腱
鹰嘴皮下囊
关节囊
桡侧副韧带
桡骨环状韧带
肱二头肌肌腱
桡骨
尺骨

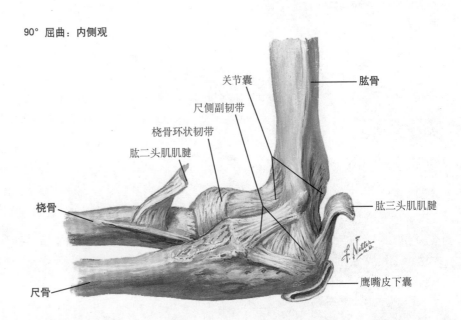

90° 屈曲：内侧观

桡骨环状韧带
肱二头肌肌腱
桡骨
尺骨
关节囊
尺侧副韧带
肱骨
肱三头肌肌腱
鹰嘴皮下囊

三、肘关节韧带（续）

桡侧韧带较窄，无明显增厚，上面连于肱骨外上髁的下方，通过环状韧带，下方连于尺骨桡切迹的边缘。

肘关节的滑膜沿着关节囊生长，贴于桡骨边缘，前方贴入冠状窝，后方贴入鹰嘴窝。在下方，其进入桡尺近侧关节。

（二）运动

肘关节的铰链式运动并不严格按照肱骨的长轴进行。从延长线上看，前臂与上臂形成角度，即提携角，该角在前臂旋前时消失。如前所述，男性的提携角外翻11°~14°，女性的提携角外翻13°~16°。由于滑车切迹和滑车沟的轻微旋转，屈曲并不能使前臂正对肱骨，手最舒服的位置是肘关节屈曲，手指向嘴，是因为肱骨轻微内旋，手处于半旋前位。

（三）远端桡尺关节

桡骨头顺着尺骨的桡切迹和环状韧带组成的轨道运动，桡骨的环状韧带是一个坚韧、弧形的韧带，连于尺骨桡切迹的前后缘。环状韧带是一个限制性的韧带，可防止桡骨头回缩。桡侧副韧带止于环状韧带，并与肘关节的关节囊相移行。下方是一个松弛的韧带，称为方形韧带，从尺骨桡切迹的下缘一直延伸到邻近的桡骨颈的内侧面。

该关节的滑膜一直延续至肘关节。这个滑膜的折返部在环状韧带下方形成一个围绕桡骨颈并适应桡骨小头的旋转的滑液囊。

上臂及肘关节肌肉起止点

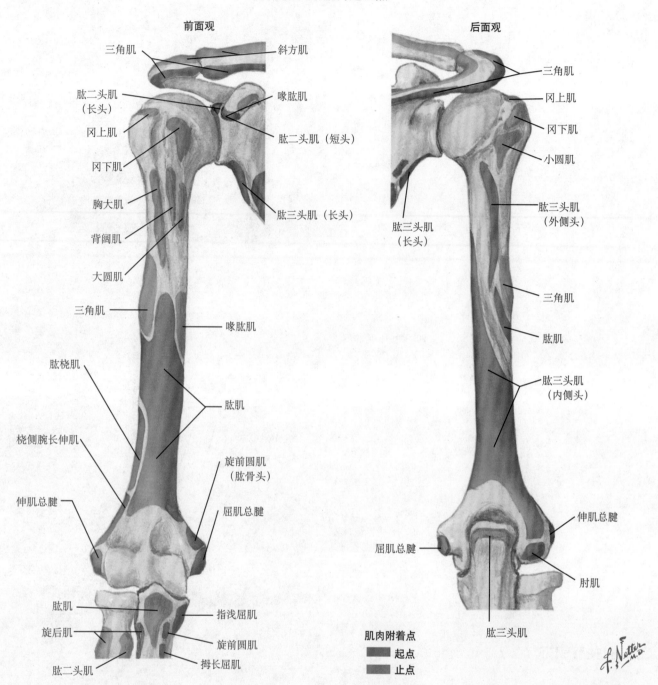

前面观

- 三角肌
- 肱二头肌（长头）
- 冈上肌
- 冈下肌
- 胸大肌
- 背阔肌
- 大圆肌
- 三角肌
- 肱桡肌
- 桡侧腕长伸肌
- 伸肌总腱
- 肱肌
- 旋后肌
- 肱二头肌

- 斜方肌
- 喙肱肌
- 肱二头肌（短头）
- 肱三头肌（长头）
- 喙肱肌
- 肱肌
- 旋前圆肌（肱骨头）
- 屈肌总腱
- 指浅屈肌
- 旋前圆肌
- 拇长屈肌

后面观

- 三角肌
- 冈上肌
- 冈下肌
- 小圆肌
- 肱三头肌（外侧头）
- 三角肌
- 肱肌
- 肱三头肌（内侧头）
- 伸肌总腱
- 肘肌
- 肱三头肌

- 肱三头肌（长头）
- 屈肌总腱

肌肉附着点
- 起点
- 止点

四、上臂和肘的肌肉

上臂处于肩关节和肘关节的中间，肌肉较少，它们的血液供给由头臂干的末端血管及四肢的部分大血管供应。

（一）臂筋膜

上臂深部的管状封闭结构，其向上与胸筋膜及腋筋膜相连，表面覆盖背阔肌和三角肌。向下连于肱骨内外上髁及鹰嘴，并与前臂筋膜相延续。上臂筋膜上有孔，以利于贵要静脉、前壁皮神经，以及很多小血管和静脉穿过。

两个肌间隔膜从上臂筋膜附着于肱骨髁的部分向上延伸。它们沿着肱骨髁上的嵴和边缘与肱骨骨膜相延续，并在周边与上臂筋膜相融合，将上臂分为前后两部分。向上外侧的肌间膜止于三角肌，内侧的肌间膜与喙

肱肌的筋膜相接。内侧肌间膜有一个额外的、较弱的浅前层，前后层与上臂筋膜共同形成了上臂的血管神经间隔（专题2-10）。

（二）肌肉

上臂的肌肉被肱骨和肌间膜从解剖位置和功能上分为前群和后群。前群包括喙肱肌、肱肌和肱二头肌；后群包括肱三头肌、肘肌。前群的重要血管、神经结构包括肌皮神经、正中

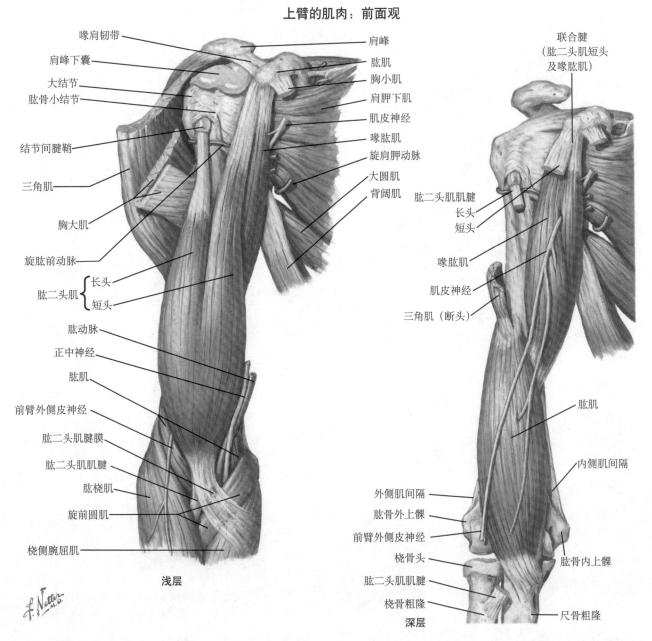

上臂的肌肉：前面观

喙肩韧带
肩峰
肩峰下囊
肱肌
大结节
胸小肌
肱骨小结节
肩胛下肌
肌皮神经
结节间腱鞘
喙肱肌
三角肌
旋肩胛动脉
胸大肌
大圆肌
背阔肌
旋肱前动脉
肱二头肌 { 长头
短头
肱动脉
正中神经
肱肌
前臂外侧皮神经
肱二头肌腱膜
肱二头肌肌腱
肱桡肌
旋前圆肌
桡侧腕屈肌

浅层

联合腱
（肱二头肌短头
及喙肱肌）

肱二头肌肌腱
长头
短头
喙肱肌
肌皮神经
三角肌（断头）

肱肌

内侧肌间隔

外侧肌间隔
肱骨外上髁
前臂外侧皮神经
桡骨头
肱二头肌肌腱
桡骨粗隆
肱骨内上髁
尺骨粗隆

深层

四、上臂和肘的肌肉（续）

神经、尺神经（近端）、桡神经（远端）、肱动脉；后群的重要血管、神经结构包括尺神经（远端）、桡神经（近端）。肱动脉、尺神经、正中神经走行于上臂的内侧面，肌皮神经走行于中央，于肱二头肌和肱肌之间。前臂重要的肌肉见专题2-7。

1.喙肱肌

上臂短的带状肌肉起始于喙突尖端，作用是使上臂屈曲和内收，肱二头肌的短头起源于冠状突的侧方，与喙肱肌共同形成联合腱。喙肱肌通过一个扁平的肌腱插入肱骨中点近端的

内侧面，肌皮神经支配喙肱肌，并斜穿过该肌肉。

2.肱二头肌

肱二头肌是一个长的、纺锤形的肌肉，位于上臂的前群，它的长头作为一个圆形肌腱，起源于肩胛骨的盂上结节。在肩关节囊中越过肱骨头，从关节囊出来后走行于大小结节之间的肱二头肌间沟。其表面覆以结节间的滑膜鞘，肱二头肌的短头以一个厚的扁平腱起始于喙突的尖端，与喙肱肌一起走行，与长头不同，它没有任何部分走行于关节囊。肱二头肌的两

部分在上臂中段汇合，形成了前群的主要部分。插入的肌腱呈强劲的垂直可见的索条状，位于尺骨窝中心的下方。其较深的部分使其前面侧方止于桡骨结节，肱二头肌桡骨囊将其与肱骨结节的前半部分分开。骨间囊将肌腱和尺骨及其表面的肌肉分开。肌皮神经支配其两个头，控制肩关节和肘关节。在肩关节其控制前屈，稳定肩关节（长头）及内收（短头）。在肘关节，其作用是屈曲，以及使肘关节旋后，尤其在肘关节屈曲和旋前位置时，其是最主要的旋后肌。

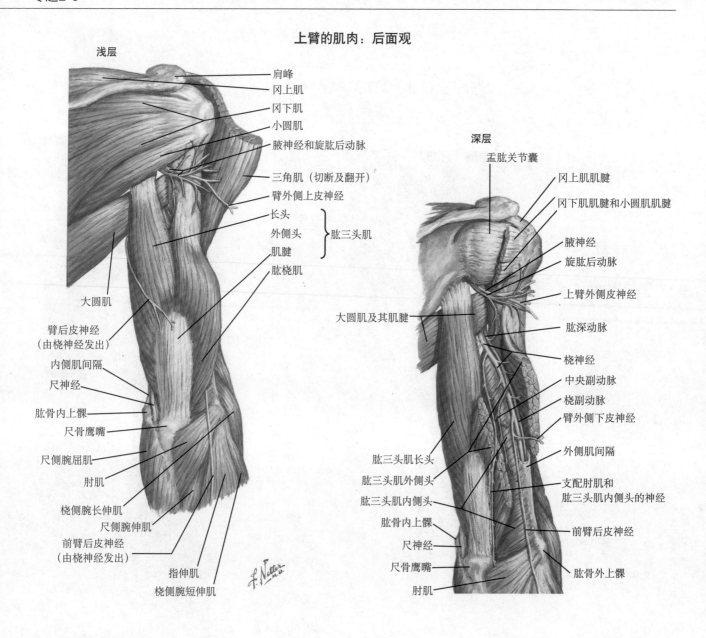

上臂的肌肉：后面观

浅层

- 肩峰
- 冈上肌
- 冈下肌
- 小圆肌
- 腋神经和旋肱后动脉
- 三角肌（切断及翻开）
- 臂外侧上皮神经
- 长头
- 外侧头 } 肱三头肌
- 肌腱
- 肱桡肌

- 大圆肌
- 臂后皮神经（由桡神经发出）
- 内侧肌间隔
- 尺神经
- 肱骨内上髁
- 尺骨鹰嘴
- 尺侧腕屈肌
- 肘肌
- 桡侧腕长伸肌
- 尺侧腕伸肌
- 前臂后皮神经（由桡神经发出）
- 指伸肌
- 桡侧腕短伸肌

深层

- 盂肱关节囊
- 冈上肌肌腱
- 冈下肌肌腱和小圆肌肌腱
- 腋神经
- 旋肱后动脉
- 上臂外侧皮神经
- 肱深动脉
- 桡神经
- 中央副动脉
- 桡副动脉
- 臂外侧下皮神经
- 外侧肌间隔
- 支配肘肌和肱三头肌内侧头的神经
- 前臂后皮神经
- 肱骨外上髁

- 大圆肌及其肌腱
- 肱三头肌长头
- 肱三头肌外侧头
- 肱三头肌内侧头
- 肱骨内上髁
- 尺神经
- 尺骨鹰嘴
- 肘肌

四、上臂和肘的肌肉（续）

　　肱二头肌腱膜或纤维束由前方和内侧肌肉的肌腱纤维形成，起始于肘关节的屈曲部，斜跨肱动脉及正中神经，与前臂屈肌的筋膜相融合，其拉力由尺骨施加。

3.肱肌

　　肱肌起于肱骨前表面的下半部分和二头肌深在的肌间膜。其靠上的部分分出两部分，位于三角肌止点的两侧（专题2-8）。肌纤维形成一个较厚的肌腱组织，其固定于肘关节，

并止于尺骨结节和喙突的前表面。其主要依附于关节面表面远端2mm的喙突表面，该肌肉突出于肱二头肌表面的两端，在其内侧缘的前方有肱骨血管和正中神经走行。该肌肉的内侧面受肌皮神经支配，外侧面受桡神经支配。该肌肉的主要功能是屈曲肘关节，在所有屈曲肘关节的肌肉中，肱肌的横截面最大，但是由于它距离旋转轴太近，所以其力量并不强。该肌肉有一个天然的神经平面，促使其可

通过常规的前外侧入路到达肱骨，并沿着肱骨的前表面向下，尤其适合于肱骨干骨折的固定。

4.肱三头肌

　　肱三头肌有三个头（长头、外侧头、内侧头），占据了整个上臂的背侧。每个头都在另一个的远端，起点所占的区域越来越大。长头以一个非常坚韧的肌腱起源于肩胛骨的盂下结节，它的肌腹从大小圆肌之间下降，并与内侧头和外侧头一起止于鹰嘴。

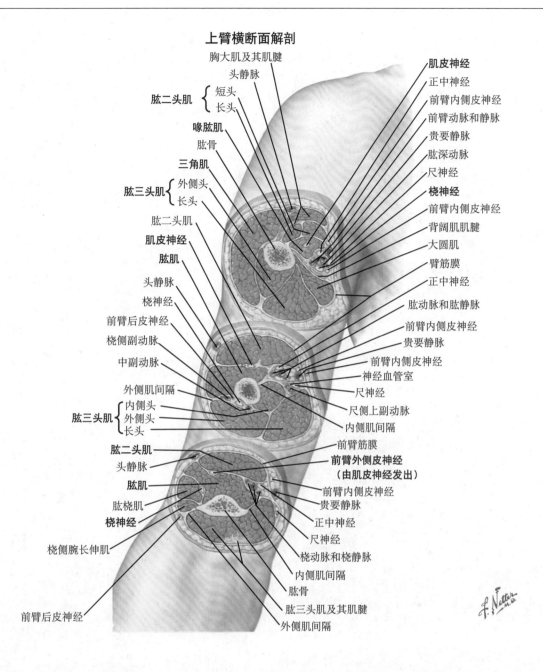

上臂横断面解剖

胸大肌及其肌腱
头静脉
肱二头肌 { 短头 / 长头 }
喙肱肌
肱骨
三角肌
肱三头肌 { 外侧头 / 长头 }
肱二头肌
肌皮神经
肱肌
头静脉
桡神经
前臂后皮神经
桡侧副动脉
中副动脉
外侧肌间隔
肱三头肌 { 内侧头 / 外侧头 / 长头 }
肱二头肌
头静脉
肱肌
肱桡肌
桡神经
桡侧腕长伸肌
前臂后皮神经

肌皮神经
正中神经
前臂内侧皮神经
前臂动脉和静脉
贵要静脉
肱深动脉
尺神经
桡神经
前臂内侧皮神经
背阔肌肌腱
大圆肌
臂筋膜
正中神经
肱动脉和肱静脉
前臂内侧皮神经
贵要静脉
前臂内侧皮神经
神经血管室
尺神经
尺侧上副动脉
内侧肌间隔
前臂筋膜
前臂外侧皮神经
（由肌皮神经发出）
前臂内侧皮神经
贵要静脉
正中神经
尺神经
桡动脉和桡静脉
内侧肌间隔
肱骨
肱三头肌及其肌腱
外侧肌间隔

四、上臂和肘的肌肉 *(续)*

长头是三边孔的外侧缘（其包含旋肩胛动脉）、四边孔的内侧缘（其包含腋神经和旋肱后动脉），以及三角间隙的内侧缘（其包含桡神经和肱深动脉）。外侧头起于肱骨桡神经沟的外方和上方的后面与侧缘，还起源于肌间隔的外侧缘，跨过桡神经沟并隐藏桡神经和肱骨深部的血管。它的肌纤维止于鹰嘴处的共同止点。外侧头是三角间隙和四边孔的外侧缘，内侧头全部起源于肱骨内侧桡神经沟的下

方，始于大圆肌止点高度，止于肱骨鹰嘴窝的高度。它的起点始于内侧肌间隔的全长，同时起始于外侧肌间隔桡神经沟以下的部分。内侧头比其他两个头的位置都深，该肌肉的肌腱呈扁带状，占据整个肌肉的2/5，其止点位于鹰嘴的后面，并进入前臂深筋膜的深侧。

所有的三个头都受桡神经的支配，并有伸展肘关节的作用。长头和外侧头受桡神经沟近端的桡神经

分支支配，支配内侧头的分支起源于桡神经的远端，并同时支配肘肌。因此，发生在肱骨中段的骨折并不能破坏神经支配处于更近端的长头和外侧头的功能，肱骨的骨折可以从后面分开三头肌达后面的皮质，或者抬起三头肌的外缘，向内侧翻开，在治疗肱骨远端骨折时，该入路比前外侧入路暴露更好。对于肱骨干远端骨折，这种入路比前外侧入路暴露的视野更多。

肘关节断面解剖

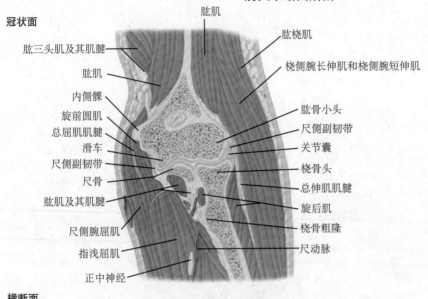

冠状面

- 肱肌
- 肱桡肌
- 桡侧腕长伸肌和桡侧腕短伸肌
- 肱三头肌及其肌腱
- 肱肌
- 内侧髁
- 旋前圆肌
- 总屈肌肌腱
- 滑车
- 尺侧副韧带
- 尺骨
- 肱肌及其肌腱
- 尺侧腕屈肌
- 指浅屈肌
- 正中神经
- 肱骨小头
- 尺侧副韧带
- 关节囊
- 桡骨头
- 总伸肌肌腱
- 旋后肌
- 桡骨粗隆
- 尺动脉

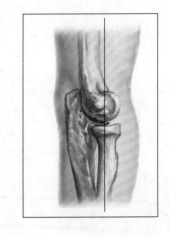

横断面

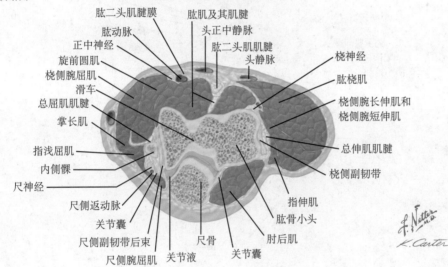

- 肱二头肌腱膜
- 肱动脉
- 正中神经
- 旋前圆肌
- 桡侧腕屈肌
- 滑车
- 总屈肌肌腱
- 掌长肌
- 指浅屈肌
- 内侧髁
- 尺神经
- 尺侧返动脉
- 关节囊
- 尺侧副韧带后束
- 尺侧腕屈肌
- 关节液
- 尺骨
- 肱肌及其肌腱
- 头正中静脉
- 肱二头肌肌腱
- 头静脉
- 桡神经
- 肱桡肌
- 桡侧腕长伸肌和桡侧腕短伸肌
- 总伸肌肌腱
- 桡侧副韧带
- 指伸肌
- 肱骨小头
- 肘后肌
- 关节囊

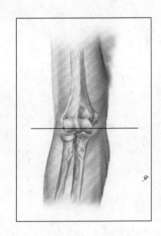

四、上臂和肘的肌肉（续）

5.肘后肌

这是一条起自肱骨外上髁后方平坦部位的三角形小肌肉（专题2-9）。肌纤维从始点发出，止于尺骨鹰嘴边缘及尺骨鹰嘴后部相邻的1/4部分。该肌肉深达前臂背侧筋膜并延伸至肘部和上尺桡关节。桡神经终末支支配肘后肌，同时支配肱三头肌内侧头。肘后肌的功能现一直处于争论之中，包括协助肘关节伸展和稳定肘关节。稳定肘关节或许是其主要

的作用。在外侧入路或Kocher入路中，肘后肌是一个重要的解剖学标志，通过前方尺侧腕屈肌和后方肘后肌之间的间隙达肘关节后部与外部。

6.肌肉运动

上臂肌肉收缩所致的主要活动为前臂在肘关节的屈伸运动。肱肌和肱三头肌为主要的屈肌。肱肌在屈肘活动中一直是主动的，当遇到阻力时肱二头肌变得主动，而且在前臂屈曲合并旋后运动时收缩最为有力。在导致

前臂旋后运动的肌肉中，肱二头肌是力量较强的肌肉之一。前臂的伸展运动由肱三头肌收缩及肘肌辅助所致。肱三头肌内侧头通常是主动的收缩状态，当伸展运动需要更多力量时，外侧头和长头也会收缩。

肩关节的活动中也有以上肌肉的参与。肱二头肌长头可屈曲上臂，其肌腱可起到稳定肩关节的作用。肱三头肌长头可协助肩关节后伸及内收。

上臂和肘关节的皮神经及表浅静脉

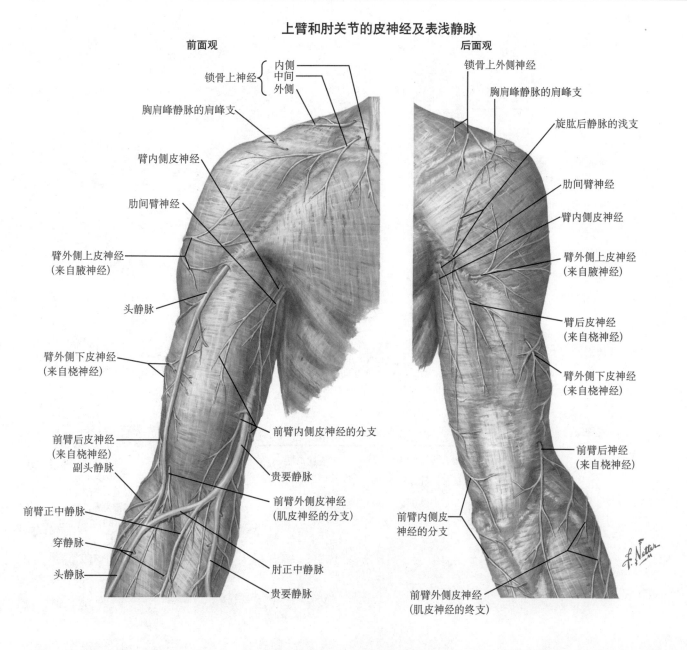

前面观

锁骨上神经 { 内侧 中间 外侧 }

胸肩峰静脉的肩峰支

臂内侧皮神经

肋间臂神经

臂外侧上皮神经
（来自腋神经）

头静脉

臂外侧下皮神经
（来自桡神经）

前臂后皮神经
（来自桡神经）
副头静脉

前臂正中静脉

穿静脉

头静脉

前臂内侧皮神经的分支

贵要静脉

前臂外侧皮神经
（肌皮神经的分支）

肘正中静脉

贵要静脉

后面观

锁骨上外侧神经

胸肩峰静脉的肩峰支

旋肱后静脉的浅支

肋间臂神经

臂内侧皮神经

臂外侧上皮神经
（来自腋神经）

臂后皮神经
（来自桡神经）

臂外侧下皮神经
（来自桡神经）

前臂后神经
（来自桡神经）

前臂内侧皮
神经的分支

前臂外侧皮神经
（肌皮神经的终支）

五、皮神经

尽管肩关节最上部的皮神经来自于颈丛，但上肢和肘关节的大部分皮神经来自于臂丛神经。有些皮神经直接源自颈丛的内侧束、外侧束或后侧束，同时有些皮神经为上肢周围神经的终末分支。

（一）肩关节

锁骨上神经（C_3、C_4）在颈后三角、胸锁乳突肌的后缘移行为表浅皮神经。其穿入颈部浅筋膜层和颈阔肌，主要沿以下三条线分布：①锁骨上神经内侧支跨过锁骨前方，包绕在肩关节的内侧；②锁骨上神经中间支跨过锁骨并向肩峰分布直至肩峰外侧；③锁骨上神经的外侧支与后侧支横跨肩胛骨包绕肩关节的后部。

（二）上臂

臂外侧上皮神经（C_5、C_6）是臂丛神经中腋神经下支的终末支。自离开腋神经，臂外侧上皮神经走行表浅，沿三角肌下1/3的后侧缘穿出，分布于外上臂筋膜。它的感觉分布为三角肌的下1/2和肱三头肌长头近端的前后两面。

臂外侧下皮神经（C_5、C_6）起始于臂后皮神经，自臂后皮神经从桡神经移行发出后便分出。臂外侧下皮神经自三角肌止点稍下方的外侧肌间隔处穿出分布于浅筋膜，其伴行头静脉的下段并分布于臂外侧上皮神经分布的下方区域，包括上臂下段的外侧，并向前方与后方分布。

臂后皮神经发自于腋部的桡神经（C_5~C_8）。臂后皮神经横穿肱二头肌的中部，穿入上臂筋膜，感觉区域分布于上臂后部的中1/3，在臂外侧上皮神经的感觉区域之下，臂内侧皮神经和肋间臂神经感觉区域的外侧。

上肢的皮神经支配

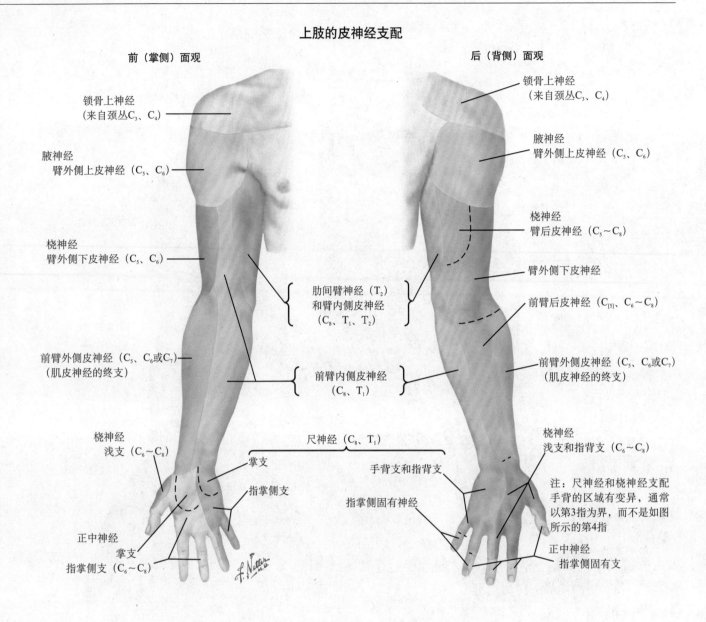

前（掌侧）面观 ｜ 后（背侧）面观

锁骨上神经
（来自颈丛C₃、C₄）

腋神经
臂外侧上皮神经（C₅、C₆）

桡神经
臂外侧下皮神经（C₅、C₆）

肋间臂神经（T₂）
和臂内侧皮神经
（C₈、T₁、T₂）

前臂外侧皮神经（C₅、C₆或C₇）
（肌皮神经的终支）

前臂内侧皮神经
（C₈、T₁）

桡神经
浅支（C₆～C₈）

尺神经（C₈、T₁）

掌支

指掌侧支

正中神经

掌支

指掌侧支（C₆～C₈）

锁骨上神经
（来自颈丛C₃、C₄）

腋神经
臂外侧上皮神经（C₅、C₆）

桡神经
臂后皮神经（C₅～C₈）

臂外侧下皮神经

前臂后皮神经（C₍₅₎、C₆～C₈）

前臂外侧皮神经（C₅、C₆或C₇）
（肌皮神经的终支）

桡神经
浅支和指背支（C₆～C₈）

手背支和指背支

指掌侧固有神经

注：尺神经和桡神经支配
手背的区域有变异，通常
以第3指为界，而不是如图
所示的第4指

正中神经
指掌侧固有支

五、皮神经（续）

　　臂内侧皮神经（C₈、T₁）自腋下部的臂丛神经内侧束发出，沿着肱动脉的内侧向下走行至上臂中部，穿出上臂筋膜。其感觉区域分布于上臂下1/3的后内侧面，最远可及尺骨鹰嘴部。

　　肋间臂神经是T₂神经根感觉支分出侧支中比较大的一支。在第2肋间隙，于腋下水平的相应位置穿出前锯肌进入腋下。肋间臂神经通常与臂内侧皮神经相互交叉吻合，并在腋后壁水平以下穿出上臂筋膜。其感觉分布

区域为从腋下至肘关节的上臂内侧面与后侧面部分。

　　前臂内侧皮神经源自臂丛神经内侧束。其一较小的分支穿出腋下筋膜，感觉区域分布于上臂的内侧面。

（三）肘关节

　　肘关节的皮神经支配存在多种情况，在肘关节的后侧和外侧为臂外侧下皮神经感觉区域，而肘关节内后侧为臂内侧皮神经感觉区域，肘关节前方为前臂内侧皮神经的分

布区域。由于肘关节向远端延续为前臂，故其（内侧、外侧与后侧）也为前臂皮神经的感觉区域。前臂外侧皮神经（C₅、C₆）沿着头静脉走行，为肌皮神经的终末支；前臂内侧皮神经（C₈、T₁）是继臂内侧皮神经之后臂丛神经内侧束的延续。桡神经近侧发出臂后皮神经，于桡神经稍远侧发出前臂后皮神经（C₅～C₈）。以上3个前臂皮神经感觉区域分布于整个前臂，直至腕关节。

前面观

注：仅显示由肌皮神经支配的肌肉

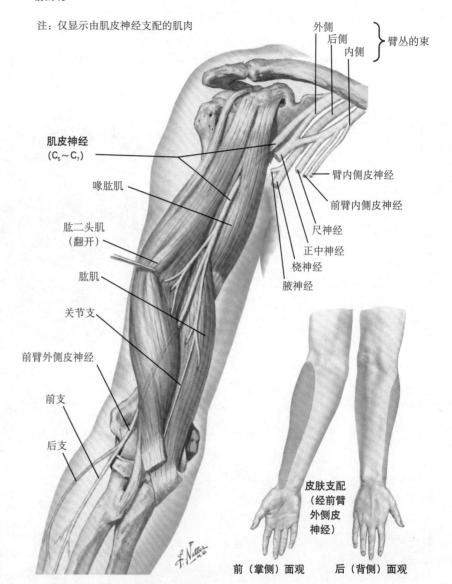

外侧
后侧
内侧 } 臂丛的束

肌皮神经
(C₅~C₇)

喙肱肌

肱二头肌
（翻开）

肱肌

关节支

前臂外侧皮神经

前支

后支

臂内侧皮神经

前臂内侧皮神经

尺神经

正中神经

桡神经

腋神经

皮肤支配
（经前臂
外侧皮
神经）

前（掌）面观　　后（背侧）面观

六、肌皮神经

（一）周围神经

臂丛神经的终末支（肌皮神经、正中神经、尺神经和桡神经）支配着肩关节以下的肢体。其中，只有肌皮神经和桡神经支配上臂的肌肉。

（二）肌皮神经

肌皮神经（C₄~C₇）为臂丛神经外侧束的一支，自胸小肌下缘向远侧发出。肌皮神经主要支配上臂前方屈肌群。当肌皮神经向远侧延续至前臂时，其移行为感觉神经，即前臂外侧皮神经。肌皮神经于腋动脉和喙肱肌之间走形，从喙肱肌穿出并支配喙肱肌。肌皮神经沿着肱二头肌与肱肌之间的间隙继续向下走行，期间支配着肱二头肌的长头与短头，并与正中神经交通，走行位置逐步移至上臂外侧。在肘关节水平，肌皮神经沿着肱二头肌与肱桡肌之间的间隙走行，并穿出深筋膜而移行为前臂外侧皮神经。

肌皮神经支配喙肱肌的分支神经纤维来源于C₇神经根，并在肌皮神经穿出喙肱肌之前从肌皮神经主干发出，有时这支神经也直接从臂丛神经发出。而支配肱二头肌长头与短头的

神经是在肌皮神经穿出喙肱肌之后从肌皮神经主干发出的。

支配肱肌的肌皮神经分支向下移行分布，支配肘关节；其他的神经纤维则分布于肱动脉、肱深动脉和肱骨营养血管。支配肱骨下段前侧面骨膜的感觉神经在以上血管也有分布。前臂外侧皮神经自头静脉下方走行，分为前后两支。前支沿着前臂的前外侧走行至腕关节，终止于大鱼际隆起的基底部。在腕关节处，前臂外侧皮神经前支位于桡动脉的前方，并发

出神经纤维穿出深筋膜支配桡动脉。前臂外侧皮神经前支的终末神经纤维与正中神经掌支皮神经相交通。前臂外侧皮神经后支则更小。其环绕前臂的外侧缘，支配前臂后侧面的皮肤及浅筋膜的感觉。同时，这些神经与桡神经的浅层分支前臂后侧皮神经相交通。

前臂外侧皮神经支配的皮肤感觉区域包括感受器、毛、立毛肌、腺体和血管。然而，前臂外侧皮神经的感觉区域个体化差异也比较大。

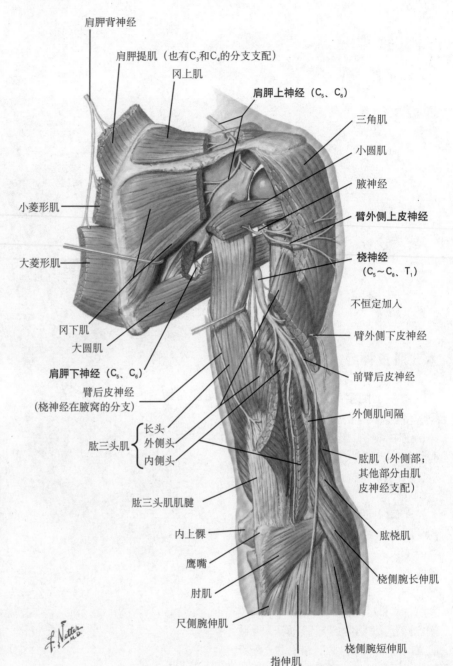

后面观

肩胛背神经

肩胛提肌（也有C₃和C₄的分支支配）

冈上肌

肩胛上神经（C₅、C₆）

三角肌

小圆肌

腋神经

臂外侧上皮神经

桡神经
（C₅~C₈、T₁）

不恒定加入

臂外侧下皮神经

前臂后皮神经

外侧肌间隔

肱肌（外侧部；
其他部分由肌
皮神经支配）

肱桡肌

桡侧腕长伸肌

桡侧腕短伸肌

指伸肌

尺侧腕伸肌

肘肌

鹰嘴

内上髁

肱三头肌肌腱

肱三头肌 { 长头 / 外侧头 / 内侧头 }

臂后皮神经
（桡神经在腋窝的分支）

肩胛下神经（C₅、C₆）

大圆肌

冈下肌

大菱形肌

小菱形肌

七、桡神经

桡神经（C₅~C₈、T₁）是臂丛神经的最大分支，同时也是臂丛神经后侧束的主要延续。在腋下，桡神经位于腋动脉的后面，肩胛下肌、背阔肌和大圆肌的表面。桡神经沿着肱动脉与肱三头肌长头之间的间隙向上臂走行。伴着肱深动脉，桡神经绕着肱骨呈螺旋向下的走行方向。分别穿过肱三头肌长头与内侧头和内侧头与外侧头的间隙，到达肱三头肌外侧头，接近上臂下1/3的外侧缘附近。然后，桡神经穿出外侧肌间隔进入上臂前肌间室，随后向前下走行至肱骨外侧髁和肘关节囊附近，位于内侧由肱肌、外侧由肱桡肌和桡侧由腕长伸肌所围成的肌间沟内。在此处，桡神经分为前支与深支。

在腋下，桡神经分出臂后皮神经和肌支支配肱三头肌长头。

在上臂，桡神经分出肌支、皮支、血管支、关节支和骨支。桡神经在进入桡神经沟时分出第一条细长的肌支。其伴随着尺神经向下走行，支配肱三头肌内侧头的远侧部分，并向肘关节分出小分支。第二条比较大

的分支在桡神经沟内移行出桡神经，随后分出众多小分支支配肱三头肌内侧头，另有少许分支分布于肱骨及骨膜。其中，一个较为短粗的分支支配着肱三头肌的外侧头，并沿着肱深动脉的内侧支走行方向在肌肉中穿行，在肘后肌穿出并发出分支，分布于肱骨与肘关节。当桡神经进入外侧肌间隔时，发出分支支配肱肌的外侧部、肱桡肌和桡侧腕长伸肌，有时也支配

桡侧腕短伸肌。同时也向肘关节发出血管支和其他小分支。

有三条皮神经在肘关节以上的桡神经节段发出：臂后侧皮神经、臂下外侧皮神经和前臂后侧皮神经。

肘关节的神经支配

肘关节前方由肌皮神经、正中神经和桡神经支配，后方由尺神经和伸入肘肌的桡神经分支支配。

八、上臂的血液供应

（一）表浅静脉

肢体的表浅静脉与深静脉之间有穿静脉相互交通。

某些于皮肤表面比较突出的静脉并不与动脉伴行，而在皮下的软组织中走行。作为上肢比较重要的表浅静脉，头静脉和贵要静脉由手指及手掌部的静脉网延续而来。

指掌侧静脉于指根处与邻近指的指掌侧静脉纵向汇合后便向掌背侧移行，汇入指背静脉。各个邻近指的指背静脉汇合成较短的掌背静脉，各掌背静脉汇入手背静脉网。手臂静脉网在桡侧延续为头静脉，同时拇指的指背静脉也汇入，并在腕关节水平向上走行。在前臂，头静脉逐渐向前上走行至肱桡肌的前方，沿途有前臂背侧的静脉汇入。在肘窝处，有肘正中静脉斜形走行连接头静脉和贵要静脉（专题2-12）。在肘窝水平以上，头静脉走行于外侧肱二头肌沟，然后进入三角肌与胸大肌的间隙，此处头静脉与胸肩峰动脉的三角肌支相伴行。在胸三角肌间沟，头静脉穿入胸锁筋膜并汇入腋静脉。副头静脉自前臂背侧向桡侧缘螺旋状向上走行，于肘关节水平汇入头静脉。

贵要静脉由手背静脉网的尺侧部分延续出。贵要静脉沿着前臂的尺侧缘向上走行，并在肱骨内上髁到达肘前窝。在肘正中静脉汇入贵要静脉后，其沿着肱二头肌内侧沟继续向上走行，在上臂中部穿入上臂筋膜进入内侧肌间隔的血管神经鞘，位于肱动脉的上方。在腋下，贵要静脉与肱静脉一起汇成腋静脉。

前臂正中静脉是一条汇集前臂前侧中间位置血管的静脉（专题2-12），其最终汇入肘正中静脉或贵要静脉。有时分成贵要正中静脉或头正中静脉，头正中静脉位于肱二头肌的外侧并汇入头静脉。前臂正中静脉在某些人群中或很粗壮或没有。

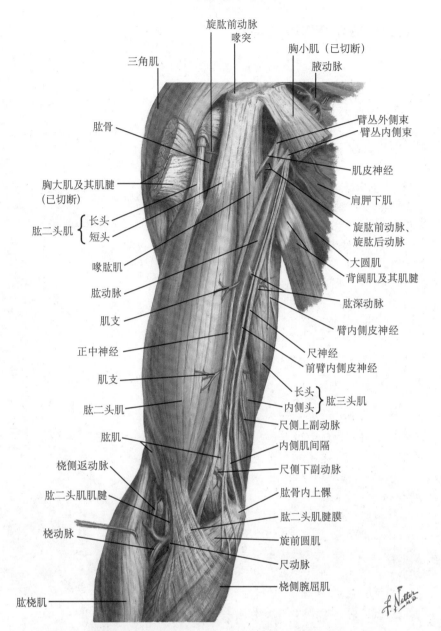

肱动脉（原位）

旋肱前动脉
喙突
胸小肌（已切断）
三角肌
腋动脉
肱骨
臂丛外侧束
臂丛内侧束
肌皮神经
胸大肌及其肌腱（已切断）
肩胛下肌
长头
短头 肱二头肌
旋肱前动脉、旋肱后动脉
喙肱肌
大圆肌
背阔肌及其肌腱
肱动脉
肌支
肱深动脉
臂内侧皮神经
正中神经
尺神经
前臂内侧皮神经
肌支
长头
内侧头 肱三头肌
肱二头肌
尺侧上副动脉
肱肌
内侧肌间隔
桡侧返动脉
尺侧下副动脉
肱骨内上髁
肱二头肌肌腱
肱二头肌腱膜
旋前圆肌
桡动脉
尺动脉
桡侧腕屈肌
肱桡肌

（二）肱动脉

肱动脉为腋动脉的延续，从大圆肌的下缘向下走行到肘窝的下部，桡骨颈水平发出侧支。肱动脉在肢体上的投影可表现为一个直角形状的外展走行方向，在锁骨中点与肱骨内上髁的连线上。肱动脉在上臂的神经血管鞘中走行，旁边伴行的为肱静脉，正中神经位于其前方。而在肘窝处，正中神经逐渐移行至肱动脉前方。在肘关节处，肱二头肌腱膜在这些神经血管结构中穿过。80%的情况下肱动脉为单一的一条血管，而在其他情况下，存在着一条表浅肱动脉，从上臂发出，位于正中神经前方。根据这条动脉的走行，有10%的情况移行为高位桡动脉，3%的情况移行为高位尺动脉，7%的情况分别构成桡动脉与尺动脉。还有一种更加少见的情况，即该肱动脉分支移行为前臂的骨间总动脉分支。

肱动脉在前臂发出众多的血管分支，主要是从其侧壁发出。其中很大部分是为肱二头肌提供血供。其分支具体如下：

八、上臂的血液供应（续）

1．肱深动脉在大圆肌肌腱下缘，于肱动脉的前外侧缘发出。肱深动脉为肱动脉的最大分支，与伴行的桡神经在肱骨处成对角线交叉形式走行。在肱骨的后方，肱动脉分出一升支（三角肌支），向上与旋肱后动脉的降支形成吻合。肱深动脉向下分出中副动脉与桡侧副动脉。中副动脉穿入肱三头肌内侧头，并向下肘关节的血管吻合。桡侧副动脉则与桡神经走行相仿，穿过外侧肌间隔，进入上臂前方间室。桡侧副动脉在肘关节与桡侧返动脉相吻合。以上这些血管分支均向邻近的上臂肌肉发出营养支。

2．肱骨营养动脉在上臂中部从肱动脉发出，并在肱骨前内侧的滋养孔进入肱骨内部。

3．尺侧上副动脉在上臂中部或稍下方从肱动脉发出。穿过内侧肌间隔在尺神经的后侧向下走行。尺侧上副动脉与尺神经一起在肱骨内上髁后方穿过，与尺侧下副动脉和尺侧后返动脉相吻合。

4．尺侧下副动脉从肱骨内上髁上3cm处的肱动脉发出，在肱肌表面分为前后支，并在肘关节前方与后方相吻合。

肱静脉在肱动脉的一侧相伴行。这些静脉与桡动脉、尺动脉相伴行，并有分支与肱动脉的分支相伴行，将这些动脉血引回。肱静脉内含静脉瓣，并经常互相融合。在大圆肌的下缘，外侧的肱静脉穿过动脉之间的间隙与内侧相汇合后汇入贵要静脉，构成了腋静脉。

（三）肘关节的血供

肘关节的血供来自于肱动脉的侧副动脉分支及尺侧和桡侧返动脉的分支。

（四）肘窝

与腋下类似，肘窝是一个位于肘关节屈曲侧的间隙，增加对行经肘关节神经血管的保护，并突出它们之间的重要结构关系。肘窝是一个呈三角形，尖端向下，底边为肱骨内外上髁连线的间隙。肘窝的内侧缘为旋前圆肌，外侧缘为肱肌。肘窝的底部同样为肌性结构，由上臂的肱肌和前臂的旋后肌所构成，这些肌肉的深面即为肘关节。

于体表较易触及的肱二头肌肌腱从肘窝中央穿过，并且向前臂正中方向发出肱二头肌腱膜，穿过肱动脉与正中神经，在屈肌群上方与前臂筋膜相连续。在肱二头肌肌腱内侧缘，肘窝的下半部分，即桡骨颈水平，肱动脉分成桡动脉与尺动脉。

尽管桡神经位于肱桡肌与肱肌之间，但通过向外侧牵拉肱桡肌可以暴露桡神经，并发现其分为深浅两支。肘窝表浅处的肘正中静脉斜形走行穿过肱二头肌腱膜；某些情况下，头正中静脉于肘窝外侧缘的皮下走行。在肘窝中，前臂正中静脉与肘正中静脉相交叉，同时可能存在前臂外侧皮神经向头正中静脉深层走行的情况。

肱动脉和肘关节动脉网

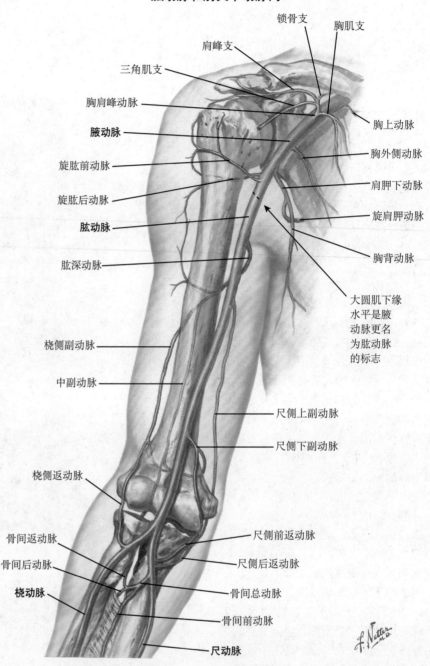

锁骨支
胸肌支
肩峰支
三角肌支
胸肩峰动脉
腋动脉
旋肱前动脉
旋肱后动脉
肱动脉
肱深动脉
桡侧副动脉
中副动脉

胸上动脉
胸外侧动脉
肩胛下动脉
旋肩胛动脉
胸背动脉

大圆肌下缘水平是腋动脉更名为肱动脉的标志

尺侧上副动脉
尺侧下副动脉
桡侧返动脉
骨间返动脉
骨间后动脉
桡动脉

尺侧前返动脉
尺侧后返动脉
骨间总动脉
骨间前动脉
尺动脉

肘关节的体格检查

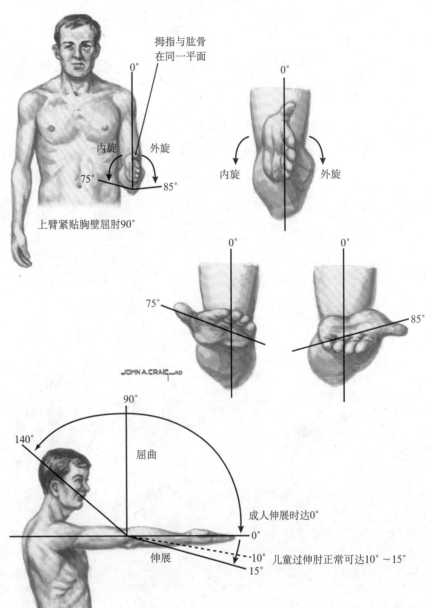

九、上臂和肘部的体格检查

上臂和肘部的体格检查应遵循系统的方式进行，从视诊到触诊再到活动范围的评估，同样也包括彻底的神经血管检查。当然，如果合适的话，也包括用于检查某些特定病理过程的一些特异性试验。阳性体征应该与对侧相对比来看，并且应对肢体系统评估以排除某些重叠或潜在的病变。

视诊可以发现肢体肿胀、瘀斑、擦伤，急性创伤性损伤造成的裂伤、肌肉萎缩及由前次手术或慢性损害形成的瘢痕。应评估肘关节提携角以确定有无因先前外伤或骨发育紊乱造成的力线异常。提携角是在手及前臂充分旋前、肘关节完全伸直时由肱骨和尺骨形成的10°~20°外翻角，平均来说，女性的外翻角度比男性要轻微大一点。当提携角大于或小于此正常范围时即可分别诊断为外翻（肘外翻）或内翻（肘内翻）力线异常。

应行触诊检查以明确压痛的部位、畸形、肿胀或发现可进一步提示急慢性病理过程的关节腔积液。肘部重要的结构多为皮下性质，因而易于触及（专题2-1）。在肘前方，有肘前窝的一些结构，如肱二头肌远端肌腱、肱动脉和正中神经；在肘内侧有肱骨内侧髁和尺神经；在肘外侧，这些重要结构包括肱骨外髁、桡骨小头及"软点"。关节腔积液在"软点"处最为明显，"软点"是位于肘部后外侧面由肱骨外侧髁、尺骨鹰嘴尖和桡骨小头所界定的一个正常的凹陷。在肘后方则有尺骨鹰嘴和肱三头肌远端这两个明显的标志。

肘关节活动度包括主被动的屈伸活动范围及前臂的内外旋活动范围，正常肘关节屈伸角度为140°~150°（±10°），内旋80~85°，外旋75°~80°，前臂内外旋的测量应在屈肘90°、拇指向上的情况下进行，肘关节的功能范围为屈伸30~130°，内外旋50°~50°。因此，肘关节可预见到的活动范围的丢失是可以接受的。通常来说，伸直受限是肘关节周围病变导致的活动度丢失中最先出现的。

一个彻底的上肢神经血管检查应包括所有相关的外周神经（腋神经、正中神经、皮神经、桡神经、尺神经）的感觉及运动检查、远端脉搏（尺动脉、桡动脉）触诊及毛细血管充盈状态的评估。

肱骨干骨折

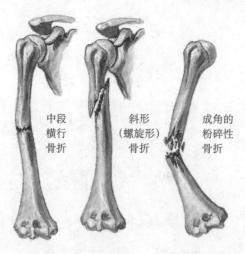
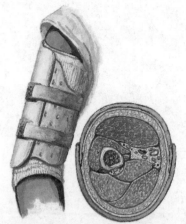

中段横行骨折　　斜形（螺旋形）骨折　　成角的粉碎性骨折

在初期肿胀消退后，大多数肱骨干骨折能被具有前后锁定功能的支具及维可牢约束带共同固定而治疗

十、肱骨干骨折

（一）上肢损伤

如若患者表现为可疑肱骨骨折，视诊时应注意上臂有无肿胀、瘀斑、畸形及开放创口。触诊疼痛最为明显的区域，评估临近上（肩）下（肘）关节有无损伤，并常需要对远端的血管神经进行彻底的检查。肱骨干骨折后，应对上肢进行支撑并制动。当严重的骨折成角出现时，急救人员应通过轴向的牵引以重新恢复上肢的力线。此过程最好在患者清醒镇静麻醉下完成以避免患者因紧张导致肌肉痉挛而无法达到骨折的充分复位。骨折复位后，在用良好衬垫支具固定时，需要一个人必须用手维持住骨折的对线，这个支具用于固定上肢以提供良好的支撑和维持骨折的复位。对于肱骨干骨折来说，结合夹板即可起到良好的效果，整个伤肢可用吊带悬吊固定以增加舒适度。

（二）肱骨干骨折

肱骨干骨折通常由直接的创伤造成并表现为不同的骨折形式，如横行骨折、螺旋形或斜行骨折及粉碎性骨折。对于大多数病例来说，保守治疗是可以接受的，但治疗依据骨折的类型和位置、伴随伤及患者的年龄和一般状态进行选择。对于闭合性骨折，最初可用夹板或轻质的管型石膏悬吊固定。伤后10天，当最初的肿胀消退

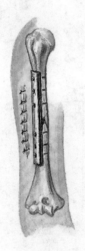
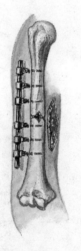
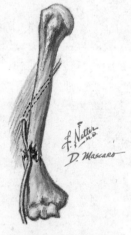

特殊情况下切开复位并用加压钢板固定　　外固定装置固定对线骨折时常更改固定装置是有用及必要的　　肱骨干远端骨折可能损伤环绕的桡神经，在复位期时也要注意避免其损伤

后，患者可采用骨折支具进行固定，这类支具在维持骨折对线的情况下可允许患者进行手腕、肘及肩关节功能锻炼。

肱骨干骨折愈合后通常功能良好且无明显的畸形。手术固定适用于：①多节段性骨折而无法获得良好的对线；②合并肘部损伤或骨折而需要早期肘部活动或漂浮肘；③复合外伤导致需要卧床数周（因无重力的作用而使骨折的对线难以维持，手术固定则有助于调动患者）；④病理性骨折；⑤开放性骨折；⑥骨折伴血管损伤；

⑦骨折复位后出现的桡神经麻痹。桡神经麻痹可能是由于神经卡压于骨折端所致。这种并发症需行手术探查并减压桡神经。同时，切开复位内固定术还可避免因骨折端移动而出现的继发性神经损伤。

内固定通常采用加压钢板的方案，髓内针固定也经常使用，尤其是对于一些病理性骨折患者。外固定架常见的适应证是软组织大面积创口而需要频繁换药者。外固定架允许接触到创口且能够维持满意的骨折对线和位置。

脂肪垫损伤

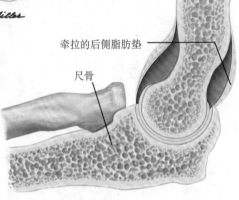

肱骨
后侧脂肪垫
前侧脂肪垫

牵拉的后侧脂肪垫
尺骨

Mark M. Mills

这是一张显示左肘关节损伤的侧位像DR，患儿为5岁龄，自单杠上掉下来。伤后的影像学显示肘关节前方与后方的脂肪垫增厚。但并未有明显的骨折表现。而后再次随访的X线影像却证实了无移位的肱骨髁上骨折。

十一、肘关节损伤

肘部损伤的范围从无移位的骨折到复杂的骨折-脱位。当患者表现为肘部损伤时，视诊时应注意肘部及前臂有无肿胀、瘀斑、畸形及创口情况，如应考虑升级为开放性损伤的擦伤或裂伤。触诊压痛最明显的区域并评估临近上（肩）下（腕）关节有无额外的压痛区，若有则提示可能有其他损伤。触诊也能发现与损伤相关的关节腔积液。大部分关节腔积液在触诊肘部后外侧的"软点"即可发现。急性外伤后肘关节的活动范围可能因疼痛或骨折或脱位的表现而受限。必须对远端的血管神经进行仔细检查以明确外伤是否对血管神经结构造成了损害。肘部骨折后，应使用良好衬垫

的肘后支具将上臂和前臂连接起来，从而为肘部提供一个良好的支撑并制动。整个伤肢可用吊带悬吊固定以增加舒适度。

肘部明显外伤后首先应行X线检查以明确骨折的方式和（或）脱位的类型。无移位骨折在平片上不易被发现，但可能表现为脂肪垫征。在未受到损伤的肘关节X线中，侧位片上肱骨远端的前侧脂肪垫是可见的，而后侧脂肪垫则缺如。肘部附近的骨折，如桡骨小头或桡骨颈骨折或肱骨髁上骨折可导致明显的肘关节积液

而致前后脂肪垫同时上移并在侧位片上清楚地显示出来。平片可以清楚地显示移位性骨折，但电子计算机断层扫描（CT）和磁共振（MRI）则常用于更好地描绘骨折的形式，尤其是骨折累及肘关节或同时呈现多个骨折碎片时。MRI对于诊断有无侧副韧带损伤更为有利。肘部脱位后，关节成功复位后行X线检查对于确定肘关节的良好对线是非常必要的。应行多角度的摄片，因为一个角度的摄片可能会漏掉持续存在的脱位或半脱位。

肱骨远端骨折

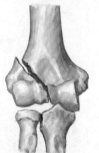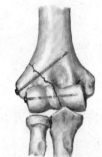

肱骨远端髁间
（T形或Y形）骨折

肱骨外侧髁骨折，
内侧髁骨折不太常见

1~2个压紧螺钉
固定肱骨髁骨折

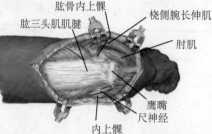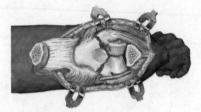

肱骨内上髁
肱三头肌肌腱
桡侧腕长伸肌
肘肌
鹰嘴
尺神经
内上髁

开放性手术（反尺骨鹰嘴）：后侧切口避开
鹰嘴内侧缘，暴露肱三头肌肌腱和鹰嘴，在
内上髁表面可见尺神经。切口能使鹰嘴和肱
三头肌肌腱在一边

鹰嘴截骨后和邻近的
肱三头肌肌腱一同暴露

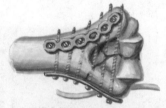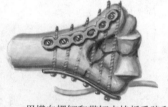

用横向螺钉和带钉支持板重建和
固定肱骨远端关节表面

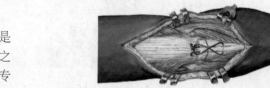

用纵向克氏针重新连接
尺骨，并用张力带线穿
过尺骨上钻出的孔来捆
住它们

十二、肱骨远端骨折

　　成人的肱骨远端骨折多由高能量
损伤所致且多为粉碎性和（或）局部
关节内骨折而常需要手术固定。骨折
的方式包括髁上、经髁、髁间（T或
Y形）、内外侧髁或上髁及孤立的肱
骨小头或滑车骨折。平片很难充分地
评估关节内骨折，因此CT平扫是必
需的。手术固定可使用钢板和螺钉，
或者单独使用螺钉，这取决于骨折的
形式。对于肱骨远端的粉碎性骨折，
因钢板及螺钉很难获得稳定，关节置
换术也可作为一种选择方式。

（一）复杂关节内骨折

　　粉碎的肱骨远端关节内骨折是
矫形外科损伤中具有挑战性的损伤之
一，其重建需要足够的手术技巧（专
题2-21）。其主要的并发症包括肘
关节活动受限和早期出现的退行性关
节病。手术固定粉碎性关节内骨折存
在以下问题：远端骨折碎片很小，减
少了有效螺钉部位的数量，并且骨折
片主要为松质骨而减小了螺钉的把持
力。此外，远端骨折片的表面主要为
应予保护的关节面，且此区域复杂
的形态结构使重建正常的解剖更为困
难。肱骨远端结构常被界定为从骨干
分成两个骨柱。内侧骨柱包括肱骨远
端内侧柱、肱骨内髁和肱骨上髁及
滑车。外侧骨柱包括肱骨远端外侧
柱、肱骨外髁和肱骨外上髁及肱骨小

头。为了显露和固定肱骨远端的关节
内骨折，常常需要对尺骨鹰嘴进行截
骨，并将连带着鹰嘴近端的肱三头肌
腱膜反折，以暴露整个肱骨远端关
节面（专题2-21）。术中尺神经需
要明确辨认，并通常将尺神经转位。
肱骨远端关节内骨折行内固定治疗，
首先需要将关节面恢复平整，然后用
Kirschner线或拉力螺钉将骨折块固定
在一起。再用钢板螺钉将骨折块固
定到肱骨干，在矢状面与冠状面上得
以稳定。而现有的技术则是通过应用

预弯的双髁钢板来恢复肱骨远端的解
剖结构。双髁钢板可以互相垂直摆放
（内侧板与后外侧板）或相互交叉摆
放（内侧板与外侧板）。用预弯的解
剖钢板和钢丝张力带将鹰嘴重新固定
（专题2-21）。新的手术入路已经
被开放出来并应用于临床，在避免尺
骨鹰嘴截骨的情况下可以提供较好的
视野，最大限度地暴露骨折端，以
能够合理地复位。可以让患者尽快地
进行康复锻炼，并避免截骨部位的不
愈合。

肱骨远端全肘关节成形术

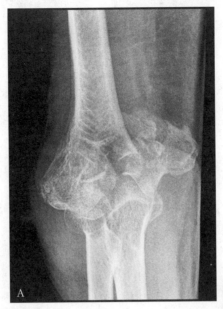

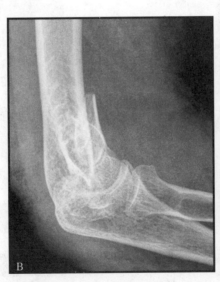

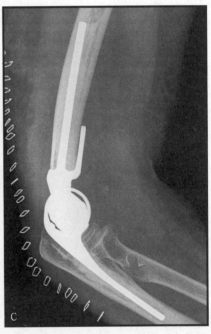

肱骨远端粉碎性骨折的前后位片（A)和侧位片（B)，对于骨质条件不好的老年患者全肘关节成形术（C)可以使其较早地活动和功能恢复

十二、肱骨远端骨折（续）

全肘关节置换术现已成为治疗肱骨远端粉碎性骨折的一种选择。由于老年患者的骨量较差，这样的骨折可能无法稳定地进行钢板和螺钉的固定。关节置换术可为这些灾难性的肘部损伤患者提供早期的肘关节活动度与功能，不需要骨性愈合（专题2-22）。当年轻患者发生严重粉碎性肱骨远端骨折且不能用钢板和螺钉进行固定治疗时，半肘关节置换成为部分患者的手术替代选择方案。由于

年轻患者的术后活动度对于全肘关节置换过于剧烈，故可采用只对肱骨侧进行置换的半肘关节置换。

钢板固定和肘关节置换术后的早期功能锻炼尤为重要，尽量避免肘关节僵硬的发生。在保护的情况下，术后早期的主动或辅助锻炼对于恢复肘关节的活动度有着积极作用。

（二）外侧髁骨折

肱骨外侧髁骨折可以只包括肱骨小头或向内延伸至肱骨滑车的外侧部分（专题2-21）。肱骨外侧髁的骨

折比内侧髁骨折更常见，而且外侧髁骨折多数是移位的，需要手术固定。正如任何关节内骨折，该类骨折的治疗应该切开复位内固定并尽可能准确地恢复关节面凭证，使患者可早期活动。根据骨折的类型，可采用钢板和螺钉固定或单独螺钉固定。在成人和儿童的外侧髁骨折病例中，为了保证骨折断端的血供，术中保持软组织附着是非常重要的，尤其是外侧髁的后外侧。当术中采用了坚固内固定时，患者软组织恢复的同时应尽早开始康复锻炼。

肱骨小头骨折

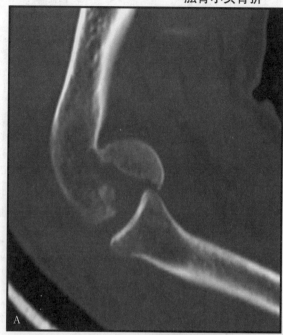

肱骨小头Ⅰ型冠状剪切性骨折切开复位和用无头钉内固定（B）的矢状位CT图像(A)

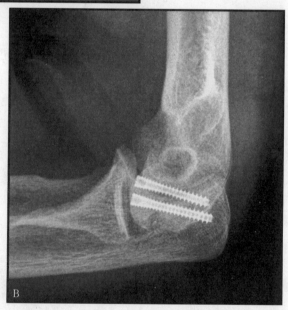

十二、肱骨远端骨折（续）

（三）肱骨小头骨折

单独的肱骨小头骨折较为罕见，而且如若骨折块较小则诊断较为困难。任何肘关节积液且伴随平片上显示的脂肪垫的移位均提示肱骨小头骨折或其他肘关节附近的无移位骨折。

肱骨小头骨折分为四型。Ⅰ型（Hahn-Steinthal）骨折是累及大部分肱骨小头骨部的冠状位骨折，通常采用切开复位，用1~2枚螺钉固定。这种方法在康复过程中可允许关节早期活动。这些螺钉为无头或埋头螺钉，且通常经关节面由前向后放置（专题2-23）。Ⅱ型（Kocher-Lorenz）骨折是一种袖套样骨折，大部分累及关节软骨，伴少量关节软骨下骨。这类骨折片通常很小而难以固定，通常的治疗方法为切除这部分骨折片。Ⅲ型骨折为粉碎性骨折且很难固定。Ⅳ型骨折与Ⅰ型骨折类似，骨折线常延伸到内侧且累及滑车的主要部分。

（四）内侧髁骨折

肱骨内侧髁为手部和腕部多个屈肌的联合起点。如果肱骨内侧髁出现骨折，屈肌则牵引骨折块向远端移位。如果侧副韧带受损，则这类损伤常伴随肘部的外翻不稳且合并尺神经的损伤。如果肘外翻不稳非常明显，则应将肱骨内髁复位至解剖学位置并采用螺钉或克氏针固定。在手术过程中应注意保护尺神经免于受损，且行尺神经移位术是很有必要的。

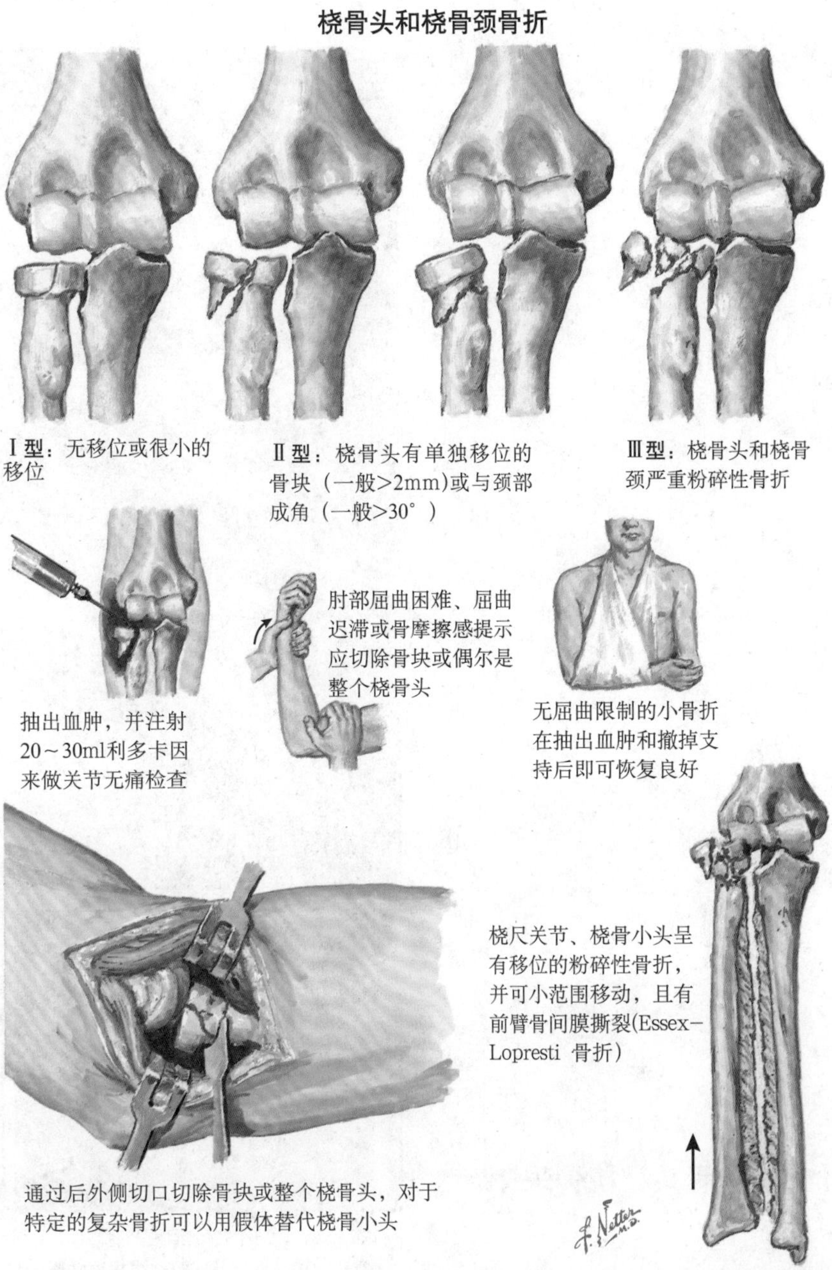

桡骨头和桡骨颈骨折

Ⅰ型：无移位或很小的移位

Ⅱ型：桡骨头有单独移位的骨块（一般>2mm）或与颈部成角（一般>30°）

Ⅲ型：桡骨头和桡骨颈严重粉碎性骨折

抽出血肿，并注射20～30ml利多卡因来做关节无痛检查

肘部屈曲困难、屈曲迟滞或骨摩擦感提示应切除骨块或偶尔是整个桡骨头

无屈曲限制的小骨折在抽出血肿和撤掉支持后即可恢复良好

桡尺关节、桡骨小头呈有移位的粉碎性骨折，并可小范围移动，且有前臂骨间膜撕裂(Essex-Lopresti 骨折)

通过后外侧切口切除骨块或整个桡骨头，对于特定的复杂骨折可以用假体替代桡骨小头

十三、桡骨头、桡骨颈骨折

桡骨头骨折多见于成年人，而桡骨颈骨折则更常见于儿童。这类损伤的常见原因为间接创伤，更为少见的原因是肘部的直接击打伤。桡骨头骨折和桡骨颈骨折被分为4型。在Ⅰ型骨折中，骨折为未移位或轻微移位骨折。Ⅱ型骨折指桡骨头边缘的移位骨折或桡骨颈处有一单独的骨折线。Ⅲ型骨折为桡骨头或桡骨颈的粉碎性骨折。Ⅳ型骨折常合并肘关节脱位。

桡骨头和桡骨颈的骨折诊断较困难。疼痛、肘关节积液、触诊桡骨头和桡骨颈处的直接压痛是其典型表现。如果骨折发生了移位，则当前臂旋前或旋后时在桡骨头或桡骨颈处可以出现弹响或骨擦音。无移位骨折的放射学表现不明显，平片常常显示为肘部肿胀合并脂肪垫征。任何放射学证据显示脂肪垫移位合并桡骨头或桡骨颈处的压痛均强烈提示骨折。

桡骨头、桡骨颈骨折的治疗依靠仔细的临床检查和放射学评估。Ⅰ型骨折若放射学显示无移位或轻微移位且无证据表明肘关节活动时有机械性阻挡则可采用保守治疗。为了检查是否存在机械性阻挡，可采用肘关节穿刺术来抽除血性积液并注入利多卡因以减轻疼痛，然后彻底检查。检查者可在无痛状态下全范围活动肘关节，评估屈伸角度和旋前旋后范围并发现有无因骨折移位造成的骨擦音或活动受限。如若活动范围足够且无骨性阻挡或明显的骨擦音，可采用肘后支具固定肘关节数天。这段时间过后，患者即可去除支具并开始伤侧肘关节主动的活动度练习。积极地随访并摄片检查有无骨折片的后期移位是非常必要的。

桡骨头骨折片

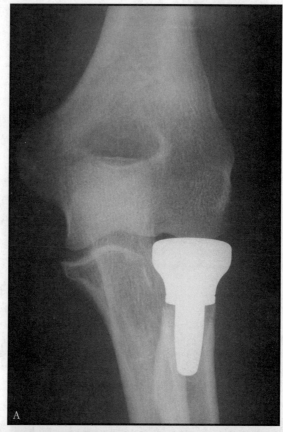

前后位肘关节片展现了桡骨小头粉碎性骨折后其假体的放置位置

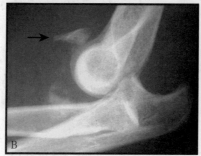

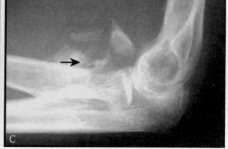

肘部复位前(左)和复位后(右)侧位片展示严重三重复合伤,包括肘部无移位(A)、桡骨小头骨折(箭头)(B)和冠状骨折(箭头)(C)

十三、桡骨头、桡骨颈骨折（续）

对于桡骨头或桡骨颈的移位（Ⅱ型）和粉碎性骨折（Ⅲ型）的治疗及由骨折片导致的关节活动受限的治疗仍存争议。手术固定适用于骨折合并1~2个大的移位的骨折片,这种骨折片可通过复位并应用钢板和（或）螺钉或克氏针来进行有效的固定。对于粉碎性骨折,由于手术很难充分地复位及稳定,因此常常需行桡骨头切除术。桡骨头切除后,必须保留环状韧带以维持上尺桡关节韧带复合体的完整性。桡骨头切除后需要植入桡骨头假体,但术中应注意避免选择过大的假体,否则术后会导致肘关节活动度受限。对于Essex-Lopresti

损伤（指桡骨头骨折和滨下尺桡关节脱位并骨间膜撕裂）,在行桡骨头切除术后常常需行桡骨头置换术。在Essex-Lopresti损伤中,如果桡骨头切除而未行置换则会导致桡骨向近端移动并削弱整个前臂复合体（专题2-24）。植入桡骨头假体则会限制桡骨向近端移动,从而将远期并发症降至最低。肘关节脱位合并桡骨头或桡骨颈粉碎性骨折（Ⅳ型）是一类软组织显著受损的严重损伤,肘关节囊

和侧副韧带均受损并可导致肘关节僵硬、持续不稳定、关节炎样改变及骨化性肌炎。如果手术方案选择恰当可行,这类Ⅳ型损伤应及早行外科修复或置换手术以降低关节僵硬、不稳定及骨化性肌炎等并发症的发生率。桡骨头骨折可同时并发肘部其他损伤,如肱骨小头骨折、冠状突或鹰嘴骨折。肘关节脱位合并桡骨头骨折及冠状突骨折的这种联合损伤的方式又被称为"恐怖三联症"。

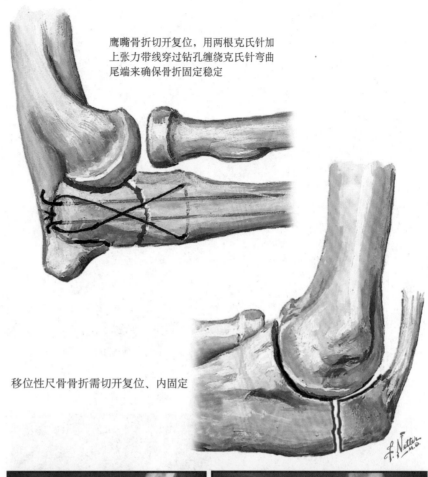

鹰嘴骨折切开复位,用两根克氏针加上张力带线穿过钻孔缠绕克氏针弯曲尾端来确保骨折固定稳定

移位性尺骨骨折需切开复位、内固定

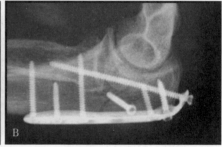

有移位的尺骨骨折侧位片(A)。预塑型钢板和钉更适合向远端延伸的骨折的切开复位和内固定(B)

十四、鹰嘴骨折

鹰嘴骨折是由肘部受到直接击打或间接撕脱损伤造成的,如摔倒时手部伸开而肱三头肌强烈收缩。无移位的鹰嘴骨折可用肘后支具或石膏固定治疗,但若骨折出现移位则应行切开复位内固定术以稳定折端。这类骨折常为关节内骨折,因此进行复位及手术固定以恢复关节对线时应提高警惕。对于简单骨折,可使用螺钉或克氏针行张力带钢丝固定。张力带技术能够将通过骨折端、可导致移位的拉力转换为允许骨折复位和愈合的压力。若骨折端过于粉碎或靠近远端(延伸至冠状突或尺骨干近端),张力带技术则不能为骨折提供足够的稳定性。在这种情况下,则更倾向于使用加压钢板来进行骨折的断端加压。常规使用与鹰嘴解剖匹配的预塑形钢板效果更佳。这种钢板常置于皮下的尺骨边缘,但是因其位置过于表面,在骨折愈合后应取出。

对于冠状突、侧副韧带和前侧软组织仍保持完整、孤立的移位性骨折,可使用鹰嘴切除术和肱三头肌修复术作为替代手术。通常来说,当难以稳定固定时,这种方案常用于关节外骨折或粉碎性骨折。肱三头肌肌腱在其附着到鹰嘴前要先覆盖关节囊的后侧面,其腱膜宽阔的扩张部与肘部远端前臂的深筋膜相融合。其扩张部在鹰嘴切除后保证了肘关节良好的后向稳定性。如若侧副韧带完整,最多可切除70%的鹰嘴而无结果性不稳定。因为肱三头肌是前臂主要的伸肌,在鹰嘴切除后必须将其连接到尺骨最远端的骨折片上以维持肘关节足够的伸直功能。

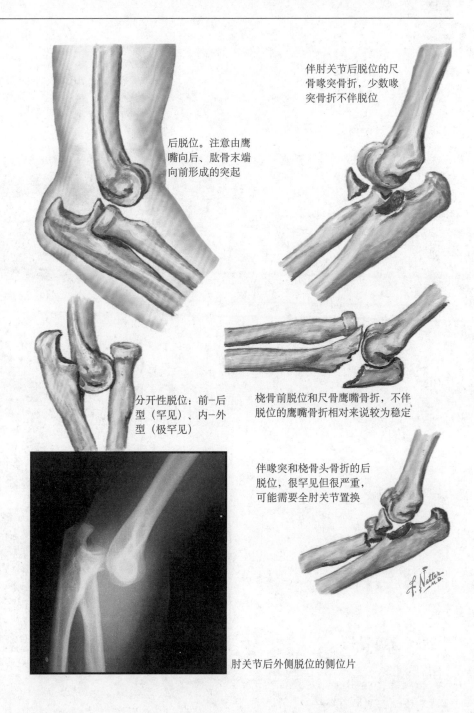

后脱位。注意由鹰嘴向后、肱骨末端向前形成的突起

伴肘关节后脱位的尺骨喙突骨折，少数喙突骨折不伴脱位

分开性脱位：前-后型（罕见）、内-外型（极罕见）

桡骨前脱位和尺骨鹰嘴骨折，不伴脱位的鹰嘴骨折相对来说较为稳定

伴喙突和桡骨头骨折的后脱位，很罕见但很严重，可能需要全肘关节置换

肘关节后外侧脱位的侧位片

十五、肘关节脱位

肘关节脱位是继肩关节脱位、手指关节脱位以外最常见的脱位。肿胀、疼痛和前臂的假性麻痹是脱位的急性症状和体征，肘关节畸形在临床体检和放射学检查中均显而易见。急性肘关节脱位分为前脱位或后脱位，方向取决于受伤时尺桡骨相对于肱骨的位置。脱位除了可以向前或向后，前臂骨也可向内外侧移位。肘关节后脱位是截至目前最常见的类型，是由手掌伸直时摔倒造成的。虽然少见，

但却研究最多。肘关节的前脱位常常为开放性损伤并可造成肱动脉的撕裂。少见的"散开性脱位"损伤是指尺桡骨向不同的方向脱位。肘关节脱位会导致由于不同脱位方向而致的相应的韧带损伤。对于后脱位，韧带损伤常始于外侧，最先破坏外侧副韧带复合体，然后移向内侧，再破坏前后关节囊，最后是内侧副韧带复合体。肘关节脱位优势也合并骨折，包括内侧或外侧髁骨折、鹰嘴骨折、桡骨头或桡骨颈骨折，或者是尺骨冠状突骨

折。如前面所讨论的，肘关节脱位同时有桡骨头骨折和冠状突骨折的这种联合损伤被称为"恐怖三联症"。肘关节的骨折-脱位，尤其是尺骨鹰嘴骨折、冠状突骨折和桡骨头骨折，常常需要手术固定以保证关节的长期稳定性和功能。内侧髁的撕脱骨折在复位脱位的过程中可能会楔形嵌入关节腔，只有少数时候能闭合的将撕脱的骨折片从关节腔内取出，大多数情况需行关节切开术去除骨折片并将其置于原来的解剖位置。

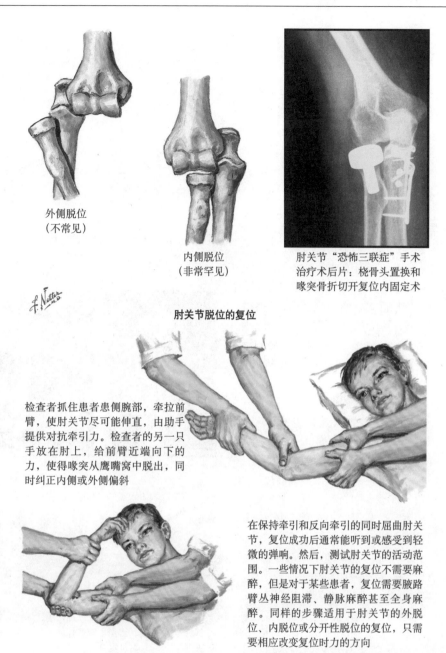

外侧脱位
（不常见）

内侧脱位
（非常罕见）

肘关节"恐怖三联症"手术
治疗术后片：桡骨头置换和
喙突骨折切开复位内固定术

肘关节脱位的复位

检查者抓住患者患侧腕部，牵拉前臂，使肘关节尽可能伸直，由助手提供对抗牵引力。检查者的另一只手放在肘上，给前臂近端向下的力，使得喙突从鹰嘴窝中脱出，同时纠正内侧或外侧偏斜

在保持牵引和反向牵引的同时屈曲肘关节，复位成功后通常能听到或感受到轻微的弹响。然后，测试肘关节的活动范围。一些情况下肘关节的复位不需要麻醉，但是对于某些患者，复位需要腋路臂丛神经阻滞、静脉麻醉甚至全身麻醉。同样的步骤适用于肘关节的外脱位、内脱位或分开性脱位的复位，只需要相应改变复位时力的方向

十五、肘关节脱位（续）

肘关节脱位的复位

肘关节后脱位需在远端牵引下复位。助手握住肱骨近端，术者通过轴向牵引前臂，旋后位握住前臂，然后轻柔地屈曲肘关节以使肱骨复位回到鹰嘴窝内。如果肘关节脱位后立即复位，可能无须使肌肉完全松弛；如果治疗延后，需要使用清醒镇静、腋路阻滞或全身麻醉以诱导肌肉完全松弛。复位后应摄片检查以确定肘关节为同心匹配。在复位前后均应检查肢体远端的血管神经状态，复位过程中其任何改变或异常均提示神经血管缺陷，如若出现均应迅速处理以预防远期的功能缺陷。初始复位完成后，术者应全范围活动肘关节以评估其稳定性并检查关节有无骨擦音，如有明显的骨擦音则提示关节内有游离骨折片。如果在全范围活动时均保持稳定，可用肘后支具将其制动在屈肘90°位置。肘部支具固定后应频繁检查肢体的血管神经状态以避免肘关节功能缺陷的进行性发展。大部分孤立的肘关节脱位的治疗采用支具制动一小段时间（1~2周）后即可开始行活动度练习。最初的练习应较轻柔，但应在症状允许的情况下尽可能地主动

练习。医师对于复位后关节稳定程度的评估有助于决定允许活动的范围及开始锻炼计划的时机。肘关节脱位导致的远期并发症较少，到目前为止较为常见的并发症是残存的关节僵硬，尤其是伸直丢失。虽然总是会存在一定程度的关节僵硬，但早期主动活动练习会将这个问题降至最低。患者的年龄越大，则开始主动肘关节活动的时机应该越早。肘关节脱位的另一个并发症是骨化性肌炎，这是由关节脱位时的肌肉损伤造成的。在一些严重

损伤的病例中骨化性肌炎更容易进行性发展，如那些高能量损伤或合并骨折者，抑或是治疗时机延后者。在脱位合并肌肉损伤的病例中早期被动活动锻炼不被推荐，因为额外的肌肉拉伸会参与到肌炎的进展过程中。单独的肘关节脱位之后的复发性脱位非常少见，目前认为是由广泛的侧副韧带损伤（内侧副韧带和外侧副韧带）或隐匿性骨折造成的，在这种情况下，手术修复或重建侧副韧带是非常有必要的。

十六、儿童损伤

儿童的肘关节骨折较成人更为常见，因儿童骨折的愈合及重塑型潜力，其治疗方式与成人大不相同。隐匿性骨折更常发生于儿童，某种程度上是由于其受损的骨质未完全骨化所致。在平片上检查未骨化骨折是很困难的，且肘部区域骨骺的骨化很晚。与未受损侧肘关节平片对比观察有助于鉴别微小的骨折线及移位的骨折片。对于有摔伤或损伤病史且表现为肘部触痛且平片上出现脂肪垫征的儿童，应按隐匿性骨折来处理，并应用支具或石膏制动肘关节至少3周。如若平片上清晰地显现出假定骨折部位的新的骨痂，这时即可做出诊断。

（一）肱骨髁上骨折

肱骨髁上骨折是常见的肘部骨折，儿童和青少年较成人常见。骨折通常涉及肱骨冠突窝、鹰嘴窝，骨折线角从前面的远端指向后面最接近的位置。在成人中，肱骨髁上骨折通常不局限于肱骨远端，在儿童中，有时延伸至肘关节。肱骨髁上骨折常由于肘关节伸展落下，最常见的为伸直型骨折，只有5%~10%为屈曲型骨折。伸直型又分为未移位型（Ⅰ型）、部分移位型（Ⅱ型）、完全移位型（Ⅲ型）。对于任何骨折的评估，仔细地评估神经血管的地位是很重要的，而在肱骨髁上骨折中显得尤为重要。因为骨折处邻近肱动脉及正中神经。这类骨折可能引起神经或血管损伤和Volkmann缺血性挛缩。神经血管损伤会伴有严重肿胀。复位前，伸直固定防止动脉血管因屈曲损伤。急诊时，探查血管神经损伤极为重要。观察移位骨块是否有压迫血管神经，一旦发生，需尽早处理，应在麻醉下进行。屈曲损伤复位时，沿着前臂纵轴线轻轻牵拉肱骨，直到恢复原有长度，而后矫正内外侧成角。而对于伸展型损伤，则需要屈肘关节超过90°，以获得更大的稳定性。屈曲角度增加，后骨膜的肱三头肌腱膜在

肱骨髁上骨折

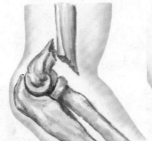

伸直型：远折端后移位（最常见）

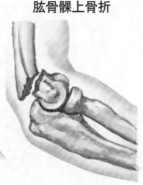

屈曲型：远折端前移位（不常见）

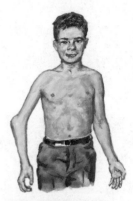

畸形愈合导致的反向提携角的肘内翻畸形是常见的并发症

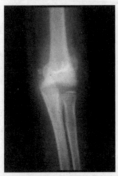 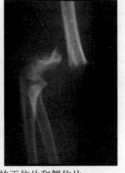

移位性肱骨髁上骨折的正位片和侧位片

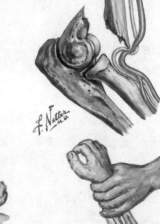

骨折引起的肱动脉和正中神经损伤会导致前臂缺血性肌挛缩

患者全身麻醉后，沿前臂纵轴牵引，同侧腋窝部向上做反牵引。矫正尺侧或桡侧移位后使肘关节屈曲超过90°后可复位

稳定性中扮演重要角色，在稳定骨折中，可以于该处石膏固定4~6周。复位评估，矢状面位移与内侧成角同等重要。如果骨折愈合向内外侧倾斜，则形成内外翻畸形。复位后内翻角、外翻角是很好的诊断标准。

如果复位不满意或血运不佳，应行骨折切开复位固定，Ⅲ型骨折和大部分Ⅱ型骨折需要固定，用2~3根克氏针固定。开放复位时通常在肱骨远端外侧入路，骨折严重的并发症为提携角的改变、肘内翻，虽不影响肘关节的伸屈活动，但影响外观及患者心理，通常不治疗，即使是重度畸形。

血管神经损伤不常见，相关神经为正中神经、尺神经、桡神经，血管损伤属于破坏性改变，可能引起缺血性坏死。无论是复位还是切开固定都应注意。最后所有肘关节损伤都会造成活动强度减弱。

在任何骨折的评价过程中，血管神经状态详细的评估是非常必要的，对于肱骨髁上骨折，这种评估显得尤为重要，因为近侧骨折片的远端尖刺紧邻肱动脉及正中神经。这种类型的损伤会导致神经或血管损伤及Volkmann缺血性挛缩。骨折端的尖刺会导致血管神经的直接损伤，损伤

十六、儿童损伤（续）

所伴随的严重肿胀也会导致血管神经功能受损。

复位前，应使用支具将骨折的肘关节置于伸直位以避免屈曲时远端骨折片损害动脉循环。如在急诊室评估损伤，应予仔细检查并监护肢体的血管神经状态。处理的第一个焦点应放在复位移位的骨折片上以减轻任何存在的血管神经的受压。肱骨髁上骨折发生后应尽快进行复位，尤其推荐在患者清醒镇静或全身麻醉下进行。进行闭合复位时应轴向牵引前臂直至肱骨恢复到全长。内外侧成角畸形应予校正，对于伸直型损伤肘关节应屈曲大于90°以增加额外的稳定性。当肘关节极度屈曲时，后侧的骨膜和肱三头肌腱膜会起到铰链的作用并维持骨折片的复位。对于更稳定的骨折（部分Ⅱ型骨折），这个姿势足够安全并足以允许骨折愈合，可单独用石膏支具或长臂石膏固定4~6周以预防骨折的再发移位。

在评估是否到达复位时，矢状面移位的重要性不如内外侧成角移位重要。如果远端骨折片向内或外愈合，则会导致明显的畸形即肘内翻或肘外翻。复位后内外翻成角的诊断应在前后位平片或肘关节Jones位片上进行，Jones位会发现两个骨折片的骨皮质是接触不全的。

如果骨折复位的充分程度或肢体的血供尚存争议，则骨折的治疗应在图像增强监视下使用经皮克氏针固定或行切开复位内固定术。Ⅲ型骨折和许多Ⅱ型骨折需要克氏针固定以获得稳定。可在图像增强监视下行骨折闭合复位并经皮置入2~3枚克氏针。常使用肱骨远端外侧入路进行切开复位，可以使用交叉克氏针（内侧针或外侧针）或分散克氏针（全部为外侧针）固定，但置入内侧针时应注意避免损伤尺神经。内固定后可将肘关节用支具固定于任意屈曲角度以避免损害肱动脉的功能。很少需要行血管探查或修复，但如果骨折复位或内固定手术后出现无脉、肢体灌注时不足则适用。

儿童肘关节损伤

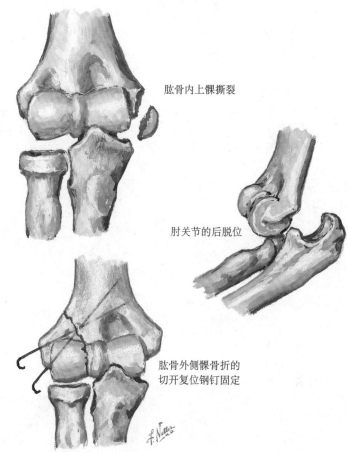

肱骨内上髁撕裂

肘关节的后脱位

肱骨外侧髁骨折的切开复位钢钉固定

非常严重的骨折的主要远期并发症是肘提携角的改变，主要是由于治疗时骨折的不全复位或复位丢失导致的肘内翻，肘正常提携角（10°~20°外翻）变小或为负角。尽管肘部形态异常，但功能损害常不典型，即使合并非常严重的内翻畸形。常使用闭合或切开复位经皮克氏针固定不稳定性骨折（Ⅱ型和Ⅲ型）以预防内翻畸形。导致显著功能丢失或美容畸形的成角畸形愈合最好在原始骨折端处进行矫正性截骨术。需要钢板螺钉或髓内针来保持矫正性截骨术后的肢体对线。截骨后常常需要行松质骨移植以确保骨折愈合。神经损伤虽然不常见，但确有发生并可累及正中神经、桡神经或尺神经，其中以正中神经损伤最为常见。血管损伤是一种毁灭性的并发症，因其可最终导致因未受注意的骨筋膜室综合征形成的Volkmann缺血性挛缩。无论使用何种复位和固定方法，对于使用支具或石膏固定肢体仍应予以足够的重视，如注意充足的血

供和稳定的神经检查。由于损伤导致的血管麻痹，肢体远端的脉搏很多时候不易触及，如果远端灌注和毛细血管充盈仍为正常且无筋膜室综合征的证据，那么肢体看起来仍是安全的。最后，所有的肘部骨折都会潜在地导致活动度下降和关节僵硬。

（二）外侧髁骨折

外侧髁骨折是儿童肘部损伤中第二常见的骨折。通常来说，其发生是由其附着点处伸肌的撕脱伤造成的。如果没有很好地复位及安全地固定，这类骨折易于导致显著的远期并发症，包括不愈合、肘外翻和迟发性尺神经病变。肱骨外侧生长停滞会导致关节进行性的外翻畸形，然后会导致其终身尺神经麻痹。无移位的外侧髁骨折可通过石膏制动进行治疗。尽管如此，由于骨折迟发性移位的显著的高发生率，患者在伤后最初的2周内必须接受频繁的放射学检查进行监测。移位骨折则需要行切开复位克氏针或

十六、儿童损伤（续）

螺钉固定以维持满意的复位并避免畸形和损伤相关的神经系统并发症。

（三）内侧髁骨折

这种损伤是儿童肘部损伤中第三常见的肘部骨折，是由外翻应力作用于肘部导致屈肌-旋前肌收缩而造成内侧髁的撕脱伤所致。这类骨折常与肘关节前脱位或后脱位相关。脱位导致强韧的尺侧副韧带连同内上髁骨折片从肱骨上撕脱。在复位脱位的过程中，这种撕脱骨折片会卡进肘关节腔内，如未进入关节，这种骨折片则会轻微移位或在肱骨远端前侧旋转移位超过1cm。显著移位的骨折片有时可在肘关节内侧面轻易触及或自由移动。

无移位或轻微移位的骨折通过夹板或石膏制动即可获得良好愈合。肘关节脱位导致的移位嵌入关节内的骨折常常需行切开复位以重建关节的匹配性和稳定性。位于关节外面的显著移位的骨折不能愈合，一些医师推荐行切开复位内固定手术治疗。尽管如此，即使骨折愈合失败也很少出现远期并发症。

（四）桡骨头或桡骨颈骨折

摔倒时手掌伸直着地，桡骨头或桡骨颈会撞击肱骨小头而骨折，尤其是有外翻应力作用于伸直位的肘关节时。这类骨折常常以Salter Ⅱ型骨折的方式经过近侧骨骺延伸到桡骨颈。桡骨头骨折片常发生显著的成角，如果成角大于30°，则应行闭合手法复位。通过手指按压成角的桡骨头同时间断地旋前及旋后前臂以获得复位。尽管闭合复位已足够适用于大部分骨折，但严重移位或成角的桡骨头骨折仍需经皮或切开复位内固定。完全移位的骨折片应予复位并固定于原位。对于生长发育中的儿童，绝对不允许切除桡骨头，因为这会导致肘关节功能的严重丢失。

（五）肘关节脱位

这种幼年时期损伤在幼儿中很少

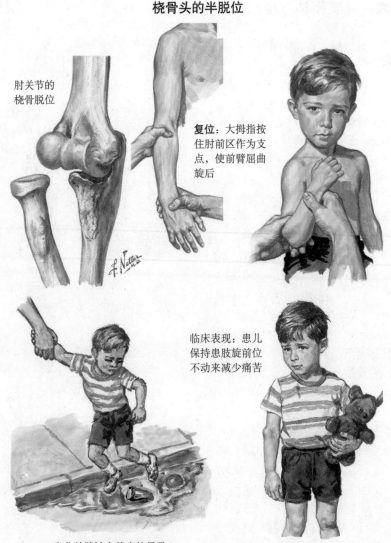

桡骨头的半脱位

肘关节的桡骨脱位

复位：大拇指按住肘前区作为支点，使前臂屈曲旋后

临床表现：患儿保持患肢旋前位不动来减少痛苦

患儿前臂被突然牵拉导致

发生，而更多地见于13~15岁男孩，且常与运动损伤有关。幼儿或新生儿显著的肘关节脱位应将更多的关注点放在因儿童虐待而导致的肱骨远端经骨骺的骨折。这个年龄段的患者因肱骨远端的骨化尚未完全，所以在平片上这类骨折很可能与脱位相混淆。同成人一样，大部分儿童的肘关节脱位为后脱位，且常合并肘部的撕脱骨折，尤其是内侧髁的撕脱骨折。在良好的麻醉下，大部分肘关节脱位可轻易复位，复位后采用夹板固定。对于稳定的孤立损伤，其治疗与成人类似。

（六）桡骨头半脱位

这类损伤也被称为保姆肘，为年龄小于5岁的儿童中最常见的肘部损伤，是由肢体受到轴向的牵拉造成的。环状韧带移向近端并嵌入尺桡骨之间导致桡骨头的半脱位。临床症状非常典型：患肢悬靠且患儿拒绝使用患肢，前臂旋前，任何试图屈肘或前臂旋后的动作均可诱发显著的疼痛。平片显示肘关节诸骨无明显异常。体格检查时常常在桡骨头区有明显压痛。在大部分患者中，完全旋后前臂并按压桡骨头，然后屈曲肘关节即可获得复位。尽管会导致瞬间的剧烈疼痛，但旋后动作可使桡骨头滑回其正常位置，并常常在环状韧带滑回到桡骨颈周围时可听到弹响声。复位后疼痛会立即缓解，且短时间之内患儿即开始使用患肘。如果闭合复位成功则没有必要进行制动。医师应向患儿父母解释半脱位的原因并告知他们避免对肢体进行轴向牵引。复发性半脱位很少发生。

十七、骨折的并发症

骨折和脱位处理的主要目的是尽可能避免并发症发生。骨折治疗的原则可指导医师复位骨折、应用石膏/夹板或内外固定装置以制动并使骨折自然愈合。各种各样的并发症，无论是创伤本身还是治疗带来的结果，都可能会产生严重和永恒的问题。急性并发症如神经血管损伤、成人呼吸窘迫综合征及感染常为创伤本身所引起。并发症也会产生于骨折愈合过程中并导致不可修复的功能丢失。慢性并发症包括骨折愈合失败、畸形、骨性关节炎、关节僵硬、内置物失败及交感神经反射营养障碍。

（一）血管神经损伤

骨折片移位或关节脱位常导致临近血管神经的压迫或撕裂伤。重要的血管神经结构（如臂丛神经）位于肢体深部邻近骨骼，以防受损害。骨折或脱位导致神经或血管易于因锋利的骨折片导致的损伤或因嵌入骨折部位而受到损伤。在肢体受到损伤后，必须通过仔细地检查以识别并处理血管神经并发症。一些并发症在早期阶段可能不明显，但到伤后24~48小时则显现出来。这两个阶段的复查及监测都是必要的。同时，环状包扎的敷料及石膏需置于原位。积极的（有时是过激的）治疗对于重建功能和预防功能的永恒丢失是很有必要的。

1.桡神经麻痹

桡神经损害在肱骨干骨折中较为常见（专题2-19和专题2-32）。桡神经位于肱骨干螺旋状的桡神经沟中，很容易被骨折片扎伤或卡压于骨折部位。闭合复位过程中对骨折部位激进的操作也可导致桡神经卡压。垂腕是这类损伤常见的远期结果。

2.肘关节血管神经损伤

合并血管神经损伤中最常见的骨肌系统损伤为儿童肱骨髁上骨折。在大多数伸直型骨折中，肱骨干向前移位，撞击肘前部重要的血管神经结构。正中神经、桡神经和尺神经容易在这种移位的骨折中受损（正中神经常常受损），在受伤或闭合复位时，可造成肱动脉撕裂或嵌入骨折端。必须仔细评估远端的血管神经功能且在复位时应小心轻柔。

（二）关节僵硬

如果对骨折或脱位进行有效的制动，尤其是长期制动，会导致关节僵硬，这会导致比损伤本身还严重的问题。制动时间持续超过数周即可导致关节囊瘢痕化和肌肉挛缩，而且会损害关节软骨的营养。长期制动会导致粘连发展并经过关节面，即使是未直接受损的关节。此外，长期制动会导致损伤部位周围肌肉的明显萎缩。功能锻炼以期重获活动度是一个长期、困难的过程，甚至无法完全恢复全部功能。

多数治疗方案，无论是非手术还是手术，通常推荐在康复早期即开始活动度练习以避免关节僵硬的发展。对于非手术治疗，可使用功能支具来充分制动损伤部位并允许活动度练习。例如，传统的石膏固定肱骨干骨折需要肩部的人字形石膏来固定肩肘关节。这种对关节8~10周的固定会导致显著的关节功能丢失。相反，功能支具则允许肩肘关节活动，并能给骨折愈合提供足够的支持。在伤后10~14天原始肿胀消退后即可开始使用功能支具。这种支具可调，并且可以系紧，从而可为手臂提供坚强的支持并维持骨折可接受的对线。在伤后的早期阶段，通过保守疗法不能维持稳定复位的骨折或脱位则需行切开复位内固定。外科的稳定允许活动度练习而无须担心复位的丢失。

一旦关节僵硬发生，活动度的重建则需要长期的康复计划。在患者通过轻柔的被动活动度练习而重获关节活动后，即可开始主动训练以加强萎缩的肌肉。当加强且长期的康复锻炼仍对固定的挛缩无效时，外科松解软组织作为最后的手段则很有必要。在肘关节，这包括松解或切除挛缩和增厚的关节囊。

神经血管损伤

肱动脉
正中神经

肱骨干骨折带有螺旋沟内桡动脉的卡顿损伤

肘部损伤种类多样，从单纯的非移位骨折到严重的有移位伴有肱动脉和（或）正中神经损伤的髁上骨折不等。损伤的肘部通常于所在部位用夹板固定。用带垫钢丝夹板固定成手臂的形状，再用绷带加固

关节僵硬

对前臂尺骨、桡骨骨折进行切开复位内固定术，能早期进行肌肉活动，从而减少关节僵硬发生的概率

肱骨干骨折可用功能性支具固定10~14天。支具提供适合骨折愈合的适当支持，同时不影响肩关节、肘关节、腕关节和手指的活动

切开和关节镜下肘关节清创术影像

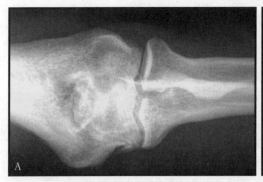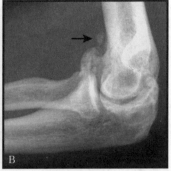

术前：肘关节炎的前后位像（A）和侧位像（B）显示骨赘形成和游离体（箭头）

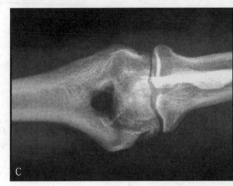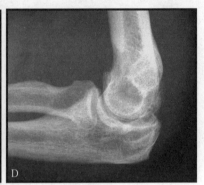

术后：行切开肘关节清创术后的前后位像（C）和侧位像（D）显示骨赘及游离体已清除

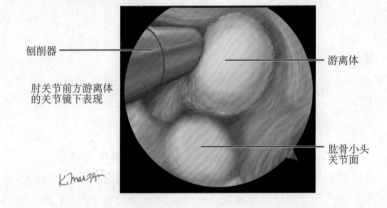

刨削器

肘关节前方游离体的关节镜下表现

游离体

肱骨小头关节面

十八、关节炎

不同于髋膝关节，原发性肘关节炎非常少见；关节置换术的必要性对于肘关节来说要远少于髋关节、膝关节和肩关节。肘关节炎常发生于肘关节反复负荷的患者，如重体力劳动者和运动员。肘关节炎常发生于男性患者的优势侧肢体。其典型症状为疼痛和活动范围的丢失。由于骨赘增生导致的撞击样疼痛常发生于运动的终末范围，尤其是伸展活动终止时。肘关节中间活动范围的疼痛相对少见，但随着关节软骨严重缺损却可能进行性加重。

其他常见的导致肘关节炎的原因包括炎症性疾病和创伤，炎症性疾病较为常见的是类风湿关节炎，创伤性肘关节炎则多发生于关节内骨折之后。肘关节是类风湿关节炎易于累及的部位，但治疗此疾病的药理学进展导致关节炎的进程和症状减轻许多。尽管植入物的改进在外科治疗肘部关节内骨折时给予了很大的帮助，但是创伤后关节炎仍时有发生。

包括运动调整、关节活动度练习、支具及其他支撑装置的使用、关节内注射可的松、非甾体抗炎药物或改善风湿性疾病类药物的使用在内的

非手术疗法仍是治疗肘关节炎的初步治疗方法。

肘关节炎的初步手术治疗包括切开或关节镜下清理术（专题2-33），其目的主要是减轻疼痛和提高关节活动度，手术包括去除游离体、骨赘的切除、关节囊的松解或切除及滑膜切除术。关节镜下清理术的术后康复时间要相对短一些，但此技术往往合并有潜在的血管神经损伤的风险，对于既往曾接受过初次肘关节手术的患者，由于其正常解剖结构的紊乱，这种风险额外地增高。对于骨

性关节炎患者，骨赘往往位于尺骨鹰嘴尖端、鹰嘴窝、冠突尖端和冠突窝。这些骨刺可导致运动终末段的撞击样疼痛，去除骨刺则有助于减轻此类症状。对于类风湿关节炎患者，滑膜炎是导致疼痛和活动受限的常见原因，因此外科全滑膜切除术有助于改善症状，并可预防进一步的关节软骨和骨的损伤。对于合并严重肘关节活动度丢失的肘关节炎患者，其往往合并有进行性尺神经损伤的症状，因此进行清理术的同时行尺神经松解和前置术是非常必要的。

肘关节置换术的选择

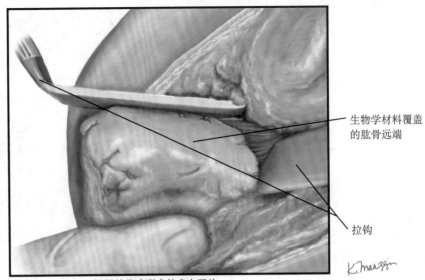

生物学材料覆盖
的肱骨远端

拉钩

间置关节成形术的术中照片

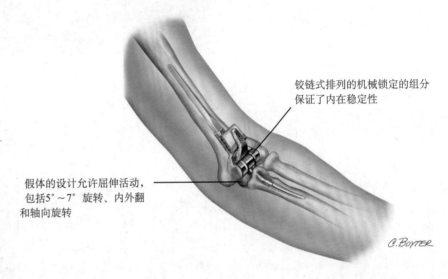

铰链式排列的机械锁定的组分
保证了内在稳定性

假体的设计允许屈伸活动，
包括5°~7°旋转、内外翻
和轴向旋转

十八、关节炎（续）

　　尽管清理术能够提供显著的疗效，但对于晚期关节炎患者无明显益处，因为随着关节炎的进展，清创术的效果逐渐消失。对于这部分患者，手术的目的是重建病变的肘关节，较为常用的方法是全肘关节置换术，但偶尔也采用一些其他手术技术，包括间置关节成形术、截骨关节成形术和关节固定术。考虑到全肘关节置换术对于患有严重关节炎的年轻患者过于激进，间置关节置换术可作为此类患者的一种选择。手术过程包括应用一种生物材料（如自体筋膜瓣、同种异体真皮）覆盖病变的关节面来改善疼痛和关节活动度（专题2-34）。目前，截骨关节成形术很少作为关节炎的首选治疗，因为尽管会发生骨性强直，但是进行此项操作后仍然会导致肘关节不稳定和功能障碍。截骨关节成形术优先考虑作为初次手术失败或难治性感染的补救措施。关节固定术目前很少应用，因为对合理的上

肢功能来说，将关节融合于某个单一位置是非常困难的。关节固定术一般作为感染病例的补救措施而很少作为年轻重体力劳动者的选择，因为此类患者对肘关节置换术往往期望值过高。

　　严重的无功能性的关节炎最好采用全肘关节置换术来治疗。全肘关节置换术通过塑料或金属假体替代病变的关节面，从而重建关节活动度并减轻疼痛。典型的植入物分为带柄的金属肱骨假体和带柄的尺骨假体，通过高分子聚乙烯负重面连接起来行肱尺关节置换（专题2-34）。连接型和非连接型假体设计都是可用的。连接

型假体通过负重面将肱骨组件和尺骨组件直接连接起来，适用于严重骨质破坏和（或）韧带缺损或不稳定的患者。根据假体是否出现"边对边"松弛（侧方松弛），铰链的机制可分为限制型和半限制型。现代铰链设计通过半限制型连接允许一定程度的"边对边"（侧方）松弛，从而减少通过假体的应力以降低假体松动率（专题2-35）。非铰链型假体因肱骨端和尺骨端无直接连接，因此需要充裕的残余骨量和完整或重建的侧副韧带（专题2-35）。如果没有功能性的侧副韧带存在，假体会因为不稳定而失效。

全肘关节置换术的影像

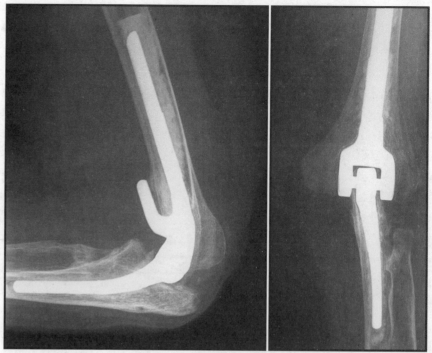

半限制型铰链式全肘关节置换术用于一位风湿性关节炎患者。肱骨和尺骨部件通过铰链机制连接在一起并提供了假体的稳定性

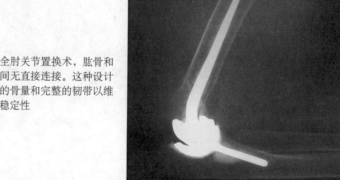

非连接型全肘关节置换术，肱骨和尺骨部件间无直接连接。这种设计需要充足的骨量和完整的韧带以维持假体的稳定性

十八、关节炎 *（续）*

随着假体使用时间的延长，全肘关节置换术最常见的并发症及最值得关注的问题是假体松动而导致的不稳定。假体生存率的变化取决于潜在关节炎的病因，类风湿关节炎患者15年假体生存率高达94%，而在创伤人群中则低至70%。这种差别部分与年龄和运动水平有关，与风湿性关节炎患者相比，创伤性关节炎行全肘关节置换术的患者要相对年轻和（或）有更高的活动性。

肱桡关节的关节炎同样需要关节置换来处理，行单纯肱桡关节置换或联合全肘关节置换均可。肱桡关节炎常常通过桡骨小头切除或置换术来解决（专题2-25）。然而，单纯的桡骨小头切除仅能减轻疼痛，随着时间的延长，由于下尺桡关节和骨间膜功能不全可能会导致桡骨干向近端移位。桡骨向近端移位会导致疼痛和功能障碍，尤其是行旋前-旋后动作时。这些并发症可通过桡骨小头置换术来避免。传统的植入物是用硅树酯制作，但由于硅树酯带来的高并发症率，尤其是其磨损颗粒产生的严重炎症反应，因此这种材料多被金属假体所取代。

肘管综合征：受压部位

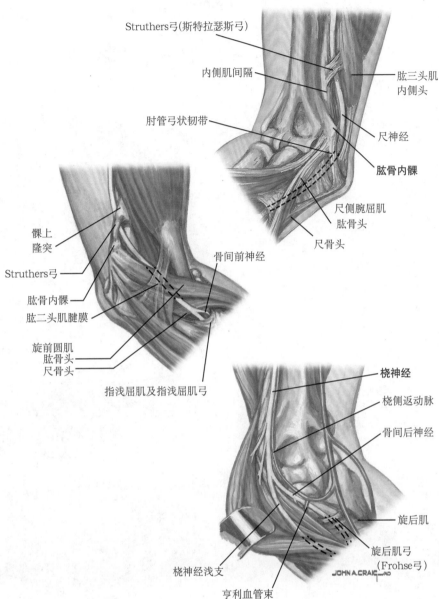

Struthers弓(斯特拉瑟斯弓)

内侧肌间隔

肘管弓状韧带

髁上
隆突

Struthers弓

肱骨内髁

肱二头肌腱膜

旋前圆肌
肱骨头
尺骨头

指浅屈肌及指浅屈肌弓

骨间前神经

肱三头肌
内侧头

尺神经

肱骨内髁

尺侧腕屈肌
肱骨头

尺骨头

桡神经

桡侧返动脉

骨间后神经

旋后肌

旋后肌弓
(Frohse弓)

桡神经浅支

亨利血管束

JOHN A.CRAIG─AD

十九、肘管综合征

肘管综合征是仅次于腕管综合征的常见的周围神经挤压综合征，其症状与尺神经在肘关节或其周围受压有关。肘管是一个筋膜鞘，其内有尺神经在肱骨内髁后方通过。神经压迫可发生于肘管内或肘管远近端处，如内侧肌间隔、斯特拉瑟斯弓（Struthers弓）、尺侧腕伸肌筋膜、深层的屈肌-旋前肌腱膜。尺神经半脱位可导致与神经压迫相似的症状。其他导致肘关节周围尺神经症状的原因包括既往手术后的粘连、异常出现的肌肉（滑车上的肘后肌）、肿瘤、肱三头肌内侧头弹响、关节炎导致的骨性改变、既往骨折或异位骨化及解剖性畸形，如肘内翻或肘外翻。Struthers弓是位于肱骨内髁近端约8cm处的一个腱膜束，起于肱三头肌内侧头，止于内侧肌间隔。Struthers弓如果存在，尺神经往往在上臂远端经其下面从前侧肌间隔进入后侧肌间隔。当进行尺神经前移而未松解此束带时，Struthers弓往往会成为一个卡压之处。

肘管综合征的症状包括肘内侧半疼痛、手掌尺侧和尺侧1.5个手指的麻木。Tinel试验阳性会重现肘内侧尺神经走行区的麻木。Tinel征的部位有助于定位神经卡压的具体部位。直接压迫导致肘管内神经压力升高而加重症状，因此屈肘可导致牵张相关性神经变形而使症状加重。屈肘同样可解释神经不稳定的证据，因为当屈肘时尺神经会明显地向肱骨内上髁前面脱位或半脱位，从而导致弹响和触击样感觉。肱三头肌内侧头弹响同样在全范围活动肘关节时产生触击样感觉，需加以鉴别。在慢性或严重卡压的患者中可出现运动系统的改变，包括无力和手内在肌的萎缩。当出现肘管综合征的症状时，上肢肌电图检查可用来作为确定病变部位并显示神经损害的程度。尽管相对少见，但尺神经的卡压可发生于近端颈椎或臂丛，也可发生于前臂远端、腕部和手部。

肘管综合征

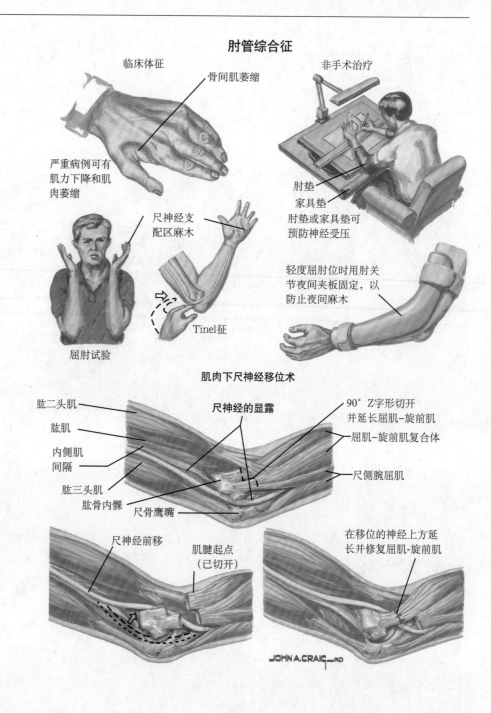

临床体征

骨间肌萎缩

严重病例可有肌力下降和肌肉萎缩

尺神经支配区麻木

屈肘试验

Tinel征

非手术治疗

肘垫
家具垫
肘垫或家具垫可预防神经受压

轻度屈肘位时用肘关节夜间夹板固定，以防止夜间麻木

肌肉下尺神经移位术

肱二头肌
肱肌
内侧肌间隔
肱三头肌
肱骨内髁
尺骨鹰嘴

尺神经的显露

90° Z字形切开并延长屈肌-旋前肌
屈肌-旋前肌复合体
尺侧腕屈肌

尺神经前移
肌腱起点（已切开）

在移位的神经上方延长并修复屈肌-旋前肌

JOHN A. CRAIG—MD

十九、肘管综合征（续）

非手术治疗适用于轻度肘管综合征的初始治疗，包括运动调整、夹板疗法以减轻神经压力，如避免长期反复的屈肘活动，夜间利用夹板将肘关节固定于相对伸直位，白天佩戴肘部护具以减轻神经压力。包括尺神经的原位减压术或尺神经移位术在内的手术疗法适用于保守治疗失败时。原

位减压术适用于轻症病例，而移位术常用于重症病例或出现尺神经不稳定者。进行尺神经移位术时，除了松解肘管，肘管远近端所有可能导致神经卡压的部位均应进行减压。这包括松解Struthers弓、切除内侧肌间隔、松解尺侧腕屈肌和指浅屈肌筋膜。皮下或肌肉下尺神经移位术是将尺神经置于肱骨内上髁前面以行神经

减压。其中，皮下神经移位术更为常见，这项技术是通过疏松浅筋膜束将神经稳定于前侧。肌肉下神经移位术适用于翻修手术的病例或过于瘦弱无明显皮下脂肪者。在这项技术中常分离屈肌-旋前肌起点，从而允许贴近正中神经前置尺神经，神经前置完毕后缝合修复屈肌-旋前肌起点。

二十、肘部肌肌腱韧带紊乱

（一）肱骨外上髁炎（网球肘）

肱骨外上髁炎，或称为网球肘，是由伸肌总腱起点的退变性改变或肌腱变性引起的。最常累及的肌腱是桡侧腕短伸肌（ECRB），其他伸肌的肌腱也可受累。这种情况并不经常发生于肱骨外上髁，而是发生于肌腱起点的远端。相比较而言，病变过程是一个退变过程而非炎症过程。因此，"肌腱变性"这个词要比"肱骨外上髁炎"描述的更为贴切。此病常发生于30~60岁患者，症状包括慢性肘外侧疼痛，并且当伸腕和（或）前臂旋前时加重，尤其是反复进行上述活动时加重。肘部体检时可发现触诊肱骨外上髁远端后方即桡侧腕短伸肌（ERCB）和伸肌总腱起点处时压痛（专题2-38）。抗阻伸腕和（或）抗阻伸中指时可导致疼痛加重（单独ERCB）。

非手术治疗包括运动调整、应用非甾体抗炎药物、可的松注射、物理疗法和夹板疗法以减轻症状。治疗的关键在于加强和拉伸受累的肌肉。夹板疗法包括应用腕部夹板将伸肌肌腱固定于休息位和升降活动时通过吊带减轻变性肌腱的负荷。可的松注射可取得一定益处，但如若过于频繁则可导致组织萎缩，甚至导致总伸肌或外侧副韧带起点处断裂。非手术方法失败者可采用手术治疗，对变性肌腱区行切除术以去除退变的组织。在许多情况下，这一过程可通过关节镜技术完成。

（二）肱骨内上髁炎（高尔夫球手肘）

肱骨内上髁炎，或称为高尔夫球手肘，是由于屈肌-旋前肌聚合体起点处的退变性改变或肌腱变性引起的。旋前圆肌和尺侧腕屈肌肌腱是最常受累的肌腱。类似于肱骨外上髁炎，相比于肱骨内上髁，此病更易累

肱骨上髁炎和尺骨鹰嘴滑囊炎

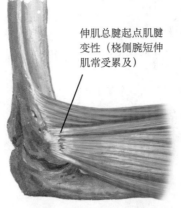

伸肌总腱起点肌腱变性（桡侧腕短伸肌常受累及）

肱骨外上髁炎（网球肘）

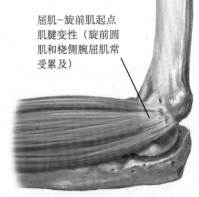

屈肌-旋前肌起点肌腱变性（旋前圆肌和桡侧腕屈肌常受累及）

肱骨内上髁炎（高尔夫球手肘）

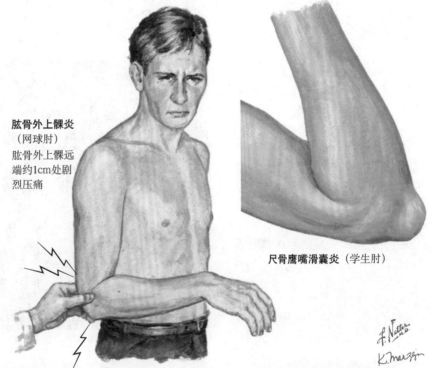

肱骨外上髁炎（网球肘）
肱骨外上髁远端约1cm处剧烈压痛

尺骨鹰嘴滑囊炎（学生肘）

及肌腱起点，病变过程更似退变性过程而非炎症性过程。因此，"肌腱变性"这个词要比"肱骨内上髁炎"描述的更为贴切。症状包括慢性肘内侧疼痛，并且当屈腕和（或）前臂旋前时加重。肘部体检时可发现触诊肱骨内髁远端前方即屈肌-旋前肌聚合体起点处时有压痛，屈腕抗阻和（或）前臂旋前时疼痛加重。必须注意要将肱骨内上髁炎的症状与肘管来源的症状相鉴别，因为有时这两种疾病会同时发生。采用与肱骨外上髁炎相似的方法来治疗肱骨内上髁炎，当合并肘管综合征症状行外科干预时应注意解决尺神经的问题。

（三）尺骨鹰嘴滑囊炎

尺骨鹰嘴滑囊是常见的发生滑囊炎的部位，因为其位置比较表浅，且当倚时时此滑囊内压力有增高的趋势。尺骨鹰嘴滑囊炎可由直接撞击、加重该部位炎症的反复活动、炎症过程如痛风或风湿性关节炎或感染等发展而来。化脓性尺骨鹰嘴滑囊炎可因直接播散或无菌性尺骨鹰嘴滑囊炎治疗的继发性并发症而形成。尺骨鹰嘴突部位的疼痛和肿胀是常见的临床表现，当有明显的液体聚集时触诊可有明显的波动感。感染导致的令人头痛的症状包括皮温升高、红斑、剧烈疼痛或伤口处的脓性渗出。

肱二头肌肌腱及肱三头肌肌腱断裂

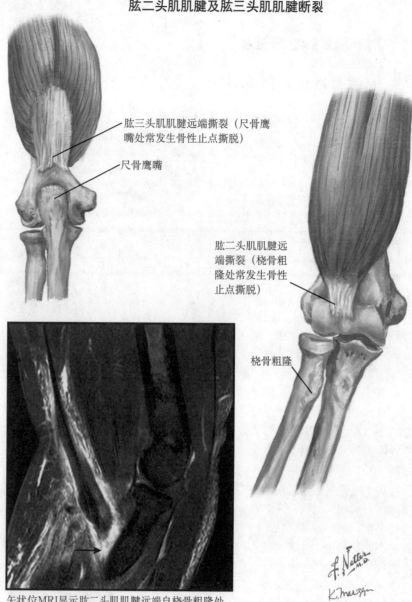

肱三头肌肌腱远端撕裂（尺骨鹰嘴处常发生骨性止点撕脱）

尺骨鹰嘴

肱二头肌肌腱远端撕裂（桡骨粗隆处常发生骨性止点撕脱）

桡骨粗隆

矢状位MRI显示肱二头肌肌腱远端自桡骨粗隆处断裂（黑色箭头）

二十、肘部肌肌腱韧带紊乱（续）

轻症无菌性尺骨鹰嘴滑囊炎可通过运动调整疗法来处理，目的是避免局部的直接压力，同时选择性应用加压包扎法或临时固定以期远期保护。合并明显积液的病例应予以穿刺抽液，若怀疑感染，应将穿刺液送检行革兰氏染色、细菌培养、细胞计数检查。对于无菌性积液病例，可抽除积液后行可的松注射并加压包扎，伸肘位短期制动以避免再发积液。化脓性尺骨鹰嘴滑囊炎应给予抗生素治疗联合持续吸引术或外科引流术。偶尔，对一些炎症性疾病如痛风或风湿性关节炎患者，可行外科切除术切除慢性炎症性尺骨鹰嘴滑囊。尽管如此，行切除术时应考虑切口愈合的问题，因为会出现切口不愈合的风险。

（四）肱二头肌肌腱远端断裂

肱二头肌肌腱远端断裂相对少见，常发生于突然强力的抗阻屈肘运动时，多与肱二头肌肌腱远端退行性改变有关。其断裂好发于40~60岁男性患者，断裂部位多位于肌腱的桡骨粗隆止点处。患者常诉在他们肘关节受伤的瞬间有突然的弹响感，然后出现关节肿胀、瘀斑和外观畸形。如果肌腱断裂后向近端回缩，肘前窝可见明显缺损（专题2-39）。偶尔，因为肱二头肌肌腱膜仍连续，断裂的肌腱并不回缩，因此临床畸形并不明显。力量测试结果显示，肱二头肌肌腱完全断裂后，屈肘力丢失15%~30%，前臂旋后力丢失40%~50%。外科修复断裂的肌腱最好在伤后的最初数周内、肌腱无明显回缩前进行，可使用单切口或双切口技术行肌腱修复术。陈旧性损伤修复比较困难，因为肌腱瘢痕挛缩而很难拉回原止点。在这类病例中，可使用移

植物（如自体或异体半腱肌、异体跟腱）替代缺损区，但结果与急性一期修复术相比要差很多。保守治疗陈旧性损伤可取得不错的效果，重点在于物理锻炼以重建肌肉的力量和功能，但仍存在明显的旋后无力。

（五）肱三头肌肌腱远端断裂

肱三头肌肌腱远端断裂与肱二头肌肌腱远端断裂相比更为少见，且男女发病率相等。受伤机制多由突然强力的抗阻伸肘运动引起，断裂

多好发于肌腱的尺骨鹰嘴止点处。同肱二头肌肌腱远端断裂一样，其临床症状包括肿胀、瘀斑和外观畸形。断裂后的力量测试结果显示伸肘力量的丢失。与肱二头肌肌腱远端断裂相比，这类损伤更为细微，且往往需要进一步的影像学检查如磁共振检查来确诊。外科修复断裂的肌腱同样应在伤后的最初数周内、肌腱无明显回缩前进行。慢性患者同样需要使用移植物重建技术替代缺损，如同种异体跟腱移植。

肘内侧和肘后外侧旋转不稳定试验

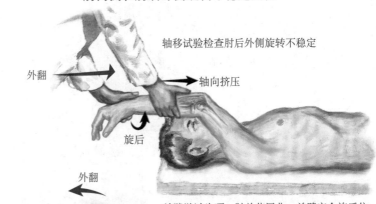

轴移试验检查肘后外侧旋转不稳定

外翻 → 轴向挤压

旋后

前臂举过头顶，肘关节屈曲，前臂完全旋后位，行轴移试验时握住患者的腕部和前臂，同时给予肘关节外翻和轴向挤压负荷，若肘关节保持此姿势逐渐伸直时，桡骨头会脱位或半脱位，屈肘和（或）前臂旋前则促使桡骨头回归解剖学位置

二十、肘部肌肌腱韧带紊乱（续）

（六）肘内侧不稳定

内侧/尺侧副韧带前束起于肱骨内上髁的中部，止于尺骨冠状突或高耸结节，是限制肘内翻应力的主要结构（专题2-6）。此韧带变薄或破坏会导致肘内侧不稳或外翻不稳。此病是一种典型的慢性过度劳累性损伤，如反复的过头活动或投掷运动。少见的个别病例，此韧带的损伤发生于外翻负荷，如摔倒时用手撑地。肘关节脱位时此韧带也可发生急性损伤。在慢性投掷性损伤患者中，发病多为沿着肘内侧出现的渐进性疼痛，并与加速期投掷动作有关，当外翻应力经过肘关节时疼痛最为显著。在此类损伤中，撕裂多典型地发生于韧带的中份或远端止点处。此病多发生于投掷运动员，相关的病理过程包括尺神经炎、后内侧尺骨鹰嘴处骨赘增生、游离体和肱骨小头剥脱性骨软骨炎。行外翻应力试验检查时，因为肌肉僵硬，检查清醒患者时很难引出外翻不稳，但患者多诉疼痛和（或）恐惧感。

最初的保守治疗包括休息和运动调整，之后进行渐进性康复和（或）计划性投掷训练。手术治疗适用于保守治疗无效者，包括应用自体移植物（如掌长肌）或异体移植物（如半腱肌）重建尺侧副韧带及治疗相关的任何病理过程，如尺神经减压术。对于少见的急性孤立性尺侧副韧带断裂的病例，应行外科手术修复撕裂的韧带。

（七）肘后外侧旋转不稳定

外侧副韧带复合体尺侧部或称外尺侧副韧带（LUCL）起于肱骨外上髁前下部，止于尺骨的旋后肌嵴（专

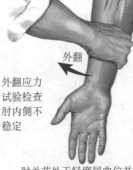

外翻

外翻应力试验检查肘内侧不稳定

肘关节处于轻度屈曲位并同时给予外翻应力，若肘内侧出现客观的增宽和（或）患者诉疼痛或恐惧时即提示不稳定

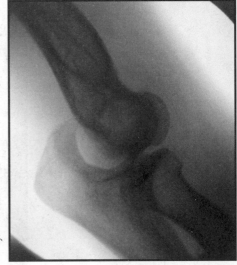

术中侧位放射线透视显示，由于后外侧不稳定而导致的肘关节间隙增宽

题2-6）。此韧带是限制肘关节内翻应力的主要结构，其破坏可导致肘后外侧旋转不稳定。LUCL的典型损伤多发生于肘关节处于伸直旋前位时受到内翻应力作用，如摔倒时用手撑地。肘关节脱位时同样可发生此韧带的损伤，少见的是肘关节手术时的医源性损伤是另一类致伤原因（如肱骨外上髁炎的清创术）或在肘外侧行过度可的松注射。创伤性撕裂常典型地发生于韧带止点近侧，症状包括疼痛和不稳定主诉，如卡顿感或脱肘感。同肘内侧不稳定一样，行内翻或后外

侧应力试验检查时，因为肌肉僵硬，检查清醒患者时很难引出不稳，但患者多诉疼痛和（或）恐惧感（专题2-40）。

最初的保守治疗包括休息、运动调整和计划性康复训练。肘部的铰链式支具在急性损伤患者中是很有用的，因其可在损伤修复中提供稳定性支持。手术治疗适用于保守治疗无效者，包括应用肌腱移植物重建LUCL。对于急性孤立性LUCL损伤的患者，应给予外科手术修复撕裂的韧带。

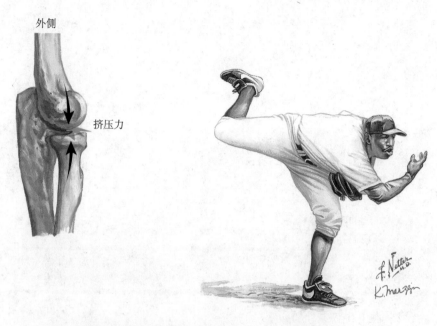

外侧

挤压力

反复的外翻负荷可造成经过肘外侧面的挤压力形成肱骨小头
经典部位的病理过程

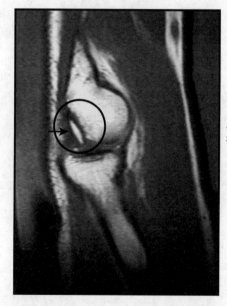

肘关节矢状位MRI显示肱骨小头
剥脱性骨软骨炎的骨折片

二十一、肘剥脱性骨软骨炎

剥脱性骨软骨炎常发生于肘关节反复的高外翻应力的青少年患者，多见于女体操运动员和男投掷运动员。反复的外翻负荷会导致压力经肘外侧传导到病变的常见部位，如肱骨小头。这种力被认为是造成肱骨小头反复的微创伤和血管功能不全或损伤并导致关节软骨和其下面的软骨下骨分离的原因。遗传因素在一些病例中也起作用。这种情况发生于肱骨小头几乎完全骨化后，而骨化可累及关节软骨和其下面的骨质。若关节软骨与软骨下骨分离，会变成肘关节内的游离体。

症状包括活动相关性肘外侧疼痛，而这种疼痛可通过休息得到好转。疼痛多为局限性钝痛。若存在游离体，可出现机械性症状如弹响和交锁。体检时可发现关节腔积液和触诊时肱骨小头部位的压痛。在范围活动

肘关节时可产生骨摩擦感且多数患者会丢失最后10°~30°的伸肘活动度。患者多存在屈肘活动受限，也可出现前臂旋前或旋后受限，但相对少见。X线平片可显示在肱骨小头的透亮区或骨折碎片和骨折片形成的游离体。若X线平片有可疑表现，可行进一步影像学检查（CT或MRI）以明确诊断。MRI更为常用，因其可显示介于骨折片和软骨下骨之间的积液，从而描述稳定或不稳定损伤。

对于无机械性症状、关节软骨尚

完整的患者，保守疗法可作为首选，包括休息和运动调整，必要时应用非甾体抗炎药物，然后进行渐进性的康复训练计划而后回归比赛。若保守治疗失败，可切开或关节镜下内固定尚完整的关节软骨。关节软骨移位或骨折片游离则需外科手术切除骨折片、钻孔或微骨折技术修复肱骨小头缺损区。这个过程常在关节镜下进行。相比于微骨折技术生成的纤维软骨，关节软骨移植术作为新技术可用于尝试重建软骨缺损区的关节软骨。

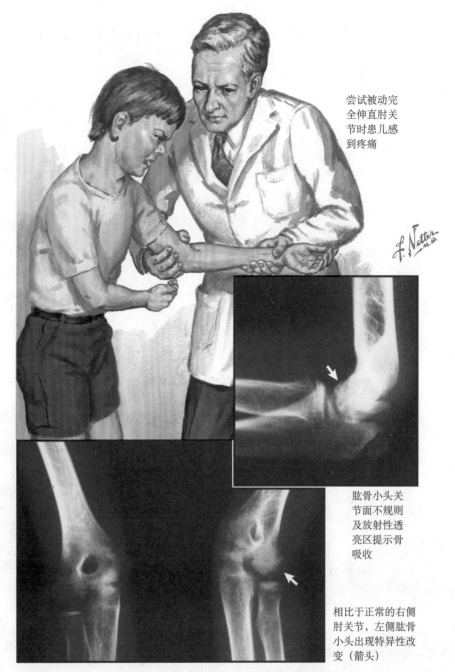

尝试被动完全伸直肘关节时患儿感到疼痛

肱骨小头关节面不规则及放射性透亮区提示骨吸收

相比于正常的右侧肘关节,左侧肱骨小头出现特异性改变(箭头)

二十二、肘关节骨软骨病（Panner病）

Panner病同样可累及肱骨小头，并呈现出与肱骨小头剥脱性骨软骨炎相似的表现，但更多地见于年轻人群且远期预后相对较好。Panner病常见于7~12岁男孩的优势侧肘关节，高峰年龄为9岁，此时正是肱骨小头骨骺发生主动性骨化的阶段。其病理过程与股骨头骨骺骨软骨病（Legg-Calvé-Perthes病）相似，目前认为其发生是由于生长中的骨骺其血液供应受到干扰，导致骨化中心重吸收，最终修复和替代。导致血管坏死或骨梗死的确切原因目前仍存争议，较为流行的理论学说包括慢性反复性创伤、先天性因素和遗传性因素、栓塞（尤其是脂肪栓塞）和内分泌紊乱。无论哪种原因更为可靠，其最终结果都导致血管坏死。其症状和体征看起来与剥脱性骨软骨炎相似，包括肘外侧的钝痛、酸痛，劳累后加重，休息后缓解。肘外侧压痛肿胀和肘关节最后伸直活动度的丢失也较为常见。X线检查的早期表现与剥脱性骨软骨炎相似，包括肱骨小头骨骺破裂，但与剥脱性骨软骨炎常导致的游离骨折片不同，游离体很少见于Panner病。其正常X线表现是随着生长发育，肱骨小头可随时间重新再造。肱骨小头变形畸形很少见，MRI能够显示肱骨小头骨骺的信号改变，但由于其缺乏对不稳定性损伤或游离体的关注，因此对于剥脱性骨软骨炎用处不大。

Panner病是自限性疾病，骨骺会随着时间而发生再血管化并回归正常的结构，因此对症治疗即可。休息及运动调整可缓解疼痛并允许渐进性的回归肘关节活动。使用长臂型支具或夹板固定对于消除疼痛、肿胀和局部压痛是非常必要的。尽管在某种程度上会轻度丢失肘关节伸直功能，但对大部分患者来说，症状会完全消除，因此远期预后是不错的。

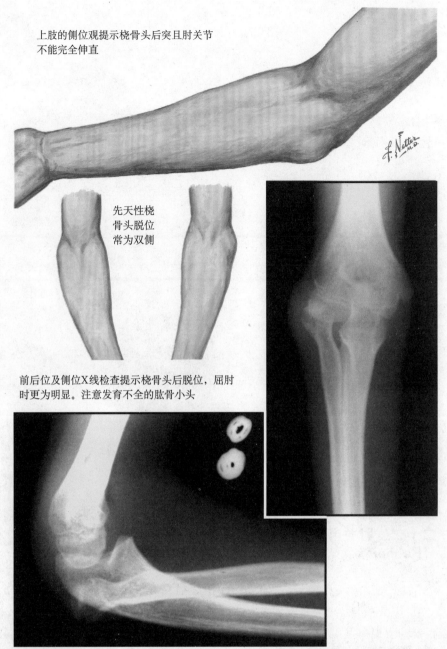

上肢的侧位观提示桡骨头后突且肘关节不能完全伸直

先天性桡骨头脱位常为双侧

前后位及侧位X线检查提示桡骨头后脱位，屈肘时更为明显。注意发育不全的肱骨小头

二十三、桡骨头先天性脱位

桡骨头先天性脱位不常诊断，直到2~5岁时，父母发现他们的孩子有轻微的肘关节伸直受限和肘外侧的非正常突起。这种异常可以是单侧的也可是双侧的，尽管可以发生前脱位或外侧脱位，但最常见的脱位方向是后侧或后外侧。大约半数的病例都是双侧性的，而其中60%的患者其脱位的发生都与一种特殊症状或结缔组织紊乱有关。因此，当诊断此畸形后应注意有无其他部位的畸形。大多数先天性桡骨头脱位无明显症状，因肘关节活动受限程度较轻，所以不会产生明显的功能障碍。与桡骨头先天性脱位相比，先天性桡骨头半脱位相对少见，但却常常与疼痛有关。前脱位常导致轻度的屈肘和旋后功能受限，而

后脱位常导致轻度的伸肘和旋前功能受限。X线平片可显示这些异常，先天性脱位的典型影像学特征有：①桡骨头脱位或半脱位；②桡骨头显影不足；③扁平或圆顶状桡骨头（而非正常凹杯状）；④桡骨变细；⑤桡骨变长；⑥肱骨小头显影不足；⑦肱骨远端前倾角缺失。先天性桡骨头脱位常合并尺骨短缩。这些相关的表现连同双侧病变和其他骨肌系统畸形有助于将先天性脱位与后天性或创伤性脱位相鉴别。尽管如此，对于新生儿的创

伤性脱位如若未予以处理，导致的畸形随时间的延长将会出现与先天性脱位相似的表现。

由于无明显症状和功能受限，先天性桡骨头脱位无需治疗。尽管有尝试切开复位的报道，但常常复发。若有因脱位导致难以接受的表现或疼痛，或疼痛性关节炎样改变发生进展，可在停止生长发育后切除桡骨头。这可以缓解疼痛，但不能提高活动度，因软组织挛缩仍持续存在。

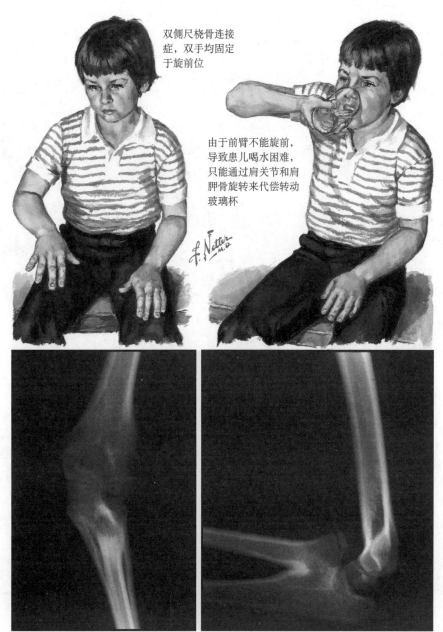

双侧尺桡骨连接症，双手均固定于旋前位

由于前臂不能旋前，导致患儿喝水困难，只能通过肩关节和肩胛骨旋转来代偿转动玻璃杯

X线片示尺桡骨近端融合，屈肘位示桡骨头明显前脱位（右侧）

二十四、先天性尺桡骨连接症

先天性尺桡骨连接症是一种少见的尺桡骨近端连接在一起、前臂固定于旋前位的情况。此畸形是由于在胎儿发育期间，位于前臂的软骨前体细胞分离失败而形成。尺桡骨连接症中60%的患者为双侧性的，且常常伴有骨肌系统的其他畸形。据报道，在一些双侧均受累及的患者中多存在染色体异常。尺桡骨连接症有两种类型，第一种称为无头型，尺桡骨的髓腔相通，桡骨近端缺如或畸形，且与尺骨融合数厘米的距离，桡骨向前弯曲且其骨干要比尺骨大而长。第二种类型为融合的节段相对较短，桡骨发育正常，但桡骨头向前或向后脱位且与尺骨近端骨干相融合。第二种类型常为单侧性且多与并指症或多指症等畸形有关。

尺桡骨连接症出生时即已存在，但往往在出现功能性问题时才被注意，尤其多见于双侧均受累的患者。一般来说，本病的唯一表现是尺桡骨间的旋转缺失，导致前臂固定于过旋前位或中旋前位。尽管有些患者

不能完全伸直肘关节，但肘关节及腕关节的活动度常正常或增大。功能障碍的程度与是否单侧或双侧及固定的旋前程度有关。单侧性畸形固定的旋前程度较轻且常可通过肩关节的活动来代偿。尽管如此，在双侧均受累及的患者中，因其双手都过度旋前，许多日常活动都变得困难，如转门把手、系衣服扣、喝东西或吃饭及个人卫生。

因为功能障碍的类型多样，因此应针对患者建立个体化的治疗方案。

轻症单侧性畸形通常无需治疗，对一些重症患者行连接部切除术以重建前臂旋转功能是不成功的，因为在切开的缝隙处常常发生新的骨性桥接。对一些过度旋前位，尤其是双侧性的患者，可通过旋转截骨术将前臂置于更好的功能位，截骨可在融合区最远端或经尺桡骨向融合区远端进行。通常将优势侧前臂置于0~20°旋前位而非优势侧前臂置于20°~30°旋后位。骨筋膜室综合征作为一项并发症可发生于此过程中。

肘关节注射及穿刺术

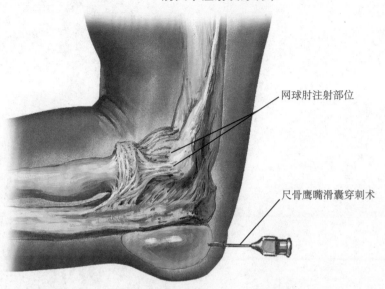

网球肘注射部位

尺骨鹰嘴滑囊穿刺术

二十五、常用肘关节注射法及基本康复训练

肘关节注射或针刺活检术，无论在什么位置均应在无菌条件下进行。在进行注射或针刺活检前，穿刺部位均应用聚维酮碘（碘伏）或其他消毒剂进行准备。针刺活检可选用大号针头（18号），而肘关节注射则可选用小号针头。肘关节注射或穿刺活检常通过外侧的"软点"进行。"软点"位于肘后外侧面的正常凹陷处，处于外侧髁、尺骨鹰嘴尖和桡骨头之间。如若存在关节腔积液，此凹陷处则变得饱满，可在此处行关节腔穿刺。通常在屈肘位行肘关节注射或穿刺最为简单，因为此时关节腔容量最大。肘关节周围其他常见的注射或穿刺部位包括用于尺骨鹰嘴滑囊炎的尺骨鹰嘴滑囊和用于肱骨外上髁炎的伸肌总腱止点。尺骨鹰嘴滑囊内注射或穿刺用的针头应插入到滑囊的移动部分以使效率最大化。在行肱骨外上髁炎注射时，应屈肘90°位在伸肌总腱起点压痛最明显处进行。因为这些肌腱的起点较宽，理想的情况是注射时随着液体进入而沿此点呈扇形播散。

肘关节康复训练的目的是无痛地将肘关节功能全部重建。肘关节有发展为僵硬的倾向，因此早期活

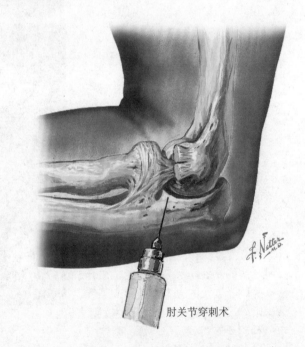

肘关节穿刺术

动是许多康复计划的一部分。创伤或手术后的康复训练需要使用支具或夹板以保护组织愈合，同时允许活动度练习。肘关节的康复训练通常需要按顺序行4种活动度练习，即主动-辅助活动、主动活动、被动活动和抗阻活动练习。功能锻炼应同时包括肘关节屈-伸弧和旋前-旋后弧。创伤或手术后最先开始的练习常为主动-辅助活动练习（AAROM），常常在组织愈合的炎症期即开始进行。这些练习在保持横纹肌低水平活动的同时将肘关节压力及剪切力最小化。

主动活动练习可获得与AAROM相似的益处，但因更多的横纹肌参与活动而能刺激早期神经肌肉控制。主动活动练习应首先在非重力状态下进行，然后过渡到抗重力位置。被动活动练习最好在组织愈合塑型期开始，通过拉伸和（或）夹板固定以获得永久的组织长度和运动。最后，在伤后或术后8~12周，在组织愈合允许的情况下行抗阻活动练习作为补充训练。抗阻练习的首要目标是重建神经肌肉控制。神经肌肉控制包括力量、耐力和肌肉收缩的协调性。

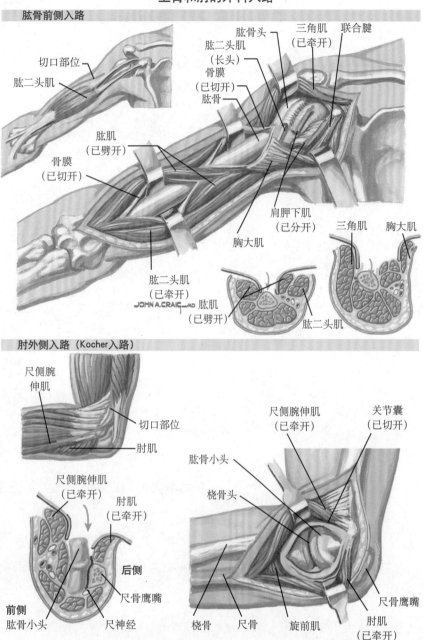

上臂和肘的外科入路

肱骨前侧入路

切口部位
肱二头肌
肱肌（已劈开）
骨膜（已切开）
肱二头肌（已牵开）
肱二头肌（已牵开）
肱肌（已劈开）

肱骨头
肱二头肌（长头）
骨膜（已切开）
肱骨
三角肌（已牵开）
联合腱
肩胛下肌（已分开）
胸大肌
三角肌
胸大肌
肱肌（已劈开）
肱二头肌

JOHN A.CRAIG_AD

肘外侧入路（Kocher入路）

尺侧腕伸肌
切口部位
肘肌

尺侧腕伸肌（已牵开）
肘肌（已牵开）
后侧
前侧
肱骨小头
尺骨鹰嘴
尺神经

尺侧腕伸肌（已牵开）
关节囊（已切开）
肱骨小头
桡骨头
桡骨
尺骨
旋前肌
尺骨鹰嘴
肘肌（已牵开）

二十六、上臂和肘的手术入路

前臂和肘的常用手术入路包括肱骨的前外侧入路、肘关节的外侧或Kocher入路及肘关节的后侧入路。肘关节镜技术的应用也逐渐增多。

肱骨的前外侧入路最常用于钢板内固定治疗肱骨干骨折。切口近端起自三角肌胸大肌间隙，沿肱二头肌外侧缘向远端延伸。近端利用神经界面位于三角肌（腋神经）和胸大肌（胸内外侧神经）之间。在切口远端，将肱二头肌向内侧牵开后，沿肱肌外侧1/3纵行劈开，利用的神经界面位于肱肌内侧肌纤维（肌皮神经）和肱肌外侧肌纤维（桡神经）之间。此入路易伤及的神经、血管结构包括近端的腋神经和旋肱前血管；外侧的桡神

经，在肱骨干中段后侧表面行经桡神经沟，在更远端位于肱桡肌和肱肌外侧之间；以及肌皮神经，位于肱二头肌深部和肱肌之间。大部分肱骨远端骨折因其临近肘关节，前外侧入路显露相对困难，在这种情况下，肱骨后侧入路显露较好。肱骨干后侧显露既可通过沿中线劈开肱三头肌，此时应注意识别桡神经，还可沿肱三头肌外侧缘将其抬高，并于内侧显露肱三头肌的全部3个头。在后一项技术中，当桡神经由后向前穿过外侧肌间隔时

应予以识别。

肘关节的外侧入路或Kocher入路常用于许多肘外侧面的操作，如骨折内固定（桡骨头、肱骨小头）、桡骨头置换和外侧副韧带的修补或重建。此入路利用的神经界面位于前侧的尺侧腕伸肌（骨间后神经）和后侧的肘肌（桡神经）之间。易损伤的血管神经结构包括骨间后神经和桡神经。可通过保持前臂旋前位保护骨间后神经，应注意避免过度向近端及前侧偏离以免损伤桡神经。

上臂和肘的外科入路（续）

关节镜入路

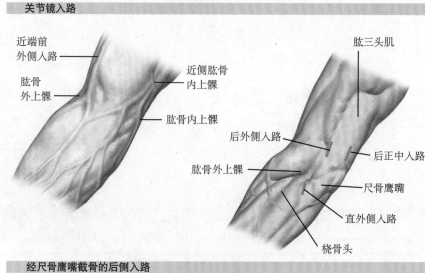

近端前外侧入路
肱骨外上髁
近侧肱骨内上髁
肱骨内上髁
肱三头肌
后外侧入路
后正中入路
肱骨外上髁
尺骨鹰嘴
直外侧入路
桡骨头

经尺骨鹰嘴截骨的后侧入路

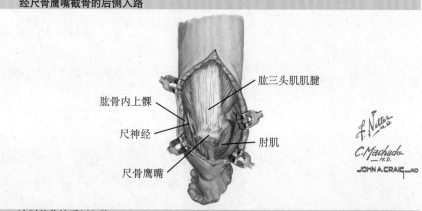

肱骨内上髁
尺神经
尺骨鹰嘴
肱三头肌肌腱
肘肌

达肘关节的后侧入路

肱三头肌（已牵开）　**后侧**
肱骨远端
尺神经
肱肌
前侧
尺侧腕短伸肌
桡神经
肱桡肌

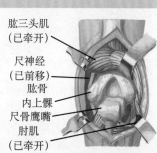

肱三头肌（已牵开）
尺神经（已前移）
肱骨内上髁
尺骨鹰嘴
肘肌（已牵开）

二十六、上臂和肘的手术入路（续）

　　肘关节的后侧入路包括移动肱三头肌肌腱和保持肱三头肌的完整性。最常用的移动肱三头肌的方法就是尺骨鹰嘴截骨术。此技术牵开尺骨鹰嘴和肱三头肌止点以显露近侧的肱骨远端和肘关节。因其能良好地显露关节，此入路尤其适用于肱骨远端复杂关节内骨折的内固定及全肘关节置换。尽管如此，此技术的一个并发症是尺骨鹰嘴截骨术后骨不连。Bryan-Morrey后侧入路是一种替代尺骨鹰嘴截骨术的方法，是将包括肱三头肌和肘肌在内的伸肌装置向外侧牵开。此入路的适应证与尺骨鹰嘴截骨术相似。尽管关节的显露不是很充分，但此技术没有截骨术后骨不连的风险。肘关节镜是一种常用的外科手术技术，正确的入路位置的选择是非常必要的，可以避免血管神经损伤。常利用近端的前内侧及前外侧入路来观察肘关节的前室。前内侧入路位于肱骨内髁近侧及内侧肌间隔前方各2cm处，此入路易伤及的神经有尺神经及前臂内侧皮神经。前外侧入路位于肘外侧面的相似位置，注意应保持切口位于肱骨前面，此切口不易伤及桡神经。后正中及后外侧入路常用于观察肘关节后室，这两个入路均位于尺骨鹰嘴尖近侧3cm处。最后，直接的外侧"软点"入路位于肘关节外侧面，用于外侧沟处的观察和器械操作，如处理肱骨小头剥脱性骨软骨炎。此入路易于损伤前臂后侧皮神经。

第3章

前臂和腕

前臂及腕部局部解剖

前视图

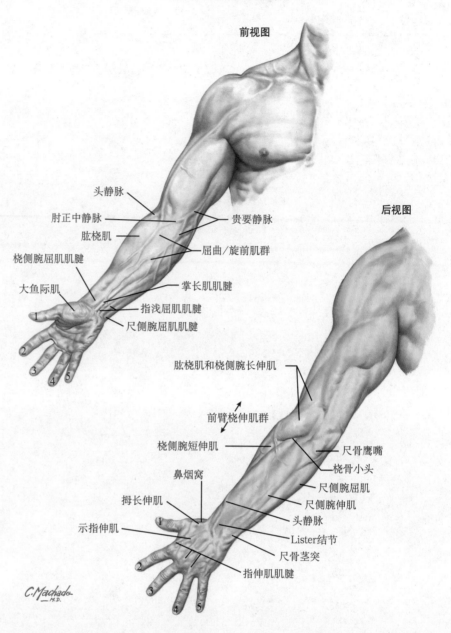

后视图

头静脉

肘正中静脉

肱桡肌

桡侧腕屈肌肌腱

大鱼际肌

贵要静脉

屈曲/旋前肌群

掌长肌肌腱

指浅屈肌肌腱

尺侧腕屈肌肌腱

肱桡肌和桡侧腕长伸肌

前臂桡伸肌群

桡侧腕短伸肌

鼻烟窝

拇长伸肌

示指伸肌

尺骨鹰嘴

桡骨小头

尺侧腕屈肌

尺侧腕伸肌

头静脉

Lister结节

尺骨茎突

指伸肌肌腱

C.Machado M.D.

一、前臂和腕的骨与关节

（一）桡骨和尺骨的远端部分

桡骨的远端较宽大，因其腕关节面是前臂和手腕的骨性连接。该表面横向和前后都呈凹面，被一个表面缝痕和微小脊皱分成两部分，外侧为大三角形，内侧为小四边形，分别与腕骨的手舟骨和月骨相连。

桡骨远端的内表面也是凹陷的，呈关节样。它作为桡骨的尺切迹，容纳圆形的尺骨头。在背面，桡骨远端有结节，由于前臂伸肌肌腱通过而有些隆起和沟槽。在外侧，其末端是一个向下凸出的茎突。

桡骨和尺骨远端有来自桡动脉、尺动脉、骨间前动脉和骨间后动脉的丰富血供。桡骨远端背部的血管也可能给相应伸肌腱鞘管的鞘管间或鞘管内供血。营养血管从主要血管分出后，穿透韧带和底层骨。例如，第一、二伸肌鞘管间支持带浅层动脉，其为桡动脉的分支，发出营养支供应第一和第二伸肌腱鞘管间的骨。临床上，可以收集血管及其相应的分支和底层骨用于腕关节的带血管蒂骨移植（如近极缺血的手舟骨骨折不愈合）。

1岁末时桡骨远极开始成骨作用，在19～20岁发生融合。

前臂骨骼

右尺、桡骨旋后位：前视图　　　右尺、桡骨旋前位：前视图

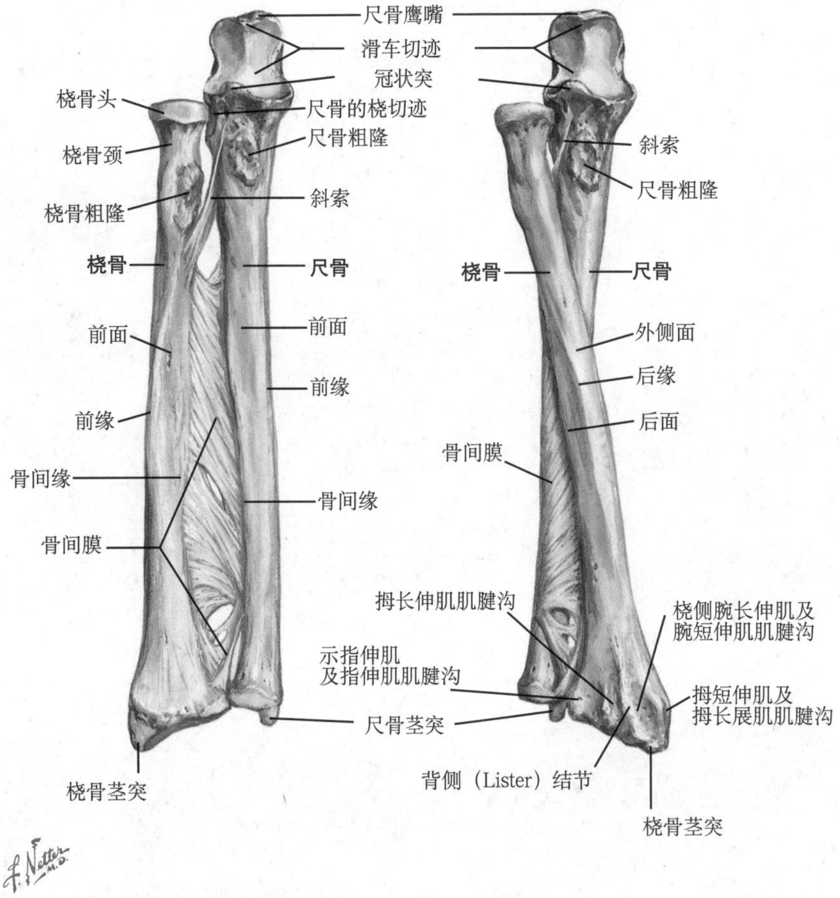

尺骨鹰嘴
滑车切迹
冠状突
桡骨头
桡骨颈
尺骨的桡切迹
尺骨粗隆
桡骨粗隆
斜索
斜索
尺骨粗隆

桡骨　　　**尺骨**　　　**桡骨**　　　**尺骨**

前面
前面
外侧面
前缘
后缘
前缘
后面
骨间缘
骨间膜
骨间缘
骨间膜
骨间膜

拇长伸肌肌腱沟
桡侧腕长伸肌及
腕短伸肌肌腱沟
示指伸肌
及指伸肌肌腱沟
拇短伸肌及
拇长展肌肌腱沟
尺骨茎突
桡骨茎突
背侧（Lister）结节
桡骨茎突

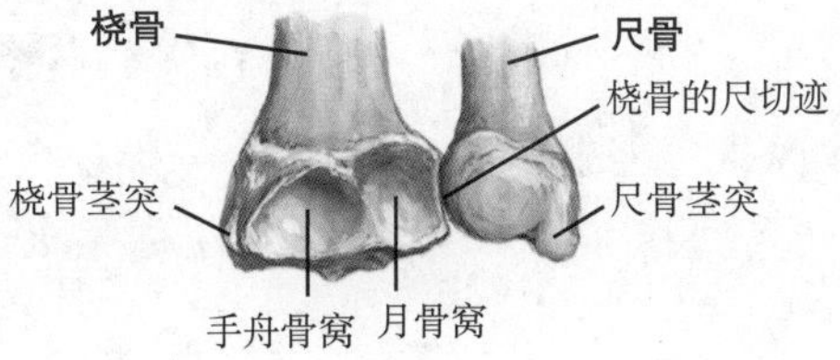

桡骨　　　**尺骨**
桡骨的尺切迹
桡骨茎突
尺骨茎突
手舟骨窝　月骨窝

腕关节面

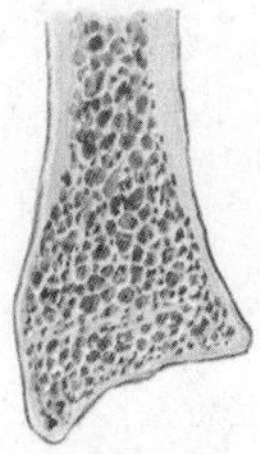

桡骨的冠状切面显示，从骨干到远端松质骨表面的皮质骨逐渐由厚变薄

一、前臂和腕的骨与关节（续）

尺骨远端较小，其后有一个与骨的后缘相延续的小圆形茎突和一个大的圆形头部。圆形头部的远端表面光滑，与远侧桡尺关节的关节盘相接，其延续为尺骨头远端的环状关节面，纳入桡骨头的尺切迹。

尺骨远端的骨化中心在5岁或6岁时出现，18~20岁时与骨干融合。

（二）腕骨

腕的骨架由在近端和远端排成两列的8块小骨组成。近侧列骨从桡侧到尺侧依次为手舟骨、月骨、三角骨和豌豆骨；远侧列同序依次为大多角骨、小多角骨、头状骨和钩骨。这些骨基本可认为是立方体形，每块骨均有6个表面。它们的背侧和掌侧表面为非关节面，为手背和手掌韧带提供附着点，以使它们紧密地连接在一起。

这些骨除了构成手腕边界的皮下表面之外，其他表面均为关节面，大多附有韧带。近端关节面一般是凸起的，远端关节面一般是凹陷的。血管进入的滋养孔位于骨的非关节面。

形状像船的手舟骨是近侧列最大的骨，其光滑的桡侧关节面呈凸起的三角形，光滑的远端表面呈凹陷的三角形，容纳大多角骨和小多角骨。内侧表面呈现两个关节面：一个与月骨相关节，另一个更大的偏下的凹面与头状骨的部分头部相关节。

腕骨

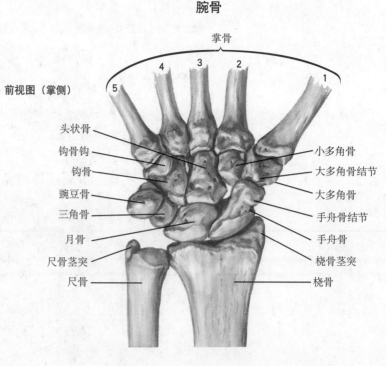

前视图（掌侧）

掌骨

头状骨
钩骨钩
钩骨
豌豆骨
三角骨
月骨
尺骨茎突
尺骨

小多角骨
大多角骨结节
大多角骨
手舟骨结节
手舟骨
桡骨茎突
桡骨

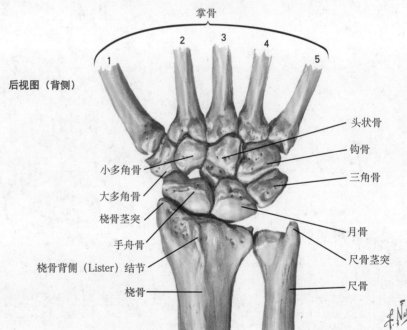

后视图（背侧）

掌骨

小多角骨
大多角骨
桡骨茎突
手舟骨
桡骨背侧（Lister）结节
桡骨

头状骨
钩骨
三角骨
月骨
尺骨茎突
尺骨

一、前臂和腕的骨与关节（续）

月骨呈半月形，其近端隆凸与桡骨远端关节面的更内侧部分相接；远端深凹，容纳头状骨，并与钩骨略有接触。在其桡侧面，该骨与手舟骨相接，内侧与三角骨底部相接。

三角骨呈锥体状，锥体底部朝向月骨，其顶点在腕的尺侧缘朝下方及尺侧，下表面呈蜿蜒的弧形，与钩骨相关节，掌侧有椭圆形表面连接豌豆骨。

豌豆骨较小，形如豌豆，仅有一个关节面连接三角骨，可被认为是尺侧腕屈肌肌腱的一个籽骨。

大多角骨位于腕骨远侧列最桡侧，其近端内侧面凹陷，与手舟骨相关节；远端呈鞍状面，与第一掌骨底部相接；掌侧面有一个结节和一个深沟，桡侧腕屈肌肌腱从其沟通过，该结节为屈肌支持带的浅层和一些拇指的肌肉提供支撑（附着点）。大多角骨的内侧表面近端有一个大凹面与小多角骨相关节，远端斜角处有一个小的椭圆形扁平表面，连接第二掌骨。

小多角骨类似楔形，背侧底部较宽，其四边形的近端表面与手舟骨连接，而远端呈大马鞍状的关节面与第二掌骨底部连接。外侧面凸起，连接大多角骨，而内侧面光滑，连接头状骨。

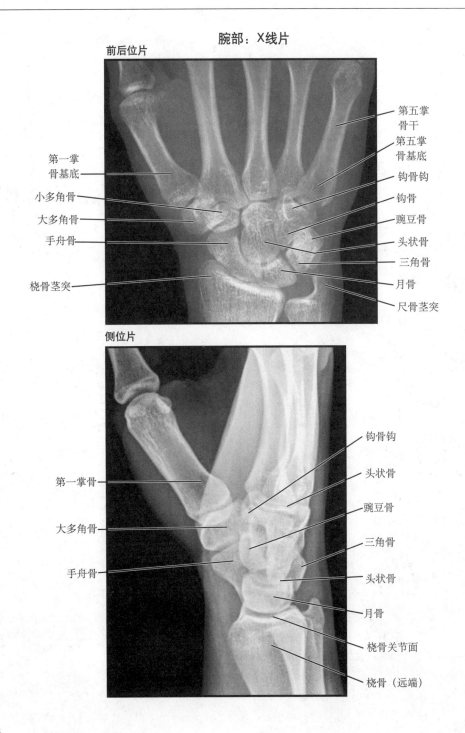

腕部：X线片

前后位片

第一掌骨基底
小多角骨
大多角骨
手舟骨
桡骨茎突

第五掌骨干
第五掌骨基底
钩骨钩
钩骨
豌豆骨
头状骨
三角骨
月骨
尺骨茎突

侧位片

第一掌骨
大多角骨
手舟骨

钩骨钩
头状骨
豌豆骨
三角骨
头状骨
月骨
桡骨关节面
桡骨（远端）

一、前臂和腕的骨与关节（续）

　　头状骨是腕骨中最大的骨，居于手腕中心。其圆形的头部被手舟骨和月骨的凹面所容纳，略呈立方体的远端主要与第三掌骨底部相连，但同时也通过其内、外侧的小关节面与第二和第三掌骨的底部相接。外侧面的远端有一个小的光滑面与小多角骨的远端相连，内侧面有一个椭圆形关节面与钩骨相连。

　　钩骨呈楔状体，有一个独特的钩状突起，称为钩突或钩。楔体的近端顶点与月骨相关节。远端有两个较宽

的凹面与第四、五掌骨基底相接。外侧和内侧的关节面分别与头状骨和三角骨相连。钩突为尺侧腕屈肌肌腱和屈肌支持带提供附着点，同时是一些小指肌肉的起点。

　　成骨作用发生于每块骨的单一中心。1岁早期，首先起于头状骨，其后是钩骨；3岁是三角骨；4岁是月

骨；4~6岁期间，依次是大多角骨、小多角骨和手舟骨，顺序非常接近；11岁或12岁是豌豆骨。成骨作用在女性中开始较早，14~16岁完成。钩骨的钩突可能有一个独立的中心，腕中央骨（常为手舟骨的一部分）可能出现在手舟骨、头状骨和小多角骨之间。

屈肌支持带已去除：掌侧视图

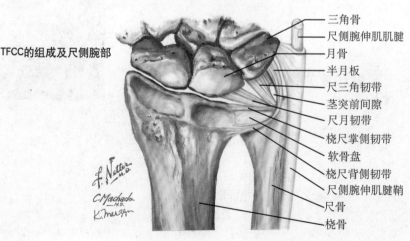

长桡月韧带
桡舟头韧带
舟大小多角韧带
舟头韧带
大小多角韧带
小多角头韧带

短桡月韧带
桡月掌侧韧带
尺月韧带
尺头韧带
尺三角韧带
月三角韧带
月钩韧带
三角头韧带
头钩韧带

1 2 3 4 5
掌骨

二、手腕的韧带

腕部韧带分为3个独立的群组：囊间背侧韧带、桡腕掌侧韧带和腕骨间韧带。由于用来辨别这些结构的名称诸多，使得这些结构易被混淆。桡腕掌侧韧带是最关键的结构，手腕的韧带稳定性主要取决于它。掌侧韧带由桡舟头韧带、长/短桡月韧带、桡舟月韧带（血管较多）及尺三角韧带和尺月韧带组成。桡舟头韧带是限制腕骨尺偏移位的关键，需在行腕骨近侧列切除和（或）桡骨茎突切除术时予以保留。Poirier间隙是桡舟头韧带和长桡月韧带之间的一个薄弱点，月骨可在此处发生脱位。月骨或月骨周围脱位取掌侧入路时，可缝合该间隙以提高伤腕的稳定性。囊间韧带由桡腕背侧韧带和腕骨间背侧韧带组成。这些韧带为腕关节提供额外的结构性支撑，有关保护这些结构的腕部"韧带保护结构"已有许多描述。也可以通过将这些背侧韧带转换为关节囊作用来纠正手腕的不稳定性。腕骨间韧带的数量众多，最关键的是月舟韧带和月三角韧带。腕骨间韧带断裂时可导致背屈或掌屈的腕关节不稳定（分别为DISI或VISI）畸形，可以在急性期对这些韧带进行修复，然而许多重建手术则认为可以在慢性期出现症状时应用。

三角纤维软骨复合体（TFCC）是一种融合的软组织结构，用于稳定

后视图（背侧）

桡骨干骺端
背侧弓状韧带
桡尺背侧韧带
尺三角韧带（背视图）
三角钩韧带
背侧腕骨间韧带
头钩韧带

桡腕背侧韧带
舟月韧带
大小多角韧带
小多角头韧带

5 4 3 2 1
掌骨

TFCC的组成及尺侧腕部

三角骨
尺侧腕伸肌肌腱
月骨
半月板
尺三角韧带
茎突前间隙
尺月韧带
桡尺掌侧韧带
软骨盘
桡尺背侧韧带
尺侧腕伸肌腱鞘
尺骨
桡骨

远端桡尺关节（DRUJ）并传输跨越尺腕关节的力量。其具体组成包括背侧和掌侧桡尺韧带、半月板同系物、尺三角韧带和尺月韧带、关节盘和尺侧腕伸肌腱鞘深层。背侧和掌侧桡尺韧带是DRUJ稳定性的关键。TFCC损伤通常可以通过关节镜技术进行诊断和治疗。

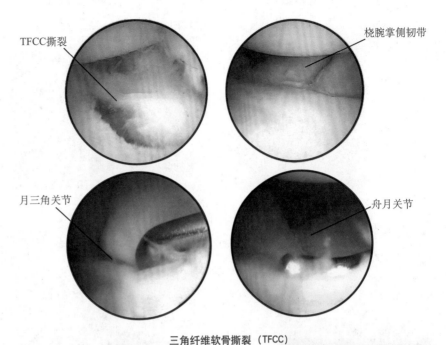

TFCC撕裂

桡腕掌侧韧带

月三角关节

舟月关节

三角纤维软骨撕裂（TFCC）

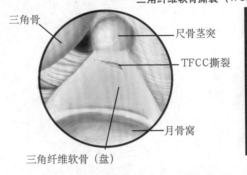

三角骨

尺骨茎突

TFCC撕裂

月骨窝

三角纤维软骨（盘）

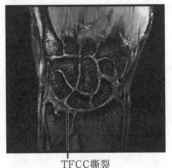

TFCC撕裂

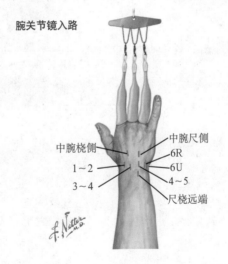

腕关节镜入路

中腕桡侧

中腕尺侧

6R

1~2

6U

3~4

4~5

尺桡远端

三、腕关节镜

从一种实验性诊断仪器变成一种能够准确诊断和治疗许多疾病的强大工具，腕关节镜在过去的25年里实现了迅速发展。其包括照相技术、小型仪器的设计、安全入路的确定及最重要的外科医师的经验和舒适度在内的所有方面的进步，都对该治疗模式的发展起到重要作用。

目前，腕关节镜检查被视为评估和治疗慢性腕关节疼痛的金标准。TFCC损伤是引起慢性腕关节尺侧疼痛的常见原因，腕关节镜检查可以准确辨别这些损伤，确定是中央损伤还是周边损伤，并用于治疗。TFCC中央撕裂导致手腕在做点击和抓取动作时疼痛，可以在关节镜下进行清创，使其恢复为稳定的组织边缘。TFCC自尺骨远端外周脱离时可导致腕部尺侧疼痛并伴有DRUJ潜在的不稳定，可以通过关节镜进行缝合及可靠修复，获得令人满意的结果。桡腕和腕骨间的滑膜切除术、腱鞘囊肿切除术、舟月和月三角韧带撕裂的清创与修复术、游离体清除术均可通过关节镜成功地实施。有报道称，可视化关节镜是桡骨远端和手舟骨骨折固定术标准治疗的辅助方法，实现了关节内骨折复位和固定的直接可视化。

使用腕关节镜时需要彻底地了解手腕解剖学，才可以在使用仪器时建立安全的通路并识别所遇到的解剖结构和病理学过程。伸肌腱鞘管沿着腕背部已各有编号，关节镜的入口通过其与鞘管的关系来确定。标准的观察入口是3~4入口，仪器使用时的补充入口通常在4~5区间或尺侧腕伸肌肌腱的两侧（6R和6U）。腕骨间关节镜对于任何诊断性腕关节镜检查都是一个关键的组成部分。腕骨间的观察和操作入口可以准确地对舟月和月三角的不稳定进行评估和分级。资深的关节镜专家已经利用掌侧入口和远端桡尺关节（DRUJ）入口深入地观察复杂的关节内病变。

前臂肌肉（浅层）：前视图

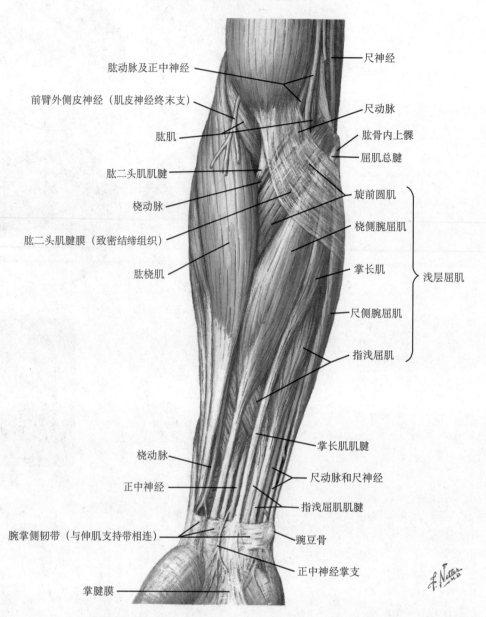

肱动脉及正中神经

前臂外侧皮神经（肌皮神经终末支）

肱肌

肱二头肌肌腱

桡动脉

肱二头肌腱膜（致密结缔组织）

肱桡肌

尺神经

尺动脉

肱骨内上髁

屈肌总腱

旋前圆肌

桡侧腕屈肌

掌长肌

尺侧腕屈肌

指浅屈肌

浅层屈肌

桡动脉

正中神经

腕掌侧韧带（与伸肌支持带相连）

掌腱膜

掌长肌肌腱

尺动脉和尺神经

指浅屈肌肌腱

豌豆骨

正中神经掌支

四、前臂肌肉

前臂在肘关节到腕关节之间由两根骨（桡骨和尺骨）和许多肌肉组成。肌肉的排列方式为：屈肌群在前、伸肌群在后。

前臂有19块肌肉，11块归为伸肌群，8块归为屈肌群。这些命名仅依据肌群特征，因为某些肌肉主要是前臂骨骼的旋转肌。其中，18块肌肉可归为6个功能肌群，每个肌群3块肌肉。被排除在各个肌群外的那块肌肉是肱桡肌，它实际上是一块屈肘肌，不参与手指和腕关节动作。除第一个外，所有肌群均由能活动手和手指的肌肉组成。

1. 使桡骨围绕尺骨旋转
· 旋前圆肌
· 旋前方肌
· 旋后肌
2. 使手在腕部屈曲
· 桡侧腕屈肌
· 尺侧腕屈肌
· 掌长肌
3. 屈曲手指
· 指浅屈肌
· 指深屈肌
· 拇长屈肌
4. 使手在腕部背伸

· 桡侧腕长伸肌
· 桡侧腕短伸肌
· 尺侧腕伸肌
5. 伸展除拇指外的其他手指
· 指伸肌
· 示指伸肌
· 小指伸肌
6. 伸展拇指
· 拇长展肌
· 拇短伸肌
· 拇长伸肌

前三个肌群中的肌肉位于前臂前间室，后三个肌群则位于前臂后间室。

前臂肌肉（中间层和深层）：前视图

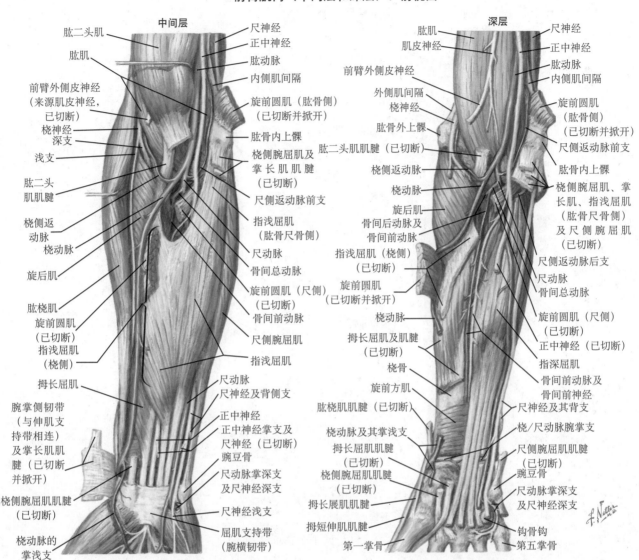

中间层

- 肱二头肌
- 肱肌
- 前臂外侧皮神经（来源肌皮神经，已切断）
- 桡神经深支
- 浅支
- 肱二头肌肌腱
- 桡侧返动脉
- 桡动脉
- 旋后肌
- 肱桡肌
- 旋前圆肌（已切断）
- 指浅屈肌（桡侧）
- 拇长屈肌
- 腕掌侧韧带（与伸肌支持带相连）及掌长肌肌腱（已切断并掀开）
- 桡侧腕屈肌肌腱（已切断）
- 桡动脉的掌浅支

- 尺神经
- 正中神经
- 肱动脉
- 内侧肌间隔
- 旋前圆肌（肱骨侧）（已切断并掀开）
- 肱骨内上髁
- 桡侧腕屈肌及掌长肌肌腱（已切断）
- 尺侧返动脉前支
- 指浅屈肌（肱骨尺骨侧）
- 尺动脉
- 骨间总动脉
- 旋前圆肌（尺侧）（已切断）
- 骨间前动脉
- 尺侧腕屈肌
- 指浅屈肌
- 尺动脉
- 尺神经及背侧支
- 正中神经
- 正中神经掌支及尺神经（已切断）
- 豌豆骨
- 尺动脉掌深支及尺神经深支
- 尺神经浅支
- 屈肌支持带（腕横韧带）

深层

- 肱肌
- 肌皮神经
- 前臂外侧皮神经
- 外侧肌间隔
- 桡神经
- 肱骨外上髁
- 肱二头肌肌腱（已切断）
- 桡侧返动脉
- 桡动脉
- 旋后肌
- 骨间后动脉及骨间前动脉
- 指浅屈肌（桡侧）（已切断）
- 旋前圆肌（已切断并掀开）
- 桡动脉
- 拇长屈肌及肌腱（已切断）
- 桡骨
- 旋前方肌
- 肱桡肌肌腱（已切断）
- 桡动脉及其掌浅支
- 拇长屈肌肌腱（已切断）
- 桡侧腕屈肌肌腱（已切断）
- 拇长展肌肌腱
- 拇短伸肌肌腱
- 第一掌骨

- 尺神经
- 正中神经
- 肱动脉
- 内侧肌间隔
- 旋前圆肌（肱骨侧）（已切断并掀开）
- 尺侧返动脉前支
- 肱骨内上髁
- 桡侧腕屈肌、掌长肌、指浅屈肌（肱骨尺骨侧）及尺侧腕屈肌（已切断）
- 尺侧返动脉后支
- 尺动脉
- 骨间总动脉
- 旋前圆肌（尺侧）（已切断）
- 正中神经（已切断）
- 指深屈肌
- 骨间前动脉及骨间前神经
- 尺神经及其背支
- 桡/尺动脉腕掌支
- 尺侧腕屈肌肌腱（已切断）
- 豌豆骨
- 尺动脉掌深支及尺神经深支
- 钩骨钩
- 第五掌骨

f. Netter

四、前臂肌肉（续）

（一）屈肌

第二、三肌群肌肉及第一肌群的2块旋前肌组成前臂前区肌肉，其中5块属于浅层，3块属于深层。

1.浅层

这一层中的肌肉按从前臂桡侧至尺侧的顺序列出，但是指浅屈肌相对其他4块肌肉位置更深：

- 旋前圆肌
- 桡侧腕屈肌
- 掌长肌
- 尺侧腕屈肌

· 指浅屈肌

这些肌肉有一根起源总腱，附着于肱骨的内上髁。肌间隔和前臂筋膜也提供了部分起源，某些肌肉还有额外的骨性起点。

旋前圆肌同时具有肱侧头和尺侧头。较大的肱侧头通过总腱起于肱骨内上髁，来源于邻近筋膜和肌间隔，小而深的尺侧头起源于尺骨冠状突的内侧，与肱侧头的深部相连，正中神经从它们之间下行。这一斜降肌止于桡骨干外侧面中部，附着处被肱桡肌

覆盖遮蔽。

桡侧腕屈肌源自总腱，其肌腱约为肌肉长度的一半，从屈肌支持带裂缝形成的间隔穿过腕关节，止于第二掌骨的基部（通常还有一个额外的小支到达第三掌骨）。

掌长肌（13%的人不存在此肌）也起源于总腱，其终末形成一根细而扁平的肌腱，在屈肌支持带的浅面穿过腕关节。它通过展开的腱纤维延续成掌腱膜的主要部分。

前臂肌肉（浅层和深层）：后视图

浅层

尺上副动脉
（与尺侧返动
脉后支交通）

尺神经

肱骨
内上髁

尺骨鹰嘴

肘肌

尺侧腕屈肌

尺侧腕伸肌

肱三头肌

肱桡肌

桡侧腕
长伸肌

伸肌总腱

桡侧腕
短伸肌

指伸肌

小指伸肌

拇长展肌

拇短伸肌

拇长伸肌肌腱

桡侧腕短伸肌肌腱

桡侧腕长伸肌肌腱

桡神经浅支

拇长展肌肌腱

拇短伸肌肌腱

拇长伸肌肌腱

鼻烟窝

伸肌支持带
（数字代表
相应间室）

尺神经背支

尺侧腕伸肌肌腱

小指伸肌肌腱

指伸肌肌腱

示指伸肌肌腱

第五掌骨

6 5 4 3 2 1

深层

肱动脉
分支 { 尺上副动脉
尺下副动脉
（后支）}

内侧肌间隔

尺神经

尺侧返动脉后支

肱骨内上髁
肱三头肌肌腱
（已切断）

尺骨鹰嘴

肘肌

尺侧腕屈肌

骨间动脉
返支

骨间后动脉

尺骨

拇长伸肌

示指伸肌

骨间前动脉
（终末支）

尺侧腕伸肌肌腱
（已切断）

小指伸肌肌腱
（已切断）

指伸肌肌腱
（已切断）

伸肌支持带
（数字代表相应间室）

第五掌骨

6 5 4 3 2 1

肱深动脉的中副动脉

外侧肌间隔

肱桡肌

桡侧腕长伸肌

肱骨外上髁

伸肌总腱
（部分切断）

桡侧腕短伸肌

旋后肌

骨间后神经

旋前圆肌

桡骨

骨间后神经

拇长展肌

拇短伸肌

桡侧腕短伸肌肌腱

桡侧腕长伸肌肌腱

桡动脉

第一掌骨

第二掌骨

第一骨间
背侧肌

四、前臂肌肉（续）

尺侧腕屈肌有一个肱侧头和一个尺侧头，肱侧头源自屈肌总腱，尺侧头源自鹰嘴的内侧缘和尺骨后缘的上2/3。肌腱穿入腕关节的豌豆骨，以两根韧带穿过豌豆骨，到达钩骨钩突和第五掌骨基底。

指浅屈肌有肱尺侧头和桡侧头两个起源，它们以横跨正中神经和尺血管的纤维带相连。较大的肱尺侧头起自总腱、肌间隔、尺侧副韧带和冠状突的内侧缘。桡侧头为起自桡骨前

缘上2/3的薄层结构。该肌肉形成两个层面，浅层的肌腱走行至中指和环指，深层肌腱止于拇指和小指。这些肌腱止于第2～5指中节指骨干的掌侧（它们的关系在腕和手的讨论中有说明）。

2.深层

深层含有以下肌肉：

· 指深屈肌
· 拇长屈肌
· 旋前方肌

指深屈肌起自尺骨后缘（同尺

侧腕屈肌）、尺骨内侧面近端2/3和邻近的骨间膜区。该肌肉在腕关节附近形成4条独立的肌腱，在屈肌支持带下方和指浅屈肌腱背面并排穿行，止于第2～5指远节指骨的基底部。在掌部，该肌腱发出小蚓状肌。

拇长屈肌主要起自桡骨前表面（粗隆正下方至接近旋前方肌上缘）和邻近骨间膜。其肌腱穿过拇指掌指关节的2块籽骨中间，止于拇指远节指骨的基底。

右前臂解剖横截面

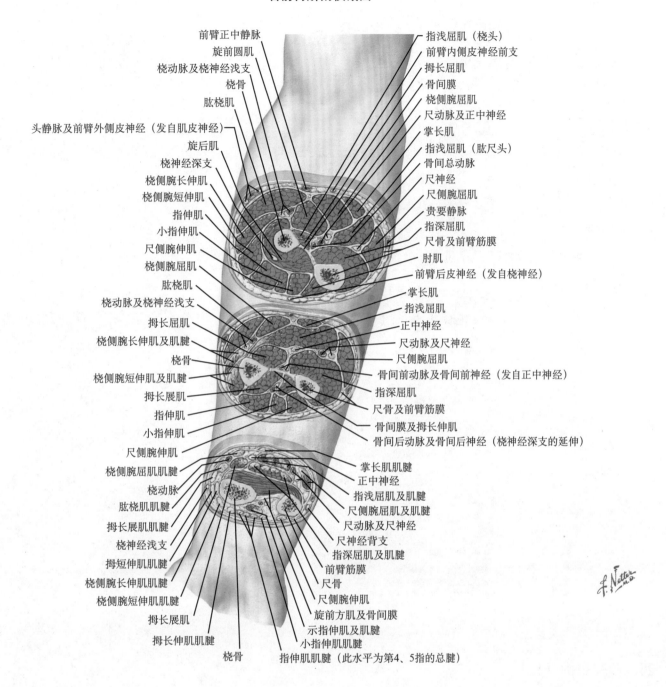

前臂正中静脉
旋前圆肌
桡动脉及桡神经浅支
桡骨
肱桡肌
头静脉及前臂外侧皮神经（发自肌皮神经）
旋后肌
桡神经深支
桡侧腕长伸肌
桡侧腕短伸肌
指伸肌
小指伸肌
尺侧腕伸肌
桡侧腕屈肌
肱桡肌
桡动脉及桡神经浅支
拇长屈肌
桡侧腕长伸肌及肌腱
桡骨
桡侧腕短伸肌及肌腱
拇长展肌
指伸肌
小指伸肌
尺侧腕伸肌
桡侧腕屈肌肌腱
桡动脉
肱桡肌肌腱
拇长展肌肌腱
桡神经浅支
拇短伸肌肌腱
桡侧腕长伸肌肌腱
桡侧腕短伸肌肌腱
拇长展肌
拇长伸肌肌腱
桡骨

指浅屈肌（桡头）
前臂内侧皮神经前支
拇长屈肌
骨间膜
桡侧腕屈肌
尺动脉及正中神经
掌长肌
指浅屈肌（肱尺头）
骨间总动脉
尺神经
尺侧腕屈肌
贵要静脉
指深屈肌
尺骨及前臂筋膜
肘肌
前臂后皮神经（发自桡神经）
掌长肌
指浅屈肌
正中神经
尺动脉及尺神经
尺侧腕屈肌
骨间前动脉及骨间前神经（发自正中神经）
指深屈肌
尺骨及前臂筋膜
骨间膜及拇长伸肌
骨间后动脉及骨间后神经（桡神经深支的延伸）
掌长肌肌腱
正中神经
指浅屈肌及肌腱
尺侧腕屈肌及肌腱
尺动脉及尺神经
尺神经背支
指深屈肌及肌腱
前臂筋膜
尺骨
尺侧腕伸肌
旋前方肌及骨间膜
示指伸肌及肌腱
小指伸肌肌腱
指伸肌肌腱（此水平为第4、5指的总腱）

四、前臂肌肉（续）

旋前方肌是一块四边形肌肉，位于腕关节正上方，在指深屈肌和拇长屈肌腱的深面。它起自尺骨远端1/4的前表面，肌纤维横向走行跨过腕关节，止于桡骨干远端1/4前表面。

（二）伸肌

第四、五、六肌群的肌肉，第一肌群的旋后肌，以及肱桡肌组成前

臂后区肌肉。其中，6块肌肉位于浅层，5块位于深层。

1.浅层
浅层的6块肌肉按它们在前臂背侧从桡侧至尺侧顺序列出：

· 肱桡肌
· 桡侧腕长伸肌
· 桡侧腕短伸肌
· 指伸肌
· 小指伸肌

· 尺侧腕伸肌

对于屈肌群，有一个源于外上髁的总腱，所有肌肉起自外上髁下方。

肱桡肌起自肱骨髁上嵴的上2/3，其肌腱始于前臂中点附近，随后下降止于桡骨茎突基底的外侧。

桡侧腕长伸肌起自肱骨髁上嵴的下1/3处。它的肌腱扁平，直达手部，止于第二掌骨的背面。

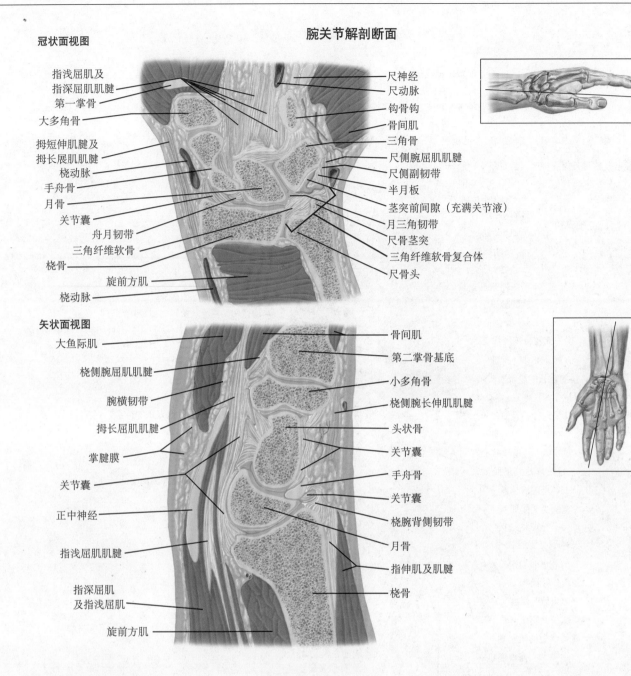

腕关节解剖断面

冠状面视图

- 指浅屈肌及指深屈肌肌腱
- 第一掌骨
- 大多角骨
- 拇短伸肌腱及拇长展肌肌腱
- 桡动脉
- 手舟骨
- 月骨
- 关节囊
- 舟月韧带
- 三角纤维软骨
- 桡骨
- 旋前方肌
- 桡动脉

- 尺神经
- 尺动脉
- 钩骨钩
- 骨间肌
- 三角骨
- 尺侧腕屈肌肌腱
- 尺侧副韧带
- 半月板
- 茎突前间隙（充满关节液）
- 月三角韧带
- 尺骨茎突
- 三角纤维软骨复合体
- 尺骨头

矢状面视图

- 大鱼际肌
- 桡侧腕屈肌肌腱
- 腕横韧带
- 拇长屈肌肌腱
- 掌腱膜
- 关节囊
- 正中神经
- 指浅屈肌肌腱
- 指深屈肌及指浅屈肌
- 旋前方肌

- 骨间肌
- 第二掌骨基底
- 小多角骨
- 桡侧腕长伸肌肌腱
- 头状骨
- 关节囊
- 手舟骨
- 关节囊
- 桡腕背侧韧带
- 月骨
- 指伸肌及肌腱
- 桡骨

四、前臂肌肉（续）

桡侧腕短伸肌也使用伸肌总腱的起点。它的肌腱始于前臂下1/3处，紧贴其上的桡侧腕长伸肌肌腱，并止于第三掌骨基底的背侧。

指伸肌同样源自伸肌的总腱。在腕关节上方，它发出4根肌腱展开至手背，通过腱间联合以不同的方式依次相连。这些肌腱参与较为复杂的"伸肌腱扩张部"（腕关节和手相关章节有说明），止于第2~5指的中节和远节指骨基底部。

小指伸肌是一根细长的肌肉，有时仅从指伸肌不完全分离。它的肌腱汇入指伸肌肌腱的尺侧，走行至第5指，使其独立发生伸展动作。

尺侧腕伸肌起自伸肌总腱，由肱骨外上髁及尺骨后缘的中间一半发出，止于第五掌骨基底的尺侧。

2.深层

深层肌通常被掩埋在浅层肌群底下，然而其中某些肌腱和部分饱满的肌腹会突出于腕部正上方：

- 旋后肌
- 拇长展肌
- 拇短伸肌
- 拇长伸肌

旋后肌起源复杂，起自肱骨的外上髁、桡侧副韧带、桡骨环状韧带及尺骨的旋后肌嵴和窝。它的纤维形成一个扁平层，向下向外走行，几乎完全包绕桡骨，并止于桡骨上1/3的外侧面。当它走行至前臂后间室时，被桡神经的深支分隔成浅层和

前臂肌肉起止点

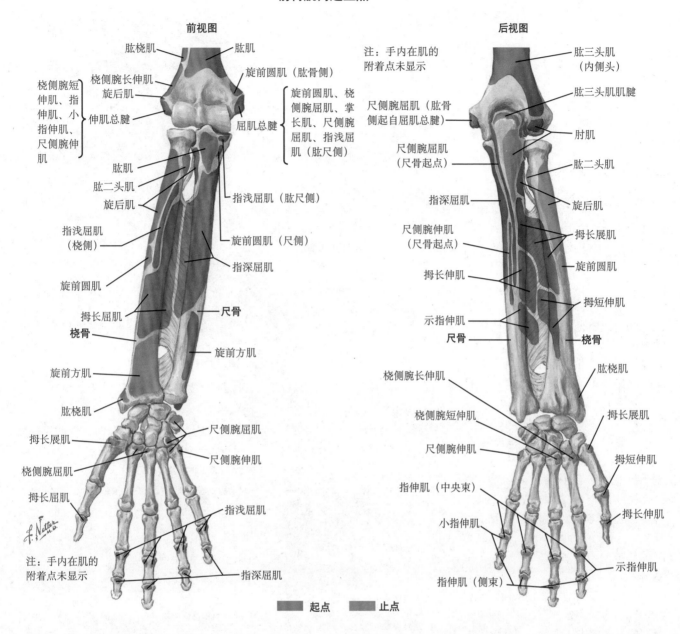

前视图

肱桡肌
肱肌
桡侧腕长伸肌
旋前圆肌（肱骨侧）
桡侧腕短伸肌、指伸肌、小指伸肌、尺侧腕伸肌
旋后肌
伸肌总腱
屈肌总腱
旋前圆肌、桡侧腕屈肌、掌长肌、尺侧腕屈肌、指浅屈肌（肱尺侧）
肱肌
肱二头肌
旋后肌
指浅屈肌（肱尺侧）
指浅屈肌（桡侧）
旋前圆肌（尺侧）
指深屈肌
旋前圆肌
拇长屈肌
尺骨
桡骨
旋前方肌
旋前方肌
肱桡肌
拇长展肌
尺侧腕屈肌
桡侧腕屈肌
尺侧腕伸肌
拇长屈肌
指浅屈肌
注：手内在肌的附着点未显示
指深屈肌

后视图

注：手内在肌的附着点未显示
肱三头肌（内侧头）
肱三头肌肌腱
尺侧腕屈肌（肱骨侧起自屈肌总腱）
肘肌
尺侧腕屈肌（尺骨起点）
肱二头肌
指深屈肌
旋后肌
尺侧腕伸肌（尺骨起点）
拇长展肌
拇长伸肌
旋前圆肌
示指伸肌
拇短伸肌
尺骨
桡骨
桡侧腕长伸肌
肱桡肌
桡侧腕短伸肌
拇长展肌
尺侧腕伸肌
拇短伸肌
指伸肌（中央束）
拇长伸肌
小指伸肌
指伸肌（侧束）
示指伸肌

■ 起点　■ 止点

四、前臂肌肉（续）

深层。

拇长展肌位置紧靠旋后肌远端，起自桡骨后表面的中间1/3和肘肌下方尺骨后表面的外侧部分。肌纤维会聚成其肌腱（拇短伸肌肌腱紧贴于该肌腱的内侧），而该肌腱跨过桡侧腕长、短伸肌肌腱，止于第一掌骨基底桡侧。

拇短伸肌源自桡骨和拇长展肌以远的骨间膜，止于拇指近节指骨基底。它是拇长展肌远端部分的特化。

拇长伸肌起自尺骨和拇长展肌以远的骨间膜。它的肌腱走行至桡骨背侧结节的尺侧，然后斜行跨过桡腕伸肌肌腱，止于拇指远节指骨的基底。

示指伸肌起自拇长伸肌正下方的尺骨及骨间膜。在手部，肌腱汇入支配示指的指伸肌肌腱尺侧，与其一起参与形成该手指的伸肌肌腱扩张部。

前臂横断面解剖学知识对于理解前臂的高级影像视图和外科解剖至关重要。了解前臂肌肉和肌腱的起止点有利于前臂及腕关节术中的分离和探查，并为理解前臂和腕关节功能解剖学提供框架。

前视图

五、前臂的血液供应

肱动脉分为桡动脉和尺动脉。已命名的分支位于肘关节和腕关节附近，只有未命名的肌肉分支起自前臂中部。

（一）桡动脉

这一较小的分支为肱动脉的直接延续，止于腕关节的"脉搏点"。它先跨过旋前圆肌的肌腱，而后邻接桡神经浅支下降，发出桡侧返动脉、肌支、腕掌支和掌浅支等分支。

桡侧返动脉起自桡动脉起点稍下方，在旋后肌表面上升。该动脉为旋后肌、肱桡肌和肱肌供血，并与桡侧副动脉吻合（专题3-8）。

肌支为前臂的桡侧肌肉供血。腕掌支起自旋前方肌远端边缘附近，其末端与尺动脉的腕掌支、骨间前动脉的终末支和掌深动脉弓的返支相吻合。

掌浅支在桡动脉即将从腕部桡侧缘转至手背之前处分出，在拇指肌肉表面或其间穿出下降，与尺动脉的浅支汇成掌浅动脉弓。

（二）尺动脉

这条较大的分支以平缓的曲度走行至前臂尺侧，深入旋前圆肌和前臂所有其他屈肌头部，并与正中神经交叉。它位于尺侧腕屈肌深处，与尺神经一起进入手部。

尺侧返动脉前支在肘关节正下方从肱骨和旋前圆肌之间转向上行，为这些肌肉供血，并与尺侧副动脉的前支相吻合。

尺侧返动脉后支比前支大，起自前支附近或与其同源，在指浅屈肌和

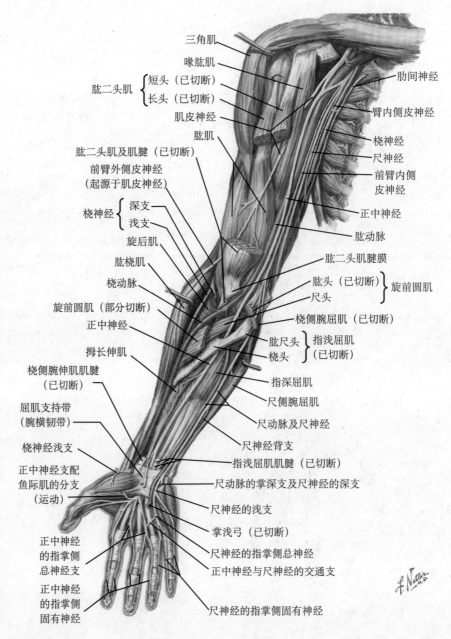

指深屈肌之间上升，为肘关节供血，末端与尺侧副动脉的后支和骨间返动脉相吻合，并止于鹰嘴网状结构处。

骨间总动脉起自尺动脉的桡侧，分出骨间前、后动脉。骨间前动脉于骨间膜前表面同静脉和正中神经的骨间前支一起下降，直达旋前方肌的上缘。它向桡骨和尺骨发出营养动脉，向手掌发出一条细长的正中动脉，并在旋前方肌的上缘发出一条小腕掌支。该动脉终止于腕背侧网状结构。

骨间后动脉与桡神经深支共同起

于旋后肌和拇长展肌之间，穿行至前臂上端背侧。它向前臂伸肌发出小分支，下行与骨间前动脉的背侧终末支相吻合。骨间返动脉在旋后肌和肘肌深面上行，到达肱骨外上髁和鹰嘴之间的间隙，并与中副动脉、尺侧下副动脉和尺侧返动脉后支相交通。

尺动脉的肌支为前臂尺侧的肌肉供血。腕掌支起自屈肌支持带的上缘，在屈肌腱深面穿过腕关节，并与桡动脉的腕掌支汇合。腕背支起自豌豆骨正上方，环绕腕部边缘，在肌腱深面，以助于形成腕背侧弓。

六、正中神经

正中神经（$C_{[5]}$、C_6、C_7、C_8、T_1）由起自臂丛神经相应束的内侧和外侧部分合并而成（专题3-14）。

（一）臂部走行

正中神经从腋窝走行至手臂，位于肱动脉外侧。大约在喙肱肌止点水平，神经斜向内侧跨越肱动脉，然后沿其内侧下降至肘窝。此处其位于肱二头肌腱膜和肘正中静脉后方，肱肌止点和肘关节的前方（在这一区域行静脉穿刺时，应当牢记静脉、动脉和神经非常接近）。该神经在手臂发出的唯一分支为至肱血管的细支和至旋前圆肌的不恒定小支。

（二）前臂走行

正中神经在旋前圆肌的肱侧头和尺侧头之间穿入前臂（尺侧头将其与尺动脉分隔开），行至指浅屈肌肱尺侧和桡侧头之间的腱弓深面，并在指浅屈肌和指深屈肌间继续下行。正中神经在前臂发出分支至旋前圆肌、指浅屈肌、桡侧腕屈肌和掌长肌，并发出关节小支至肘关节和近端桡尺关节。

正中神经最长的分支是骨间前神经，与相应的动脉伴行，于拇长屈肌和指深屈肌之间的骨间膜表面下行，支配拇长屈肌和指深屈肌的外侧部分，止于旋前方肌下，支配旋前方肌和远端桡尺关节、桡腕关节和腕关节。正中神经的血管细支分布至尺血管和骨间前血管及桡骨和尺骨的营养血管。掌支起自屈肌支持带上方3～4cm处，并在其表面下行，支配手掌中部和鱼际隆起皮肤。在前臂，正中神经和尺神经有时通过细丝相连，这也许能解释手部神经分布的某些异常。

在前臂下端，正中神经在掌长肌肌腱和桡侧腕屈肌肌腱之间变得更表浅。它与屈指肌肌腱一起通过腕管进入手掌。腕管前面以坚韧的屈肌支持带为界，后面以腕骨为界。正中神经从腕管穿出后，发散成终末的肌支

前视图

注：仅显示正中神经支配的肌肉

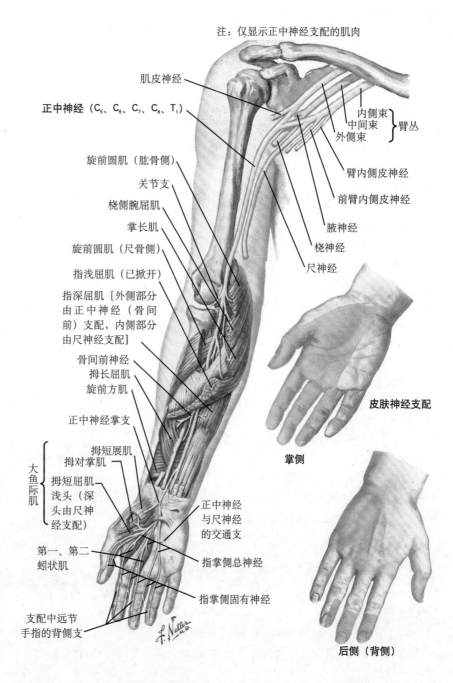

肌皮神经
正中神经（C_5、C_6、C_7、C_8、T_1）
内侧束
中间束　臂丛
外侧束
臂内侧皮神经
前臂内侧皮神经
腋神经
桡神经
尺神经

旋前圆肌（肱骨侧）
关节支
桡侧腕屈肌
掌长肌
旋前圆肌（尺骨侧）
指浅屈肌（已掀开）
指深屈肌［外侧部分由正中神经（骨间前）支配，内侧部分由尺神经支配］
骨间前神经
拇长屈肌
旋前方肌
正中神经掌支

拇短展肌
拇对掌肌
拇短屈肌浅头（深头由尺神经支配）
大鱼际肌

第一、第二蚓状肌
支配中远节手指的背侧支

正中神经与尺神经的交通支
指掌侧总神经
指掌侧固有神经

皮肤神经支配

掌侧

后侧（背侧）

和指掌支。肌支起源靠近指掌侧总神经，或起初便与指掌侧总神经联合走行至拇指。它向外弯曲走行，跨过或穿过拇短屈肌，对其进行神经支配，然后分叉，支配拇短展肌和拇对掌肌。肌支还可能支配所有或部分第一背侧骨间肌。罕见情况下，其发自腕管，并穿透屈肌支持带（存在潜在令临床担忧的一种排列）。

指掌侧总神经和固有神经的起源与分布各异，但常规排列如专题3-13和3-14所示。指掌侧固有神经

发出背侧小支，支配外侧3.5个手指远端背侧皮肤（包括甲床）。有时，它们仅支配2.5个手指。示指桡侧和示指及中指相邻侧的指掌侧固有神经支还分别带有支配第一和第二蚓状肌的运动纤维。因此，手指神经并不仅仅与皮肤敏感性有关，它们混合了传出和传入的躯体与自主神经纤维，这些神经纤维能够在感觉神经末梢、血管、汗腺和立毛肌，以及其分布区域中的筋膜、腱、骨和关节结构之间来回传导冲动。

七、尺神经

前视图

尺神经（C[7]、C8、T1）是臂丛神经内侧束的主要延续（专题3-13）。

（一）臂部走行

尺神经最初位于腋动脉和腋静脉之间，进入臂部后，在肱动脉内侧走行，大约在臂部中间，其穿过内侧肌间隔，沿尺侧上副动脉，在肱三头肌内侧头前方下行。在上臂的下1/3段向后斜行，到达肱骨内上髁和鹰嘴之间的间隙。该神经进入前臂后，在尺侧腕屈肌肱侧头和尺侧头之间，肱骨内上髁后方的沟内走行。在肘关节以上，尺神经没有固定的分支。

（二）前臂及手部走行

尺神经沿前臂内侧下行，首先走行于肘关节尺侧副韧带表面，然后沿指深屈肌表面下行，穿入尺侧腕屈肌深面。尺神经和尺动脉在肘部间隔相当大的距离，但在前臂下2/3处彼此紧邻且尺动脉走行于外侧。在尺侧腕屈肌肌腱处，尺神经和尺动脉从其外侧缘下方发出，表面仅覆盖皮肤和筋膜。它们跨过屈肌支持带前面、豌豆骨外侧缘到达手部。在掌短肌的深面，尺神经分为浅支及深支。

（三）分支

在前臂和手部，尺神经发出关节支、肌支、掌支、背侧支、浅支、深支和血管支。

肘关节微小关节支起自神经主干并走行至内肱骨上髁后方，在其分出终末支之前，细支尚支配腕关节。

在前臂上段，尺神经向指深屈肌内侧半和尺侧腕屈肌发出分支。尺神经掌支起自腕部上方5~7cm处，在尺动脉附近下降，穿过深筋膜，支配小鱼际处的皮肤。它与前臂内侧皮神经及正中神经的掌支相交通。尺侧背支在腕部上方5~10cm处发出，在后方尺侧腕屈肌肌腱深面走行，并穿透深筋膜，沿腕部背内侧继续走行。此处

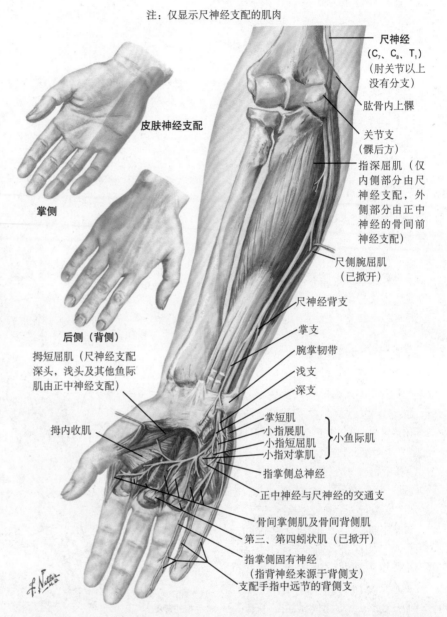

注：仅显示尺神经支配的肌肉

- 皮肤神经支配
- 掌侧
- 后侧（背侧）
- 拇短屈肌（尺神经支配深头，浅头及其他鱼际肌由正中神经支配）
- 拇内收肌

- 尺神经（C7、C8、T1）（肘关节以上没有分支）
- 肱骨内上髁
- 关节支（髁后方）
- 指深屈肌（仅内侧部分由尺神经支配，外侧部分由正中神经的骨间前神经支配）
- 尺侧腕屈肌（已掀开）
- 尺神经背支
- 掌支
- 腕掌韧带
- 浅支
- 深支
- 掌短肌
- 小指展肌
- 小指短屈肌
- 小指对掌肌 } 小鱼际肌
- 指掌侧总神经
- 正中神经与尺神经的交通支
- 骨间掌侧肌及骨间背侧肌
- 第三、第四蚓状肌（已掀开）
- 指掌侧固有神经（指背神经来源于背侧支）支配手指中远节的背侧支

发出分支支配手和手指背面内侧的皮肤，通常有2~3根指背神经，第一根支配小指内侧缘，第二根分离为指背固有神经支配小指及环指的毗邻侧，第三根（如果存在）支配环指及中指的毗邻侧。

尺神经浅支支配掌短肌，并为掌内侧皮肤提供神经支配，发出两根掌指侧神经。第一根为指掌侧固有神经，支配小指内侧缘；第二根是指掌侧总神经，和邻近的正中神经发出的指掌侧总神经相交通，尺神经发出的指掌侧总神经随后又分为两根指掌侧固有神经，支配小指和环指的毗

邻侧。在极少数情况下，尺神经支配2.5个手指而非1.5个手指，以致正中神经和桡神经的支配范围相应缩小。

尺神经深支走行于小指展肌与屈肌之间，并支配上述肌肉，贯穿并支配小指对掌肌，而后在指屈肌肌腱的后面与掌深动脉弓伴行。在掌部，尺神经深支发出肌支支配第三、第四蚓状肌及骨间肌，终止于并支配拇收肌，有时也止于拇短屈肌的深头。

神经对手掌肌肉的支配变异和神经在皮肤分布的变异一样普遍，这种变异由尺神经和正中神经间多样的连接关系所致。

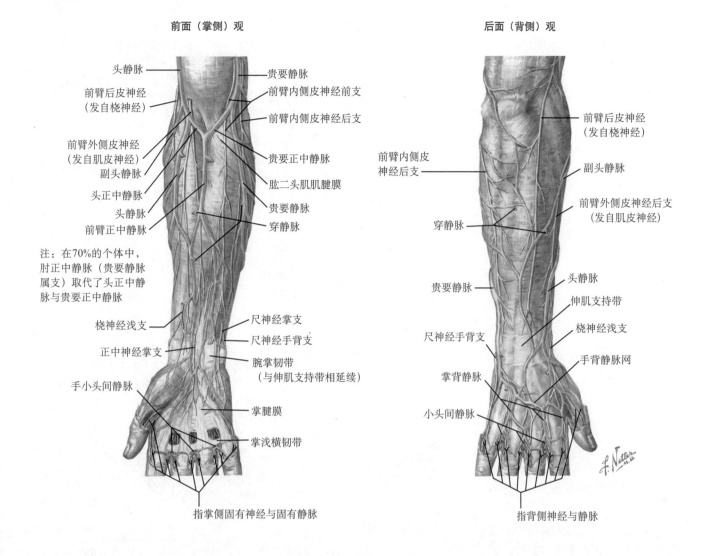

前面（掌侧）观

头静脉
前臂后皮神经（发自桡神经）
前臂外侧皮神经（发自肌皮神经）
副头静脉
头正中静脉
头静脉
前臂正中静脉

贵要静脉
前臂内侧皮神经前支
前臂内侧皮神经后支
贵要正中静脉
肱二头肌肌腱膜
贵要静脉
穿静脉

注：在70%的个体中，肘正中静脉（贵要静脉属支）取代了头正中静脉与贵要正中静脉

桡神经浅支
正中神经掌支
手小头间静脉

尺神经掌支
尺神经手背支
腕掌韧带（与伸肌支持带相延续）
掌腱膜
掌浅横韧带

指掌侧固有神经与固有静脉

后面（背侧）观

前臂内侧皮神经后支
穿静脉
贵要静脉
尺神经手背支
掌背静脉
小头间静脉

前臂后皮神经（发自桡神经）
副头静脉
前臂外侧皮神经后支（发自肌皮神经）
头静脉
伸肌支持带
桡神经浅支
手背静脉网

指背侧神经与静脉

八、皮神经

桡神经浅支起始于肘窝部，也是桡神经分叉成深浅支处（专题3-13与专题3-16）。桡神经浅支完全为皮神经，走行于前臂肱桡肌深面，与桡动脉伴行。于前臂远端1/3处，桡神经浅支穿过前臂筋膜并沿前臂外侧缘走形，后分成两支。

较小的外侧支支配桡侧皮肤与大鱼际区，并与前臂外侧皮神经相交通。较大的内侧支分成4支指背神经：第一支指背神经支配拇指尺侧；第二支支配示指桡侧；第三支分布于示指、中指毗邻侧；第四支分布于中指与环指毗邻侧。

桡神经浅支与尺神经背侧支常于手背部相吻合，两者终支（多为中

间分支）的表观来源均可有变异。在某些这样的个体中，中指与环指毗邻侧受尺神经支配。指背侧神经不走行至指端。指背神经到达拇指指甲基底部、第二指远侧指间关节，以及接近第三、四指近侧指间关节处。桡神经未分布到的指背侧远端区域接受正中神经粗壮的指掌侧支的分支支配。

尺神经背侧支完善了手与各指背部的皮神经分布（专题3-16）。其起始于腕关节上方约5cm处，于尺侧腕屈肌肌腱下方向背侧走行，继而穿过前臂筋膜，于腕关节尺侧缘，该神经分为三支指背神经。

第一支沿手背部尺侧走行，分布于小指尺侧，远至甲根。第二支于第四、第五指间隙分叉，并分布于第

四、第五指毗邻侧。第三支可能亦类似分叉，可分布于第三、第四指毗邻侧，或直接与桡神经浅支的第四指背支吻合。到达第四指的背侧各支常只延伸至中节指骨基底，而第四、第五指更远端的部分由尺神经指掌侧分支支配。

尺神经掌支起始于前臂中部，于前臂筋膜深面尺动脉前方下行（专题3-16与专题3-17）。其在腕关节正上方穿出筋膜，分布于小鱼际隆起与掌内侧部的皮肤。

正中神经掌支起自于腕关节正上方（专题3-16与专题3-17）。它在掌长肌肌腱与桡侧腕屈肌肌腱之间穿出腕掌韧带，分布至手掌中央凹陷区域与大鱼际隆起部皮肤。

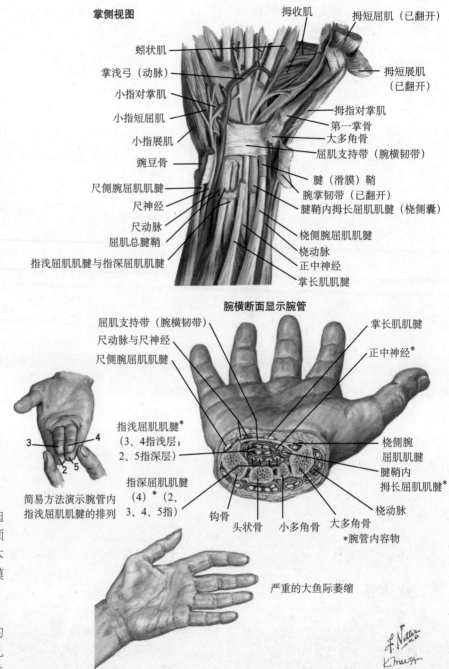

掌侧视图

拇收肌
拇短屈肌（已翻开）

蚓状肌
掌浅弓（动脉）
小指对掌肌
小指短屈肌
小指展肌
豌豆骨
尺侧腕屈肌肌腱
尺神经
尺动脉
屈肌总腱鞘
指浅屈肌肌腱与指深屈肌肌腱

拇短展肌（已翻开）
拇指对掌肌
第一掌骨
大多角骨
屈肌支持带（腕横韧带）
腱（滑膜）鞘
腕掌韧带（已翻开）
腱鞘内拇长屈肌肌腱（桡侧囊）
桡侧腕屈肌肌腱
桡动脉
正中神经
掌长肌肌腱

腕横断面显示腕管

屈肌支持带（腕横韧带）
尺动脉与尺神经
尺侧腕屈肌肌腱

掌长肌肌腱
正中神经*

指浅屈肌肌腱*
（3、4指浅层；
2、5指深层）

简易方法演示腕管内
指浅屈肌肌腱的排列

指深屈肌肌腱
（4）*（2、
3、4、5指）

钩骨　头状骨　小多角骨　大多角骨

桡侧腕
屈肌肌腱
腱鞘内
拇长屈肌肌腱*
桡动脉

*腕管内容物

严重的大鱼际萎缩

九、腕管综合征

腕管综合征是上肢最常见的压迫性神经病变。正中神经于构成腕管顶部的腕横韧带下方受到压迫。腕管本身包含9根肌腱、肌腱相关联的滑膜及正中神经。

患者最常诉自己的手"麻木"，像开车、拿书或吹风机吹发这样的活动常会加剧这些症状。夜间觉醒几乎普遍都有，原因是睡眠过程中腕关节受强健的腕屈肌牵拉而处于屈曲状态，这种症状常促使患者就医。

腕管综合征的诊断需要详尽的临床病史，同时要有明确的体格检查，包括糖尿病、类风湿关节炎、痛风、甲状腺功能减低症和妊娠等相关情况也必须论述。体格检查首先要排除更近端的神经压迫（颈椎管、臂丛神经病变、旋前肌综合征）。Phalen试验及在腕管处叩击正中神经可以再现桡侧三指皮肤感觉异常。直接压迫正中神经（Durkan试验）被证实对于诊断腕管综合征同时具备敏感性与特异

性。同时应当进行感觉测试，评估大鱼际肌的萎缩情况，后者是正中神经受压更后期/长期的征象。电生理诊断试验常常被用来证实诊断，进行正中神经压迫/损伤严重程度的分级，并且为手术减压后的恢复提供预后信息。

初始治疗包括夜间用夹板将腕关节固定在中立位、适当使用抗炎药、限制活动。下一步治疗是应用皮质激素的腕管内注射。80%的患者注射皮

质激素后出现症状改善，缓解期可持续平均3～9个月。保守治疗无效或初始便伴有严重的压迫/大鱼际萎缩/重度麻木感，应当考虑行手术松解腕管。开放手术或内镜下手术均可，其共同目的是彻底松解腕横韧带与前臂远端筋膜。夜间症状很快就会完全缓解，而感觉功能的恢复需要更长时间。残余麻木感在严重病例中并不罕见，必须在手术松解之前向患者宣教此情况。

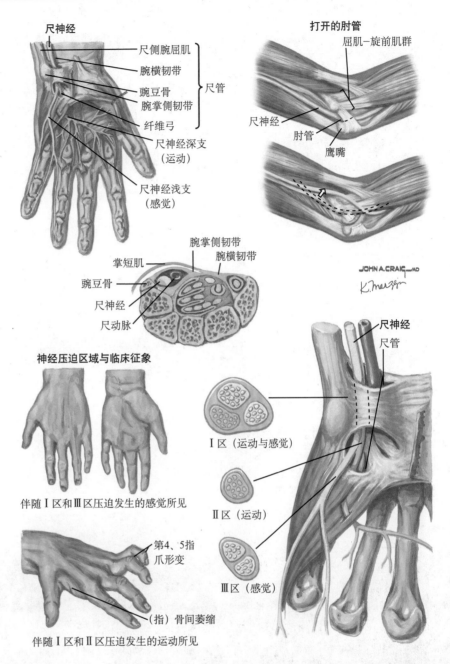

尺神经

尺侧腕屈肌
腕横韧带
豌豆骨
腕掌侧韧带 } 尺管
纤维弓
尺神经深支（运动）
尺神经浅支（感觉）

打开的肘管
屈肌-旋前肌群
尺神经
肘管
鹰嘴

腕掌侧韧带
腕横韧带
掌短肌
豌豆骨
尺神经
尺动脉

JOHN A. CRAIG—AD

尺神经
尺管

神经压迫区域与临床征象

I区（运动与感觉）
II区（运动）
III区（感觉）

伴随I区和III区压迫发生的感觉所见

第4、5指爪形变
（指）骨间萎缩

伴随I区和II区压迫发生的运动所见

十、肘管综合征

肘部尺神经受压（肘管综合征）是上肢第二常见的压迫性神经病变。尺神经于肱骨内上髁后方经过，沿其走行区在几个点易受压迫。患者起初最常诉小指与环指的麻木感及刺痛感。随着症状进展，肘部内侧疼痛和手部笨拙感越加显著。肘部尺神经压迫的晚期病例会显示出手内在肌的萎缩（累及第一背侧骨间肌最明显）与第4、5指的爪形变。体格检查重点在细致的感觉检查和手内在肌的肌肉检查。应当评估屈肘时尺神经的不稳定性。肘管内尺神经的Tinel征及屈肘/压迫试验能够帮助定位尺神经于肘关节水平受压迫的位点。电生理诊断试验可以辅助做出准确诊断，同时评估有无更近或更远的压迫点。

对不伴肌力减退/肌萎缩患者的初始治疗包括减少肘管处对尺神经的牵拉与压迫。夜间夹板固定肘部至约30°，日间以肘垫保护，避免神经受直接损伤，并且限制活动常可使症状显著缓解。患者持续至少3个月的非手术疗法失败和（或）表现出症状进一步加重，应当考虑手术减压。手术有许多选择，从原位减压术、肱骨内上髁切除术，到皮下或肌下尺神经前置术。近年来有展示内镜下尺神经减压成功的案例报道，但仍需进一步研究。

相对而言，尺神经较少于腕关节（位于Guyon管）水平受压迫。症状与肘管综合征相似，但是没有肘内侧的疼痛与手背的麻木感。尺神经可于多个与钩骨钩突相关的位点受压迫，症状则多变，从单纯的运动或感觉改变到复合损伤。体格检查包括尺侧腕部Tinel征阳性，仔细触诊评估肿块（腱鞘囊肿/脂肪瘤），并且排除小鱼际锤击综合征。保守治疗是其初始疗法，随后为手术减压。

桡骨远端伸展/压缩骨折（Colles骨折）

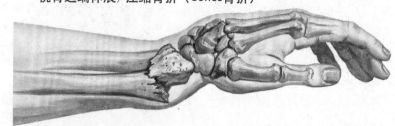

Colles骨折侧面观显示特征性的银叉样畸形，并有骨折远端碎片向背侧与近侧移位。注意桡骨远端关节面背侧的斜度并不是通常的掌侧斜度

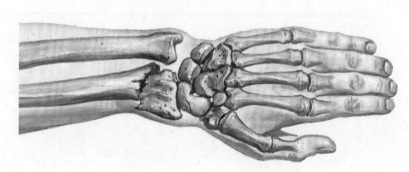

背面观显示手部桡偏伴尺骨茎突尺侧凸出和桡骨远端关节面正常径向斜度的减小或反转

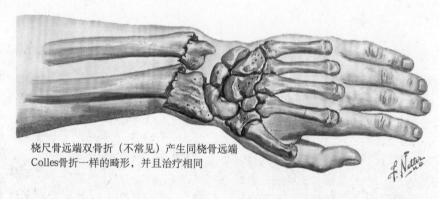

桡尺骨远端双骨折（不常见）产生同桡骨远端Colles骨折一样的畸形，并且治疗相同

十一、桡骨远端骨折

近80%的前臂骨折涉及桡骨远端和远端桡尺关节。桡骨远端骨折在儿童、成人、老年人损伤中常见，常由摔倒时手外展引发。青少年与青壮年该部位的桡骨骨折时相较于伴发严重骨质疏松的老年人明显需要更大的外力。骨折累及关节常常是高强度冲击造成的。

对于桡骨远端所有损伤的评估必须通过包含腕关节、前臂、肘关节的X线正位像、侧位像，有时也会需要斜位像来确定损伤范围。假如怀疑关节内骨折，可以行CT检查来确定关节移位程度并指导处理。桡骨远端骨折可能是稳定骨折或不稳定骨折，这取决于骨折粉碎程度和原始骨折移位程度。腕骨和（或）腕部韧带的相关损伤必须妥善评估并处理。

（一）骨折分型

1.伸直/压缩

突然倒地的伸直/压缩损伤骨折，或称为Colles骨折，是倒地时手外展型的。骨折畸形由桡骨远端向背侧移位与前臂远端肿胀引起，此种畸形被称为银叉样畸形。有效治疗包括恢复以下方面：①桡骨固有长度；②桡骨远端的尺偏角与掌倾角；③远端桡尺关节面与桡腕关节面的协调性。桡骨长度（较易通过尺骨茎突为参照点测得）减少超过5mm可导致功能障碍。桡骨远端掌倾角的复原对于长期效果至关重要，并且可以减少腕关节运动学改变的风险，其运动学改变可引起桡腕关节和腕骨间关节的退行性改变。

如果桡骨远侧干骺端粉碎超过50%，则该种骨折很有可能是不稳定型，单靠石膏绷带来维持复位非常困难。此型骨折在侧位X线片上显示最清楚。最终治疗方案不仅取决于损伤情况，还要考虑患者的年龄与职业。解剖复位对从事体力劳动者及年轻患者更重要，而对于习惯久坐的患者，损失一部分桡骨长度与倾角也可以接受。

2.桡骨远端关节缘骨折

关节缘骨折，又称为Barton骨折，在桡骨远端骨折中占比较小。此型骨折的最佳称谓是腕关节骨折伴脱位。Barton骨折的正确诊断非常重要，由于其本质上是一种不稳定型损伤，因此难以用传统的闭合方法来治疗。通过脱位的方向来进一步明确该种损伤。假如关节边缘（或周缘）背面出现骨折，同时腕关节向背侧移位，则此种损伤称为背型Barton骨折；反之，较常见的掌型Barton骨折是指向掌侧移位。然而在许多病例中，Barton骨折不伴移位，可用石膏绷带制动来治疗，之后每周复查X线随诊。

桡骨远端关节缘骨折（Barton骨折）与桡骨茎突关节缘骨折

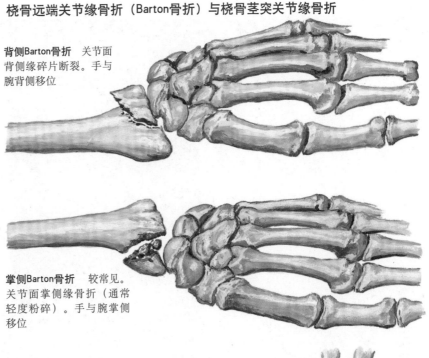

背侧Barton骨折 关节面背侧缘碎片断裂。手与腕背侧移位

掌侧Barton骨折 较常见。关节面掌侧缘骨折（通常轻度粉碎）。手与腕掌侧移位

十一、桡骨远端骨折（续）

倒地时手外展是Barton骨折最常见的成因。冲击力使月骨向桡骨关节面的背侧缘或掌侧缘楔入。月骨起到对抗关节面的杠杆作用，使其发生骨折。腕关节继而随着桡骨关节缘片段一同脱位。

闭合复位的稳定性取决于损伤对侧桡腕韧带的完整性。例如，背型Barton骨折，得益于完整的掌侧腕骨间韧带，其在腕关节置于伸展状态时复位的稳定性效果最好。

Barton骨折的复位难以用外固定装置或钢针、石膏来维持。因此，骨折伴脱位带有大的碎骨块者常适合应用开放复位内固定治疗。Barton骨折累及大部分关节面时通常属于不稳定型，必须行开放复位内固定治疗，用一块小支持钢板来维持复位。用钢板托住远端碎骨块以维持关节协调性。往远端碎骨块（骨块可能是严重粉碎性的）内打入螺钉对于维持复位并非绝对必要。

3.桡骨茎突骨折

大多数没有移位的桡骨茎突骨折可以用石膏使其制动来治疗。移位骨

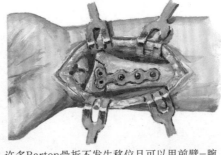

许多Barton骨折不发生移位且可以用前臂-腕石膏绷带制动加主动手指功能锻炼共6周来处置。对于掌侧骨折，腕部制动于屈曲位，对于背侧骨折，轻度伸展位。移位骨折通常可以通过指套加上臂悬吊重物的牵引来复位，有无手法复位均可。粉碎性骨折需要针钉固定和石膏绷带制动。对于不稳定骨折，一些外科医师倾向于用支撑钢板进行内固定。为避免进一步粉碎，钢板螺钉不植入骨折碎片

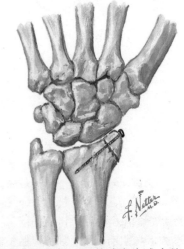

桡骨茎突骨折 可单独发生或合并Barton骨折。此处为螺钉固定状态。非移位性骨折通常可以用短臂石膏制动至少6周进行治疗

折必须达到解剖复位，并且以钢针或螺钉固定住。通常，闭合复位加上经皮钢针固定就以足够。桡骨茎突骨折常伴月骨脱位。因此，对于任何桡骨茎突骨折，必须检查腕关节有无其他损伤。一些外科医师运用腕关节镜来辅助治疗这些损伤。关节镜的优势包括直视下关节复位，以及能够确定常伴发于此类损伤的相关韧带损伤。

闭合复位与石膏制动构成一套对许多桡骨远端骨折均可靠的疗法，但手法复位满意后，某些骨折（尤其是

青壮年的不稳定型损伤）仍需要手术固定。现有的可选固定方法包括闭合复位与经皮钢针固定、外固定或开放复位内固定，后者近来有向掌侧锁定钢板发展的趋势。

（二）治疗

桡骨远端骨折治疗方法的最佳决定因素包括骨折的性质，是稳定型还是不稳定型，是关节内还是关节外，患者的年龄与生活方式，以及给予治疗的外科医师自身的经验水平。

桡骨远端骨折的X线图像

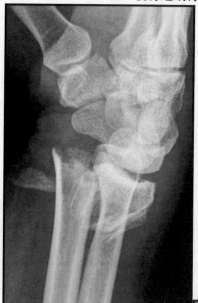

桡骨远端关节外粉碎性骨折伴严重背侧移位及干骺端粉碎性骨折的侧位X线图像

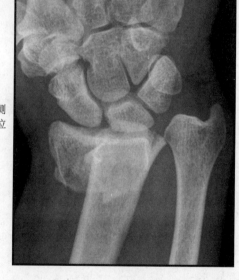

桡骨远端关节外粉碎性骨折伴显著桡侧短缩（即桡骨长度短于尺骨）的前后位X线图像

十一、桡骨远端骨折（续）

1.闭合复位与石膏制动

Colles骨折常可用手法或牵引法使其复位。做好前臂消毒准备后，用利多卡因局部浸润骨折处血肿便可起到足够的麻醉作用，以便施行手法复位。区域阻滞麻醉，如腋窝阻滞或静脉局部麻醉也常常用到。但是假如患者非常紧张焦虑或需要比较复杂的操作，也可应用全身麻醉。

用指套加重物牵引对复位Colles骨折有效。指套固定在中指、示指和拇指上以悬吊手臂；10~15磅（4.54~6.80kg）的重物通过悬吊带绑缚于上臂以产生对抗牵引。完全复位骨折常需要小心的人工手法。如果可以，应当避免过度分离或再次形成畸形。

若外科医师想不用指套而行手法复位，则需要一位助手把持住前臂近侧并提供对抗牵引。骨折在小心的轴向牵引下即可复位。复位后应用方糖铲形夹板或长臂环形石膏固定。使用方糖铲形夹板比长臂环形石膏更简

易，且可以在后期随访时加紧。要维持复位，石膏塑形时要用三点塑形法贴合前臂。夹板或石膏内腕关节的最终摆位必须避免极端位置（尤其是屈腕位），因为这些情况会加重神经压迫，特别是腕管内的正中神经。患者在前3周必须每周随访并拍摄X线片以确保维持复位。6周的制动时间是标准时长，随后在保护下进行活动并逐渐加强。

2.闭合复位与钢针固定

骨折通过闭合复位后对合状况不满意者需手术固定。患者骨质优良且掌侧骨皮质完好（如非粉碎性骨折）宜行闭合复位钢针固定。最常用的方法是向内聚焦式穿针，由远及近穿克氏针，穿针位点均通过桡骨茎突，从背侧穿向骨折位点，并且与掌侧骨皮质紧密结合。这种方法不适用于干骺端粉碎性骨折或骨折累及关节内部。钢针可于4周后取出，随后开始在保护下活动。此种治疗最常见的并发症是穿针处感染，此时需用抗生素治疗或早期拔除钢针。最可怕的并发症是放置克氏针时损伤桡神经浅支引发的复杂性局部疼痛综合征。

Colles骨折的闭合复位与石膏绷带制动

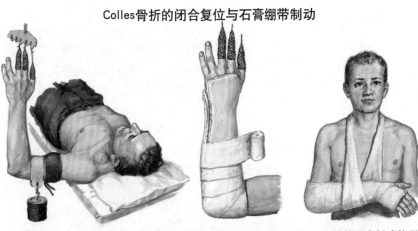

患者仰卧位且上臂伸过床边，肘部屈曲90°，同时中指、示指和拇指用指套悬吊。以10~15磅（4.54~6.80kg，取决于患者肌肉健壮程度）重物通过软垫吊带悬挂于上臂形成对抗牵引。复位好者10~15分钟即见效。注意充气袖带在复位过程中保持膨胀以维持静脉局部麻醉

当复位在X线上满意时，在垫板上应用根据腕部塑好形的方糖铲形夹板或管形石膏。夹板或石膏从肘部以上起始，在背侧延伸至掌骨头，但在掌侧仅延伸至掌褶以便手指活动。若使用石膏，将其做成双瓣形以备肿胀调节

方糖铲形夹板或管形石膏需配戴6周。须频繁拍X线片监测，尤其前2周。如果出现滑脱，则再次复位

十一、桡骨远端骨折（续）

3.外固定

骨折伴发严重的开放性软组织损伤，或者骨折经钢针或钢板固定仍较脆弱者行外固定有效。外固定方法中最常用的是跨越式腕关节固定架。将螺纹针同时打入第二掌骨与桡骨远端1/3处，并且将其与卡箍和条棒相连来维持长度，同时调和力量。不跨越腕关节的新装置已经研发出来，并且在治疗复杂的桡骨远端骨折中颇显前景。针道感染属于常见情况。感觉神经损伤和腕关节过度分离也是引起复杂局部疼痛综合征的风险之一。

4.开放复位与内固定

开放复位与内固定可认为是对于最不稳定、伴移位的桡骨远端骨折通用的治疗方法。传统方法中，钢板与螺钉是由背侧置入桡骨远端，起到支持板的作用。伸肌肌腱与骨之间的紧密联系致使伸肌肌腱并发症发生率很高，继发伸肌腱鞘炎者需取出内固定物，继发于伸肌肌腱直接断裂者需行肌腱修补或重建。锁定钢板技术中螺钉头部穿入钢板内，使其可以贴着桡骨远端掌侧皮质放置。上方的屈肌肌腱因为距离关系及旋前方肌的保护而不受植入物影响。此种"固定角度架构"支撑起关节面，关节面下有螺钉/栓钉或齿钉置入到紧贴软骨下层，继而钢板便固定于桡骨干。这可以获得非常好的复位效果，并且此种强硬的架构允许早期活动与治疗。该内固定物带来的软组织刺激与损伤仍是一

手法复位

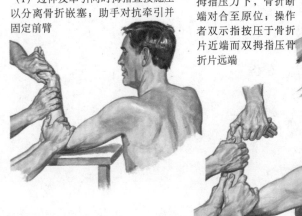

Colles骨折的局部（浸润）麻醉手法复位方法：
（1）过伸及牵引同时拇指直接施压以分离骨折嵌塞；助手对抗牵引并固定前臂

（2）在持续牵引、对抗牵引、手部尺偏、拇指压力下，骨折断端对合至原位；操作者双示指按压于骨折片近端而双拇指压骨折片远端

（3）快速将手屈曲至腕部，保持牵引与压力于骨折片上以使之对合

个问题，但是顺着桡骨摆放于适当的位置，同时避免螺钉穿透背面（这些植入物无需双皮质固定）则可逐步消退。更复杂的一些伴有关节面粉碎或明显掌侧与背侧受累的损伤需用多套钢板螺钉进行开放复位内固定。特定骨块固定的概念是应用较小的植入物至单独的骨折块，使得固定稳妥，并且复杂关节损伤获得解剖复原。

（三）并发症

所有桡骨远端骨折相关的短期并

发症均重要，并且要求早期治疗以防止远期残留障碍。骨折复位与石膏固定后欲控制水肿，需将手臂上抬至高于心脏水平，可以置于枕头或悬吊于吊带，同时在石膏上放置冰袋。严重肿胀时必须松开石膏，且石膏可能需要修剪以防刺激皮肤。医师要鼓励患者勤活动各个指关节以达到主动活动的完全范围，以防常见的关节僵硬，同时达到消肿目的。任何石膏包裹状态下的持续疼痛都要拆除整个石膏进行详查。

开放复位内固定（ORIF）的X线图像

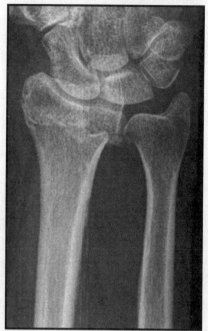

桡骨远端关节内移位骨折的前后位X线图像

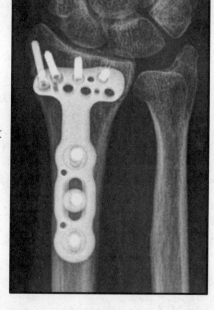

同一腕部在掌侧用钢板螺钉行开放复位内固定后的X线图像

十一、桡骨远端骨折（续）

桡骨远端骨折后正中神经的急性损伤是一种不常见但会使肢体弱化的问题。损伤之后，骨折移位合并肿胀有时发生变形并压迫正中神经，引起疼痛或麻木。正中神经压迫症状常于骨折复位后减轻或消失。若复位后症状持续不缓解，特别是如果患者感到正中神经分布区有烧灼感，可能需要立即对腕管内的神经行手术减压。正中神经分布区轻微的残余麻木感与刺痛感通常随着时间消退或骨折愈合后行腕管松解即可缓解。有时前臂的急性骨筋膜室综合征与桡骨远端骨折相关。其特征性症状是过度疼痛合并麻木，以及被动活动手指时产生疼痛。骨筋膜室综合征必须迅速识别且应行筋膜切开术治疗。

长期并发症发生于30%~35%的患者中。其中，复位失败最常见，损伤后前3周，可以通过每周行X线检查来早期识别移位而最大限度地减少

或纠正此问题。有时需要反复闭合复位与石膏固定，不稳定的骨折可能需要开放复位内固定或应用外固定装置来恢复及维持对位。愈合3周后，桡骨远端骨折已经稳定，桡骨长度罕见继续减少。若骨折愈合时残留畸形（通常是背屈畸形），可通过手术矫正。桡腕关节和腕关节的不稳定也与桡骨远端损伤有关。远端桡尺关节的骨关节炎可能产生持续疼痛。然而，不愈合很少见，但如果出现，则需要行开放复位内固定及骨移植

治疗。

桡骨远端骨折后致伸肌肌腱断裂，最常发生于拇指，正如第一背侧间隔室的桡骨茎突狭窄性腱鞘炎（de Quervain病）。反射性交感神经营养不良是肌肉骨骼损伤中一种可使肢体十分弱化的并发症。其常是手和腕骨折的结果，但是最常发生于不稳定性骨折并以钢针固定、外固定、钢针及石膏固定治疗后。反射性交感神经营养不良的早期发现及治疗对于恢复功能至关重要。

手舟骨骨折：图示与分类

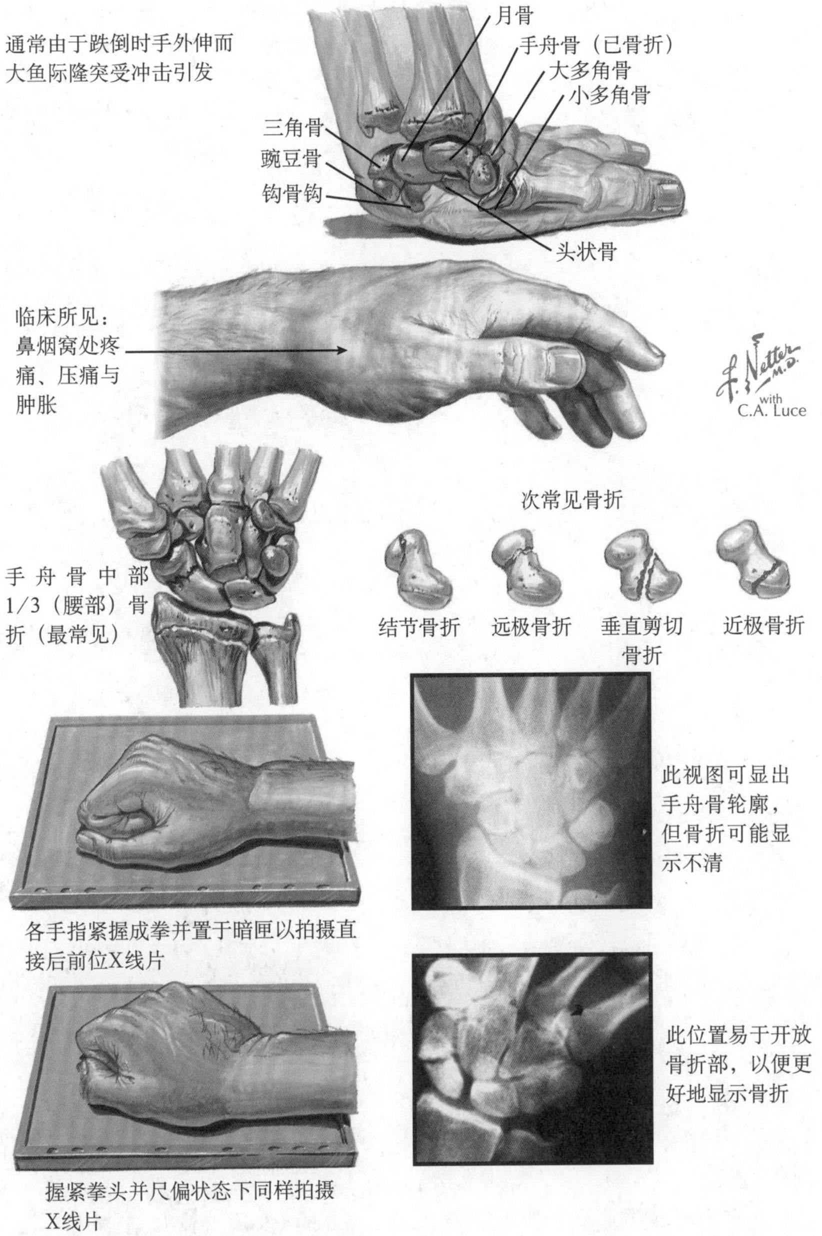

通常由于跌倒时手外伸而大鱼际隆突受冲击引发

月骨
手舟骨（已骨折）
大多角骨
小多角骨
三角骨
豌豆骨
钩骨钩
头状骨

临床所见：
鼻烟窝处疼痛、压痛与肿胀

次常见骨折

手舟骨中部1/3（腰部）骨折（最常见）

结节骨折　远极骨折　垂直剪切骨折　近极骨折

各手指紧握成拳并置于暗匣以拍摄直接后前位X线片

此视图可显出手舟骨轮廓，但骨折可能显示不清

握紧拳头并尺偏状态下同样拍摄X线片

此位置易于开放骨折部，以便更好地显示骨折

十二、手舟骨骨折

手舟骨起到连接腕关节远、近侧列诸骨的作用，极易受到损伤。大部分手舟骨腰部骨折的起因是远极受到伸展力，同时近极有强韧的桡头韧带与桡舟韧带稳固。此种损伤机制，如摔倒时手往外伸展，则产生最常见的骨折类型——手舟骨腰部断裂。其他骨折类型包括手舟骨远端结节骨折、近极骨折和舟骨体垂直剪切骨折。

骨骼的血供在愈合过程中起重要作用，有时舟骨骨折会并发骨坏死。其主要的血供于背面进入至腰部及远极的连接处，而近极的血供相对贫乏。过腰部的手舟骨骨折破坏大部分近极血供，常导致骨坏死。

手舟骨骨折是上肢骨折中最常疏漏的，但是早期诊断对于成功的治疗是关键。初期征象有解剖结构鼻烟窝处疼痛及压痛，可伴肿胀及腕关节背部桡侧区生理凹陷的消失。当拇指活动或第一掌骨受压紧贴腕骨近侧列时也会有明显不适感。

初期X线片可能无法准确显出舟骨腰部骨折。需要拍手握拳像和握拳尺偏位像，这两种摆位使得手舟骨处于伸展位。手舟骨隐匿性骨折常可通过将X线束与可疑骨折线平行对准来显现，而不是与之形成锐角。然而，即便有这些特殊的腕关节X线片，一些急性手舟骨骨折仍不能清晰可见。

若存在症状，即使X线片正常，腕部也应当用人字形石膏绷带制动2～3周。石膏绷带移除后，随访X线片常可显示早先的隐匿性骨折。若疼痛持续不缓解，则再次应用石膏绷带。磁共振成像是另一种评估腕部可疑舟骨隐匿性骨折时有用的检查。及时的磁共振成像显示对诊断隐匿性舟骨骨折有高度敏感性及特异性，同时相较于制动再重复摄X线片其在成本效益分析上也是有利的。

手舟骨骨折：血供与治疗

用拇指人字石膏盖于弹力织物之上，而以腕部背屈20°并轻度桡偏进行治疗，大多数骨折愈合良好。石膏在掌侧延伸至掌褶远端，在背侧延伸至指节。手舟骨腰部与远极非移位骨折需要制动8～12周；垂直移位骨折与近极骨折可能需要制动18周

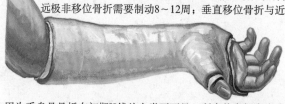

因为手舟骨骨折在初期X线片上常不可见，所有伴鼻烟窝疼痛和压痛的可疑骨折制动如图示；3周后移除石膏重拍X线片。若X线片正常，同时疼痛与压痛消失，则除去石膏；若压痛持续，再次应用石膏并3周后重拍X线片

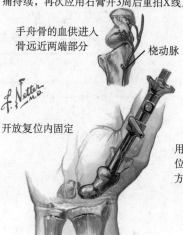

手舟骨的血供进入骨远近两端部分

桡动脉

对于大多数人，血供仅进入手舟骨远端部分。穿过腰部的骨折可导致近端部分坏死

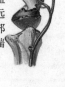

开放复位内固定

用钻头试模将骨折块于原位复位；而后用钻头扩孔以将钉尾方向矫正清楚

长钻引入螺钉全长

Herbert钉 固定手舟骨移位骨折或不愈合的设备（在Fisher之后）

在钉道的末端轻轻敲入，将钉道完整攻丝

螺钉通过钉模植入。尾端可自动攻丝

手舟骨骨折不愈合的Russe骨移植

手舟骨两边骨折片内制造沟槽，并刮出大部分松质骨

取自体髂骨移植

横断面显示，自体髂骨或桡骨远端的皮质与松质骨植入，同时周围有松质骨将其包裹好。应用石膏固定12周乃至更久以使骨愈合良好。成功率为85%～90%

掌侧纵向切口（4～5cm） 桡侧腕屈肌腱向桡侧回缩，其他组织向掌侧缩。关节囊已打开；桡腕韧带部分切除，暴露出已折断的手舟骨

十二、手舟骨骨折（续）

大多数无移位的舟骨骨折，通过拇指人形石膏固定，使得手与腕部严格制动，同时拇指处于外展位，即可成功治疗。一些医师推荐至少在前6周使用过肘的石膏进行治疗，因为舟骨骨折用过肘石膏可以增进愈合。迅速识别、可靠制动，并且仔细随访仍是闭合治疗的核心。早期便处于制动状态的骨折愈合率接近95%。早期没有制动的骨折其不愈合率明显更高。有越来越多的证据支持对无移位的舟骨骨折行即时经皮螺钉固定。运用掌侧或背侧入路的经皮技术已经显现出可以减少制动所需时间，并使患者更快地恢复工作及运动。但是，石膏制动与手术螺钉固定总的愈合率是相等的。现今处理无移位的舟骨骨折时，应考虑骨折的位置（近端、腰部、远端），并且根据患者的运动、娱乐及职业需求进行个体化治疗。

舟骨骨折任何程度的移位都可能是腕关节不稳定的征象。舟骨骨折移位常与韧带损伤相关，而韧带损伤最终会导致骨折愈合后腕关节持续性不

稳定。移位骨折应当行开放复位内固定治疗。骨折移位后，不愈合明显常见得多。因此，骨折移位大于1mm的舟骨骨折需行开放复位内固定以确保愈合及腕关节功能。

手术治疗

手舟骨骨折需要立即行手术固定的指征包括骨折移位、骨折伴腕关节不稳定和骨折不愈合。手术固定的相对指征包括诊断延误（损伤4周以上）、近极骨折及畸形愈合。无头空

心螺钉，其两端螺距不同，对于稳固及加压舟骨骨折非常有效。市面上有不计其数的植入物，其目标均为对骨折端加压。

1.急性无移位骨折

急性无移位的舟骨骨折的手术固定在不断普及，这归功于微创手术技术的引进及术中影像与器械的进步。如今急性舟骨骨折可通过开放式掌侧/背侧入路、经皮技术或关节镜辅助操作来修复。所有技术的共通之处是使用了双面成像来确证骨折

手舟骨骨折：X线图像

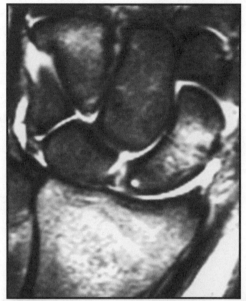

X线平片不可见的手舟骨隐匿性骨折的磁共振图像：注意手舟骨腰部骨折线及周围骨质水肿

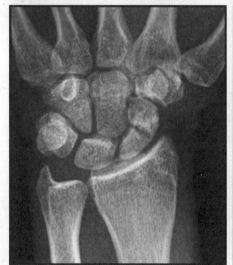

手舟骨腰部骨折不愈合的前后位X线图像

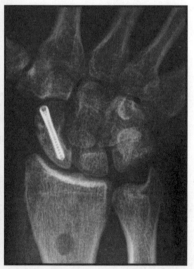

同样骨折利用掌侧入路以可变螺距加压螺钉行开放复位内固定并移植自体桡骨远端骨质（注：取骨点在桡骨干骺端）

十二、手舟骨骨折（续）

复位与中心导丝的位置，还使用了特殊设计的无头加压螺钉。对于经皮入路，因为中心螺钉位置正确而减少复位精确性的情况应当避免。对急性无移位的舟骨腰部骨折行即时手术固定已经进入临床实践，并且将很快变成治疗标准。与长时间的石膏制动相比，骨折愈合数相等，但是愈合时间大大减少。Taras及其同事报道，所有经历经皮舟骨固定的患者骨折成功愈合，其恢复参与运动的平均时间是5.4周。我们向运动员们详述了所有治疗方案的风险与益处，对要求尽快返回竞赛的运动员则主张行经皮固定术。虽然掌侧与背侧入路均有描述，但是我们通常运用背侧入路行经皮内固定。

2.急性伴移位骨折

在急性伴移位的舟骨腰部骨折中，用舟骨掌侧入路以保留背侧血供。骨折复位时注意其长度恢复及驼背畸形的矫正，无头空心加压螺钉则于掌侧从远端向近端打入。关键步骤是确保螺钉处于适当的位置（从多种斜位像看均于中心处贯穿舟骨）。

急性舟骨近极骨折应当通过背侧入路处理。确认复位后，同时从多种放射/荧光图像来评估并确认无头空心加压螺钉是否准确放置。

3.手舟骨不愈合

舟骨联合骨折的处理具有挑战性。初步诊断后，随之要有涉及损伤时间的详尽病史，还要对以下方面进一步研究：①评估腕部塌陷与腕关节破坏；②明确舟骨近极血管分布；③确定骨折不愈合的几何结构。所有舟骨骨折不愈合者均需对骨折不愈合处行清创术并植骨。舟骨腰部骨折不愈合伴近极有活性者可经舟骨掌侧入路处理，行不愈合处清创、复位及自体骨移植。近极骨折不愈合或腰部不愈合伴近端骨块缺血改变者需要清创并移植带血管骨质，其来源可以是桡骨远端、拇指或远距离位点（如股骨内侧髁）。任何舟骨骨折不愈合伴有晚期退行性变者最好采用一些补救方法（如腕骨近侧列切除、部分关节融合术或全腕关节融合术）。

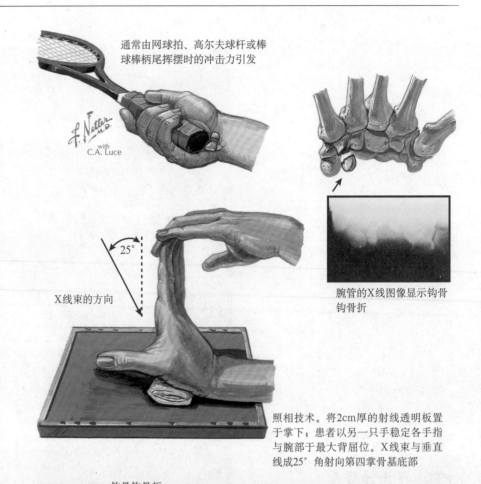

通常由网球拍、高尔夫球杆或棒球棒柄尾挥摆时的冲击力引发

X线束的方向

腕管的X线图像显示钩骨钩骨折

照相技术。将2cm厚的射线透明板置于掌下；患者以另一只手稳定各手指与腕部于最大背屈位。X线束与垂直线成25°角射向第四掌骨基底部

钩骨钩突骨折

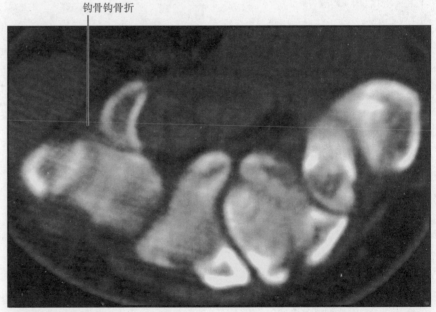

钩骨钩突骨折CT片

十三、钩骨钩突骨折

钩骨钩突骨折并不常见，初期检查时常被疏漏。钩骨骨折的通常起因是倒地时手外展，但此种损伤亦常见于高尔夫玩家和棒球球员。例如，当一位高尔夫玩家猛力地用球杆撞击地面时，该冲击可能致使钩骨发生骨折。

尽管此损伤引起急性疼痛与肿胀，但常规的正侧位X线片通常无法显示骨折。初期的体格检查发现包括小鱼际隆起区钝痛、钩骨处压痛、握力下降，并且有时表现出尺神经受撞击的症状和体征。Allen试验可能为阳性，提示尺动脉受压迫。若这些症状和体征存在而常规X线片未显示骨折，则提示需参照腕管位像。通常，损伤后的疼痛与肿胀使得要获取合适的腕管位像所需的腕关节过度伸展位无法实现。腕部CT（计算机断层扫描）已经成为评估疑似有钩骨钩突骨折的处理标准。

上述骨折的愈合率未见详细记载，但即使不是大部分，也有许多未能愈合。钩骨钩突血管分布起自桡骨基底及尺骨头的穿通血管，其在两者间吻合较差。这样产生的血管分水岭甚至可使无移位的骨折不愈合。作为初步治疗，大多数权威人士提倡手术切除钩骨骨折碎片。大部分患者在手术切除钩骨钩突后功能与力量恢复良好。

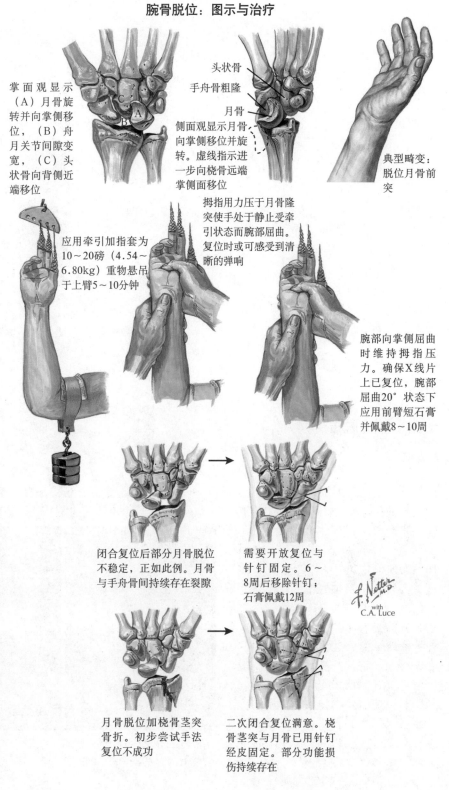

腕骨脱位：图示与治疗

掌面观显示（A）月骨旋转并向掌侧移位，（B）舟月关节间隙变宽，（C）头状骨向背侧近端移位

头状骨

手舟骨粗隆

月骨

侧面观显示月骨向掌侧移位并旋转。虚线指示进一步向桡骨远端掌侧面移位

典型畸变：脱位月骨前突

应用牵引加指套为10～20磅（4.54～6.80kg）重物悬吊于上臂5～10分钟

拇指用力压于月骨隆突使手处于静止受牵引状态而腕部屈曲。复位时或可感受到清晰的弹响

腕部向掌侧屈曲时维持拇指压力。确保X线片上已复位，腕部屈曲20°状态下应用前臂短石膏并佩戴8～10周

闭合复位后部分月骨脱位不稳定，正如此例。月骨与手舟骨间持续存在裂隙

需要开放复位与针钉固定。6～8周后移除针钉；石膏佩戴12周

月骨脱位加桡骨茎突骨折。初步尝试手法复位不成功

二次闭合复位满意。桡骨茎突与月骨已用针钉经皮固定。部分功能损伤持续存在

十四、腕骨脱位

月骨、桡骨与腕骨远侧列间强韧的桡腕关节韧带为腕骨掌侧面提供了强有力的支持，背侧的韧带支持则较弱。此外，由桡骨至腕骨近侧列的韧带附着点远强于由腕骨近侧列至腕骨远侧列者。腕骨远、近侧列之间的这种支持差异及头月关节缺乏有效支持使腕部诸骨易发生脱位与慢性不稳定（专题3-28）。

腕关节不稳定源于手腕部过度伸展，正如跌倒时手向外伸展。外力的大小与方向决定月骨周围不稳定的程度。月骨周围不稳定的第一阶段也是最轻微的程度是手舟骨与月骨之间的韧带撕裂，随后是桡舟韧带的断裂。这些损伤引起舟月关节分离。在第二阶段，桡头韧带随着进一步的背屈而断裂，致使月骨脱位。损伤的第三阶段，桡三角韧带断裂，引起月骨周围脱位，同时伴月三角间不稳定。在终末阶段，手与腕骨远侧列向后旋至三角骨上，引起背侧桡三角韧带撕

裂并使头状骨由掌侧推向不稳定的月骨；这一系列事件最终导致月骨掌侧脱位。月骨掌侧脱位的症状和体征包括腕部疼痛与肿胀。正中神经的感觉异常与感觉减退亦是很常见的相关问题。

随着月骨与月骨周围脱位，前后位X线片常显示出月骨变成楔形或饼形，而不是四边形。侧位像上，月骨显示从其与头状骨头部的关节中旋出，并指向掌侧；有时月骨完全向掌侧脱位。

腕骨脱位：影像学

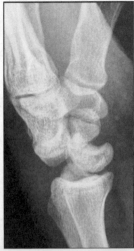

月骨周围的侧位X线图像：注意头状骨头部为什么不再"坐"于月骨凹面

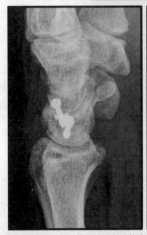
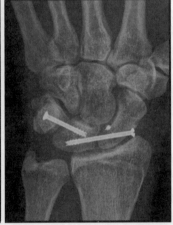

同一患者开放复位后的前后位与侧位X线片，加压螺钉固定与韧带修复

十四、腕骨脱位（续）

月骨与月骨周围脱位的初步处置包括整套的神经血管检查，随后行脱位的闭合复位。可于局部麻醉或全身麻醉下行复位。牵引也应用于其中，将手指放入指套，并悬吊10~20磅（4.54~9.07kg）的对抗重量于上臂。应当拍摄腕部牵引状态下前后位X线片以明确韧带损伤程度，并探查有无伴发骨软骨断裂。腕骨保持牵引分离状态10~15分钟后，检查者将其拇指置于腕掌侧脱位月骨上方。拇指于月骨上方施压的同时，逐渐使伤腕掌屈并旋前，以使月骨复位。若闭合复位成效足够，则以夹板固定腕部等待最终愈合。

创伤后腕关节不稳定，如今被认作是此类损伤的一种常见并发症，并且许多骨科医师偏向于对月骨及月骨周围脱位行腕关节开放复位，并以钢丝或螺钉稳定腕骨。月骨脱位的开放复位内固定有其优势。此方法可实现并维持骨折块解剖复位，并可同时使撕裂韧带得以修复。最后，腕关节内

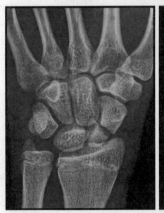
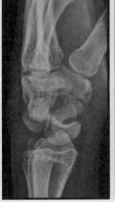
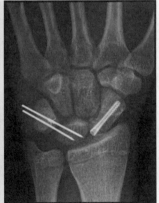

腕部跨舟骨及月骨周围的骨折脱位的前后位与侧位X线图像。最右边图示同一患者开放复位后，手舟骨加压螺钉固定，以及月三角关节的针钉固定

任何松散的骨软骨碎片可被清除。

腕骨脱位也可涉及手舟骨、三角骨和头状骨骨折，以及桡骨茎突骨折。在上述损伤中，脱位引起的是骨折而非韧带断裂。确保骨折端对合良好并降低晚期腕部不稳定风险的最好

方法是解剖复位且坚强内固定。

迅速识别并处理腕关节不稳定可以恢复满意的手与腕功能。然而，活动范围减少与早期退行性关节炎仍是常见的并发症，尤其是严重损伤之后。

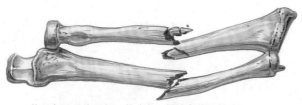

桡骨与尺骨均骨折，伴成角、短缩与桡骨粉碎

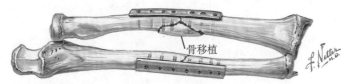

骨移植

用加压钢板螺钉穿过双骨的皮质行开放复位与固定，加上自体髂骨移植至桡骨。良好对合，并恢复桡骨弓形与骨间隙。术后用长臂石膏制动6～8周

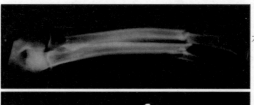

术前X线图像，双前臂骨干骨折

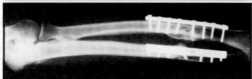

术后X线图像，应用加压钢板，并且骨折片对合好

并发症

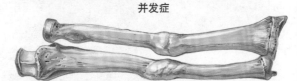

畸形愈合：桡骨弓形的丢失与骨间隙缩窄，严重影响前臂旋前及旋后

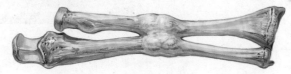

交联愈合：完全丧失旋转能力且难以矫正。分离切开或各骨单固定，以及最低限度的手术创伤有助于最小化此种严重并发症

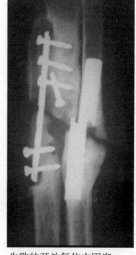

失败的开放复位内固定

十五、前臂尺桡骨双骨折

尺骨干与桡骨干骨折常有明显移位并常常是粉碎性的，因为要折断这两根硬骨需要巨大的力量。骨折的解剖复位包括桡骨长度与弓状形态的充分恢复，对于最大限度地维持前臂功能是关键。即使实现了解剖复位，有时仍可能出现旋前、旋后功能的长期丧失。

前臂尺桡骨双骨折的开放复位内固定可通过不同的切口进行，使两者间的皮桥最大化。在尺桡骨其中之一永久固定前，此双骨折必须都复位并以夹具固定；这样可确保双骨折均达到解剖复位并得以维持。临时复位牢靠之后，再用加压钢板与螺钉固定粉碎程度较轻的骨折（通常为尺骨）；之后再用同样的技术固定粉碎程度较重的骨折。

在手术过程中可能会遇到许多困难。广泛性的粉碎使骨要恢复至其固有长度很困难。在这种状况下，先辨别出近端与远端的骨间膜，然后在恢复断骨至充分长度过程中可用作向

导。桡骨弓的解剖重建很关键，而正常几何构造的损失会导致前臂旋转功能的永久丧失。闭合创口时，保持筋膜开放而只关闭皮肤层，因为筋膜紧闭合并术后肿胀可引起骨筋膜室综合征。

尺桡骨双骨折并发的远期问题包括骨折不愈合、感染、运动受限及尺桡骨间骨性结合。骨性结合罕见，通常与尺桡骨伤自碾压性的力量而于前臂同一水平发生粉碎性骨折相关。通

过同一个入口行手术固定是导致骨性结合的另一种证据充分的起因。骨折不愈合可因固定不确切而发生（如所用钢板强度不够或长度不适）。必须确保骨折每一边都有六层皮质得到固定，而且1/3的管形钢板（尽管易于塑形）从来都不适合前臂骨折的手术固定。骨折不愈合也伴发于闭合复位与石膏绷带固定制动，而在成年人群中前臂双骨折是开放复位内固定的一个绝对指征。

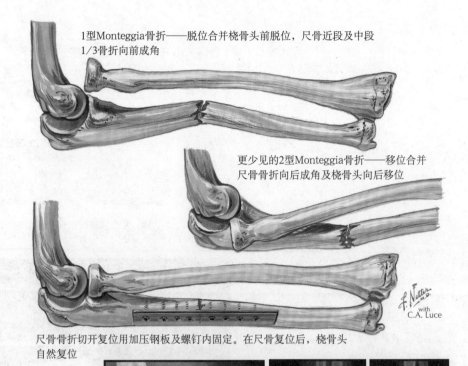

1型Monteggia骨折——脱位合并桡骨头前脱位，尺骨近段及中段
1/3骨折向前成角

更少见的2型Monteggia骨折——移位合并
尺骨骨折向后成角及桡骨头向后移位

尺骨骨折切开复位用加压钢板及螺钉内固定。在尺骨复位后，桡骨头
自然复位

十六、尺骨干骨折

　　1814年，Monteggia报道了伴随桡尺关节近侧脱位的尺骨骨折。暴力直接作用于前臂或手掌向下着地是这类骨折的常见原因。手掌向下着地使尺骨骨折并成角移位，进而导致桡骨头脱位。

　　Bado将发生孟氏（Monteggia）骨折的移位进行了归类。尽管桡骨头通常向前移位，但其也能向后、向中间或向侧方移位。尺骨成角畸形的顶点通常能说明桡骨头移位的方向。因为近端桡骨与骨间后神经的密切关系，Monteggia骨折后骨间后神经麻痹并不少见。

　　如同Galeazzi或Piedmont骨折，成人的Monteggia骨折非常难或不可能用相近的方法治疗。实现桡骨头稳定的复位，通常需要近端尺骨骨折切开复位内固定术。

　　Monteggia骨折的治疗因各种困难而变得复杂。行尺骨切开复位内固定术时，桡骨头通常并无骨质缺损。治疗复杂的最常见原因是尺骨骨折块的不恰当减少，这应当最先被评估。需要恰当的技术来确保稳定的固定和避免骨不连合及复位的损失。当需要桡骨头切开复位时，应当考虑嵌入且需要从肱桡关节及近端尺桡关节移除

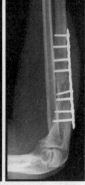

复杂Monteggia
骨折

尺骨切开复位内
固定术及桡骨头
关节成形术

尺骨干不愈合：钢板断裂（左）；髂骨移植及切开复位内固定术（右）

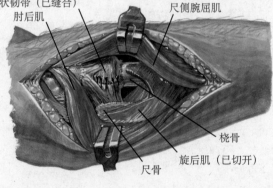

环状韧带（已缝合）
肘后肌
尺侧腕屈肌
桡骨
旋后肌（已切开）
尺骨

如果尺骨成角纠正后桡骨头未能复位，需要桡骨头脱位切开复位及环状韧带修复。典型：通过在肘后肌及尺侧腕屈肌之间分离切除来完成复位及修复

的组织（包括骨间后神经）。当需要切开复位时，撕裂的环状韧带也应当修补，以帮助稳定近端尺桡关节。当尺骨发生严重粉碎性骨折时，很难恢复到恰当的长度，长度减少造成桡骨头骨质减少的重要问题。

外伤后，认识和治疗Monteggia骨折失败可导致肘关节及前臂运动受限。随后的外科治疗如尺骨切除术可用来修复长度和形状，以及用肱三头肌筋膜或其他局部的软组织来重建环状韧带，以稳定近端桡骨。

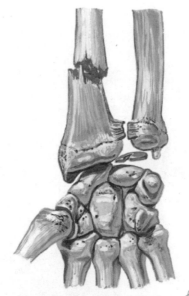
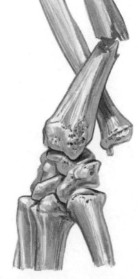

桡骨骨折合并桡尺远侧关节后前位观
（盖氏骨折）

侧位观能更好地说明桡尺远侧
关节脱位

十七、桡骨干骨折

桡骨干的孤立骨折常常伴随桡骨远侧关节分裂。分裂部位常常在连合的中间或远侧1/3。盖氏（Galeazzi）骨折及反孟氏（Piedmont）骨折常常用于描述这类损伤。这种损伤被称作外科必要的骨折，因为以前贫穷及困难的原因，这种损伤常使用闭合治疗的方法。

最初，Galeazzi猜测腕部后外侧的直接暴力打击导致这种骨折移位。更多最近的研究表明这种损伤的通常机制是前臂向下及腕关节背伸手掌着地。暴力沿桡腕关节向上导致桡骨干骨折及缩短，随即出现桡尺远端关节移位，撕裂三角纤维软骨。

Hughston在此之前用35～38篇关于闭合治疗并不满意的报道描述了4个导致治疗失败的原因：①手的重量及重力导致桡尺远侧关节半脱位及骨折背侧成角；②旋前方肌将远侧桡骨向掌侧、尺侧及近侧牵拉；③肱桡肌旋转桡骨骨折远侧端并导致缩短；④拇指外展肌及伸肌导致桡骨进一步缩短及移位。

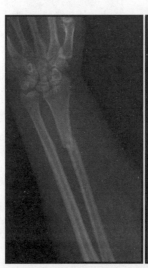
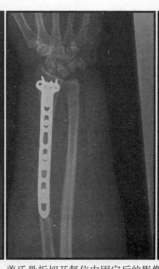

前臂的前后位放射照片示桡骨干远侧1/3骨折及桡骨远侧关节分离

盖氏骨折切开复位内固定后的影像学表现，正位（左图）和侧位（右图），桡骨内固定术后，在前臂旋后的过程中，远端尺桡关节处于稳定状态

手外科途径常用于桡骨干骨折的切开复位内固定术。向尺侧移开桡侧腕屈肌和桡动脉，向桡侧移开肱桡肌，暴露可用加压钢板固定的骨折部位。桡骨骨折的复位及可靠的固定通常也能使分裂的桡尺远侧关节复位。

桡骨骨折固定后，外科医师必须寻找桡尺远侧关节残留的移位或不全脱位，前臂完全被动地旋后通常能恢复关节正常位置。如果经闭合途径不能将桡尺远侧关节满意地对齐（如旋后），则关节就必须通过外科复位或

用克氏针别住或用三角纤维软骨复合体手术再复位。当应用一个长的前臂石膏时，肘关节屈曲90°且前臂充分旋后。肢体固定6个月维持复位。如果贯通针已经被用于固定桡尺远侧关节，则需要6～8周时间维持复位。

如果这种骨折——移位在外伤后未能被及时诊断及恰当治疗，则常常需要后来的外科重建以纠正桡骨畸形和恢复桡尺远侧关节的功能。如果远侧尺骨不能被充分地复位，则必须做重建或补救性切除。

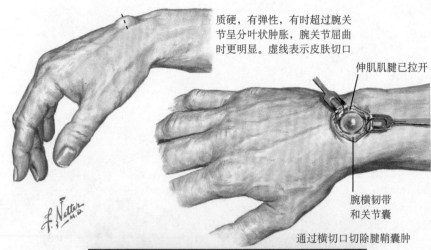

质硬，有弹性，有时超过腕关节呈分叶状肿胀，腕关节屈曲时更明显。虚线表示皮肤切口

伸肌肌腱已拉开

腕横韧带和关节囊

通过横切口切除腱鞘囊肿

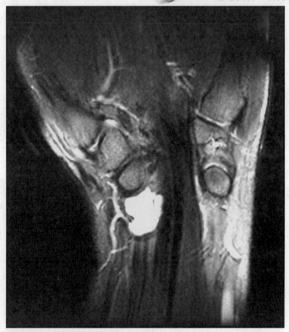

一个2cm大小的腱鞘囊肿出现在腕关节掌侧的舟状骨附近。其囊液正如预料的那样，在T_2加权像上表现为高信号

十八、腕关节腱鞘囊肿

腱鞘囊肿是和关节囊或腱鞘密切相关的囊性病。中青年常见，儿童极少发病。它常发生于手及腕部，很少发生在足、踝及膝部。最常发生于腕关节背侧、指伸肌肌腱旁。腱鞘囊肿常单发，可有多房。囊肿壁由外层的纤维外膜和内层的滑膜层组成，囊肿内含有无色透明成胶质状的液体。

尽管病因不明，但最被接受的观点是关节或腱鞘附近结缔组织的囊性退变导致腱鞘囊肿。反复的损伤可能与50%的病例有关。

（一）临床表现

唯一发现可能是囊肿缓慢的生长和局限性的肿胀，部分患者诉有间歇性疼痛和乏力。患者常常描述肿块逐

渐减小，可能是疏忽的"撞击"肿块的短期效应。

囊肿圆形、质硬、光滑、有弹性、轻微的波动感，有时有压痛。囊肿常常固定，但如果长在腱鞘上，可能轻微的移动。用光笔照射囊肿可确定囊内充满囊液且有助于诊断（透视法）。临床检查应注重评估腕关节的不稳性。舟状骨间韧带的撕裂常常能导致背侧腱鞘囊肿。

（二）治疗

部分腱鞘囊肿能自然消失。创伤性破裂、吸引术和注射等治疗后的复发率很高。可根治的治疗是囊肿及其韧带组织的外科完全切除，这常常能阻止复发。囊壁组织及其颈部的切除对降低复发率非常重要。关节镜技术对腱鞘囊肿的切除有一定优势，它可以更小的组织损伤达到切除的目的，且更利于愈合。

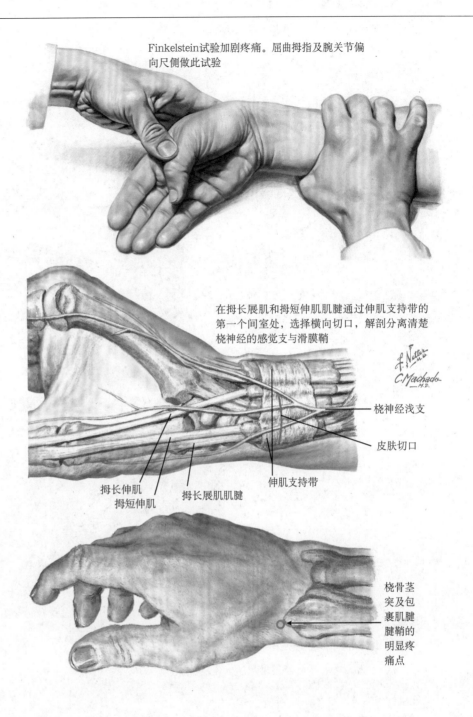

Finkelstein试验加剧疼痛。屈曲拇指及腕关节偏向尺侧做此试验

在拇长展肌和拇短伸肌肌腱通过伸肌支持带的第一个间室处，选择横向切口，解剖分离清楚桡神经的感觉支与滑膜鞘

桡神经浅支

皮肤切口

伸肌支持带

拇长伸肌
拇短伸肌

拇长展肌肌腱

桡骨茎突及包裹肌腱腱鞘的明显疼痛点

十九、桡骨茎突部腱鞘炎

桡骨茎突部腱鞘炎是拇长展肌及拇短伸肌肌腱在桡骨茎突处的狭窄性腱鞘炎。其最常见于30～50岁的中年女性。但病因不明，可能与肌腱及其纤维鞘、拇指及腕运动引起的潜在骨槽之间的摩擦有关。导致的炎症引起伸肌支持带（腕背侧韧带）的间隔滑膜鞘的增厚及狭窄。

（一）临床表现

桡骨茎突部疼痛，从前臂向下至拇指的放射痛。腕关节的牵拉可引起突然疼痛。使用手后疼痛可加重，逐渐加重有时可致无力。

体格检查可见桡骨茎突部有尖锐的压痛，可能发现纤维鞘肿胀且明显增厚。拇指的主动背伸及外展常引起桡骨茎突部锐痛。Finkelstein试验常引起严重的疼痛。

（二）治疗

鞘内注入皮质类固醇或前臂、腕及拇指用石膏或夹板固定1个月后，症状通常缓解。如果以上治疗后症状复发或持续存在，可以给予外科治疗。可在腕关节侧面使用局部麻醉及横切口，必须注意桡神经浅支的感觉分支。如使用纵切口开放增厚的腱鞘，解放鞘内的肌腱时，必须仔细查看及解放所有的肌腱，因为这个区域内异常的肌腱及变异很常见。此时关闭切口，预后较好。

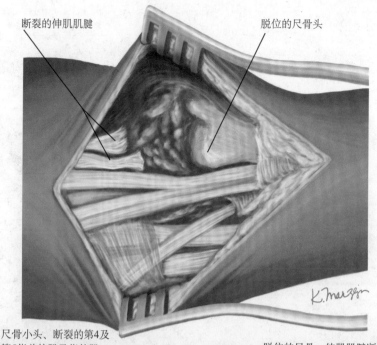

断裂的伸肌肌腱　　脱位的尺骨头

尺骨小头、断裂的第4及
第5指总伸肌及指伸肌　　脱位的尺骨，伸肌肌腱断裂

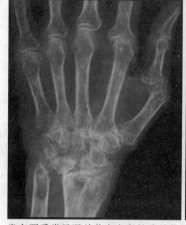

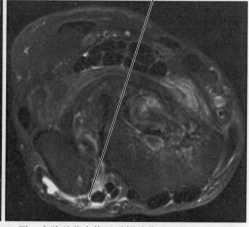

患有严重类风湿关节炎患者的腕关节后前位放射照。注意桡腕关节间隙的完全丧失，桡骨平台上腕骨、尺骨移位及尺骨头严重破坏

同一个腕关节在桡尺远侧关节平面的MRI。注意远端桡骨导致的尺骨头背侧凸显的掌半脱位，尺骨头背侧凸显导致与环指及小指之间伸肌肌腱断裂的"尺骨小头"

二十、腕关节类风湿关节炎

腕关节类风湿关节炎是一种累及关节及肌腱滑膜的慢性炎症性疾病。这种疾病常累及手及腕。桡腕关节最早表现为疼痛性滑膜炎并进展成软骨退变、韧带松弛及骨性破坏。腕关节常见的畸形包括反掌、掌侧半脱位及尺侧移位。桡尺远侧关节常受累并表现为滑膜炎、关节不稳，最终表现为远端尺骨背侧半脱位或移位。伸肌腱鞘炎是另一个常见的表现，且常见于与关节连接处。这些畸形也能对腕关节附近及远端的关节产生重要的影响。

腕关节的临床检查可见弥漫性的肥厚、尺骨头突显、伸肌腱鞘炎及伸肌肌腱松弛。伸肌腱鞘炎常能通过肿块的移动、触诊肿块的边界、随着肌腱滑膜在伸肌支持带下游走表现出的哑铃状肿胀与桡腕关节滑膜炎区分。

非手术治疗包括类风湿学家的医学管理及选择性地应用夹板来控制症状。手疗法很重要，并且包括教育、运动修正、适当的锻炼及夹板的应用等系统性疗法。非手术治疗的失败常指至少6个月的恰当医学管理失败或疾病进展为肌腱即将或已经断裂。

外科干预基于疾病的阶段或严重性。实际的目标或期望必须被讨论，初级目标总是缓解疼痛、恢复功能及停止进一步破坏。患有伸肌腱鞘炎、桡腕关节或桡尺远侧关节滑膜炎的患者可以考虑行滑膜切除术。这些患者的关节或骨性破坏必须被解除，且必须经过至少6个月医学管理的失败。滑膜切除术能极大地降低伸肌腱断裂的危险，并能延缓关节或骨性破坏的进程。尺骨小头凸显、即将或已经发生伸肌腱断裂的患者可行伸肌腱鞘滑膜切除术、远端尺骨切除及肌腱重建（单个或多个肌腱转移）。关节破坏需要行有限的全腕关节融合或关节成形术。

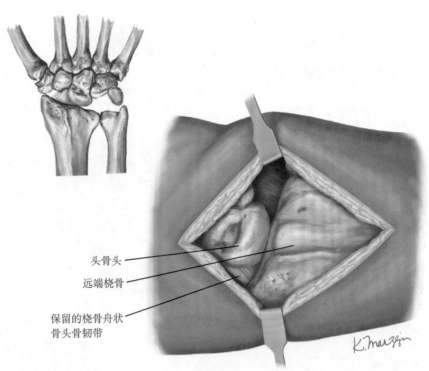

头骨头
远端桡骨
保留的桡骨舟状
骨头骨韧带

舟状骨、月骨及三角骨已经被切除

二十一、腕关节炎

原发性腕关节炎极其少见，最常见的腕关节炎继发于关节的创伤。桡骨骨折后关节内畸形愈合、舟状骨与月骨间韧带破坏及舟状骨不愈合都是腕部关节破坏的常见原因。

舟状骨与月骨间韧带破坏及舟状骨不愈合与舟状骨相对屈曲、桡腕关节及腕骨间关节变化的负荷有着共同的病理生理学基础。关节进展有着固定的顺序，首先累及舟状骨及桡骨茎突（第一阶段），再累及整个桡骨舟状骨关节（第二阶段），进一步退化（第三阶段），全腕关节炎（第四阶段）。桡骨月骨关节除了疾病最晚期外都受到保护。非手术治疗包括运动修正、非甾体抗炎因素、夹板使用、关节内皮质类固醇注射的正确运用。手术治疗适用于那些保守治疗失败且疼痛、畸形影响到日常活动的患者。

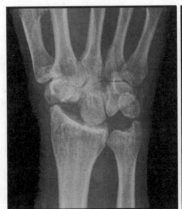

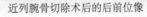

近列腕骨切除术后的后前位像

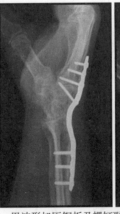

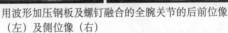

用波形加压钢板及螺钉融合的全腕关节的后前位像
（左）及侧位像（右）

外科选择被分为保留运动和限制运动两组。全腕关节融合对重体力劳动者及全腕关节退化的患者来说是最好的选择。腕骨间关节保留的患者适合行近列腕骨切除术，即切除舟状骨、月骨及三角骨。通过掌侧桡骨舟状骨头骨韧带的仔细保留可维持稳定性，在新建立的桡骨头骨关节中腕关节"跑了"。近列腕骨切除术不适合于年轻患者及重体力劳动者。当桡骨月骨关节被保留后，一些形式的腕骨间融合能带来疼痛的缓解及可接受的运动。

腕骨间融合总是伴随着舟状骨切除，通过头骨月骨关节融合或四骨融合完成。全腕关节成形术是保留运动的过程，它能明显地缓解疼痛和保留运动功能。当前适用于全腕关节退化且关节运动保留需求低的患者。

继发于远端桡骨畸形愈合的桡腕关节破坏可通过桡骨舟状骨月骨融合或全腕关节融合行桡腕关节移除术。再次重申，外科切除是基于患者因素，基于期望保留关节的直接的术中所见。

二十二、月骨缺血性坏死

月骨缺血性坏死又被称为月骨软化，腕骨月骨的塌陷因为缺血性坏死而发生。这种疾病最常发生于15～40岁中青年，且常发生于单侧。血管损坏的实际原因还不清楚，尽管几种病因已经被提出：①单次或重复的微骨折导致血管损坏；②循环的创伤性破坏或韧带损伤导致随后的退化；③原发性循环疾病；④和桡骨有关的尺骨缩短，并减少对月骨的供应。目前的理论是疾病因机械性因素或血管诱因而发生于成人，月骨在头骨及远端桡骨之间反复压缩损害了骨内结构。月骨的慢性压缩（这在正常的腕关节功能中不能避免）、渗出及滑膜炎可能干扰愈合，且为骨骼的塌陷进展提供了一种机制。

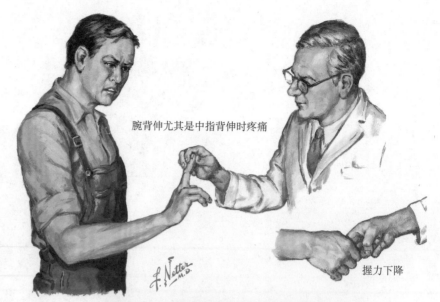

腕背伸尤其是中指背伸时疼痛

握力下降

月骨缺血性坏死的Lichtman分类	
1期	MRI上正常的月骨弥散性信号变化
2期	放射照片上月骨硬化
3期	月骨塌陷
3A期	月骨塌陷+正常的腕骨排列
3B期	月骨塌陷+腕骨塌陷合并舟状骨旋转固定
4期	月骨塌陷+全腕关节炎

（一）临床表现

月骨缺血性坏死的最初症状和体征是放射至前臂的腕部疼痛和僵硬、压痛、月骨处肿胀。中指的被动背侧弯曲导致特征性疼痛。体格检查可见腕关节运动受限，通常向背侧弯曲，并且显著握持无力。疼痛及无力随着月骨的塌陷及退变的发展而加剧，使残疾变得越来越严重且转化为慢性。

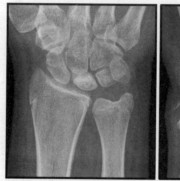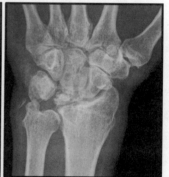

月骨缺血性坏死晚期的后前位放射照：左侧图像演示了月骨内密度增高、囊性变及早期塌陷；右侧图像演示了月骨完全塌陷合并全腕关节变化

（二）影像学表现

月骨的缺血性坏死可能在程度上逐渐变化，但产生的影像变化是恒定而典型的。最初的影像发现除了尺骨变短之外可能是正常的，月骨的硬化即这种疾病的影像特点随着时间而变化。月骨高度逐渐丢失，最终碎片化。月骨进一步塌陷导致腕关节不稳及关节退行性变，包括月骨内囊肿形成。退行性变最终可以累积整个腕关节。Lichtman分类利用影像发现对疾病严重性进行分期（见专题3-37表）。这个分期帮助指导治疗及评价疾病随时间进展的严重性。

（三）治疗

因为月骨缺血性坏死的确切病因还不完全清楚，尽管已经提出了许多治疗方法，但还没有可靠的治疗方法。延长制动时间可以缓解症状，但在成人中月骨血管的再生不容易发生，且腕关节活动范围及握力逐渐减小。单纯的月骨切除最初产生好的结果，但腕骨的移植最终导致关节不协调、腕关节活动受限、握力减小及退行性骨关节炎。

目前的外科选择旨在降低月骨的负荷、使月骨血管再生，或行有限的或完全的腕关节融合来阻止疾病的进展及减轻症状。关节层面的治疗（缩短桡骨）已经产生了良好的长期效果，尤其是在疾病的早期给予治疗。有尺骨变异的腕关节不能用缩短桡骨的方法有效地治疗。在这种情况下，头状骨缩短术已经被用来降低月骨的负荷。血管化的骨移植（最常见的是桡骨背侧骨）常常是将降低负荷与提高月骨血管再生的可能性相结合。最近，有报道通过有限的桡骨切除对远端桡骨干骺端减压。这个简单的疗法在疾病的早期有效。在塌陷的晚期或退行性变时，外科选择相比全腕关节融合的疗效就很有限了。

肢体纵向形成障碍的前臂表现

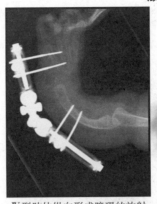

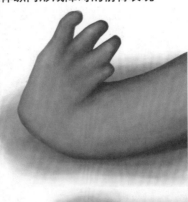

Ⅳ型肢体纵向形成障碍的临床表现（注：腕关节相对于前臂的角度>90°）

Ⅳ型肢体纵向形成障碍的放射像（左侧，即桡骨完全缺失）

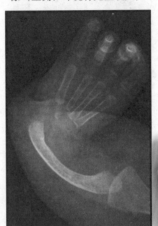

前臂外固定伸展软组织后的放射像

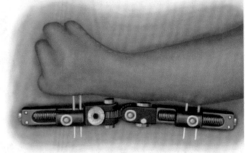

6周的软组织伸展后正确位置的外固定

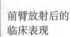

前臂放射后的临床表现

二十三、肢体纵向形成障碍

肢体纵向形成障碍包含一系列拇指、腕、前臂的发育异常及发育不全。畸形的严重性从轻微的拇指发育不全到完全的肢体缺失。肢体纵向形成障碍（常被称为肢体俱乐部）更准确地描述了畸形。本病的发生率在活婴中为1/100 000～1/30 000，男性与女性之比为3∶2。报道称双侧受累的发生率为38%～58%。当只有单侧受累时，发育不全累及右侧上肢的发生率是左侧的2倍。

肢体纵向形成障碍的病因仍然未知。随着对发育中的肢体的潜在损害，几种原因被提出，包括宫内受压、血管不足、环境因素、来自母体药物的影响及基因变异。上肢的发育发生在胚胎的第4～7周，且和心脏、肾及造血系统的出现同时发生。单个或多个胚胎因素能导致几个器官系统的畸形。因此，忽略严重性，所有儿童都暴露在肢体发育异常的危险因素下，全面评价相关的药物影响，首要的担忧是心脏、肾、胃肠及造血系统。这些畸形从轻微到毁灭性不等。

常见的相关综合征			
综合征	相关疾病		遗传
Holt-Onram	房间隔缺损 心律失常	其他上肢异常	常染色体显性遗传
VACTERAL	V-椎体异常 A-肛门闭锁 C-心脏缺陷	TE-气管食管瘘 R-肾疾病 L-肢体缺陷	散发
范科尼贫血	全血细胞减少——发生在5～10岁		常染色体隐性遗传
TAR	血小板减少/贫血——出生时，第一年内逐渐提高 注：拇指正常，缺乏桡骨		常染色体隐性遗传

（一）解剖表现及分类

1.拇指

拇指的平均长度延伸到示指近端指骨的远侧半，到达小指掌面的近端指骨。拇指功能的缺失，估计会丧失手全部功能的40%。

Blauth根据拇指大小、长度、内在的肌肉缺陷、外在的肌肉缺陷、骨骼及韧带关节不稳将其发育不全分为五型。Manske及其同事根据稳定的第一掌腕关节的缺失与否将第三型拇指发育不全分为ⅢA及ⅢB两种亚型。这种亚型分类对于可重建拇

指（ⅢA）与不可重建拇指（ⅢB）的手术适应证与选择有着重要的指导意义。

2.前臂

桡骨发育不良的前臂有骨骼的缺陷、缺陷或缺失的肌肉组织及改变的神经血管解剖。前臂的长度和手及腕的桡偏直接与桡骨缺失的严重性相关。生长过程中肢体相关的缩短仍然存在。

Bayne和Klug根据骨骼缺陷放射

片的严重性将桡骨发育不良分成四型。Ⅳ型发育不良最常见，即桡骨的完全缺失。尺骨向桡侧及掌侧弯曲取代手。在Ⅳ型发育不良中前臂的长度是对侧正常肢体的60%。

（二）治疗

儿童的全面健康、骨骼的严重性及软组织畸形可指导长期的治疗计划。应当给予父母及家庭关于提高功能和上肢美容的教育。

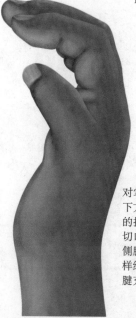

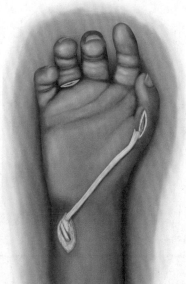

Ⅱ型拇指发育不全

对掌成形术。注意切口下方经过的止点为环指的指浅屈肌肌腱。腕部切口演示了肌腱通过尺侧腕屈肌所形成的环索样结构（该环为转移肌腱充当了吊索结构）

K.marzon

二十三、肢体纵向形成障碍（续）

非手术治疗对患儿来说是最小的畸形及稳定关节的决定性治疗，也是除安全手术以外的严重的畸形及相关异常的决定性治疗。手术重建的绝对禁忌证包括：①已经建立功能补偿的成人及年龄较大的儿童；②较轻的畸形且功能较好；③除安全手术以外的相关医学异常；④严重、双侧的肘部挛缩，以致依靠腕关节屈曲及桡偏才能将手放置于脸部的患者。

手术重建的目标是使上肢长度最优化、使前臂轴变直、重建或融合拇指及示指拇指化。前臂及拇指被放在不同的阶段完成。最初的手术适用于年龄为6~12个月及包括重排和稳定手/腕在远侧尺骨上。拇指重建/融合开始于腕关节重排后6个月，完成全部重建的目标是在年龄达18个月时，使患儿完成一般的发展阶段。

1.前臂

目前的技术是当生长最优、增大腕关节活动范围及提高功能时，尝试实现并维持畸形纠正及稳定。维持腕骨及远端尺骨生长对上肢长度、腕关节运动及将来的生长潜能最优化非常重要，这些都是成功的外科结果的先决条件。最近，软组织分离设备已经被应用于顽固性病例手/腕被动复位的阶段性治疗。

2.拇指

解剖重建适合于儿童重建拇指的功能，目标是获得握持所需的稳定的手指。重建在维持五指手方面有优势，其在拇指基底节用潜在多轴旋转维持五指手——外科融合及示指拇指化。

患有Blauth ⅢB型、Ⅳ型、Ⅴ型

拇指发育不全的临床表现。注意变小的鱼际肌和拇指关节的不稳定（即缺乏尺骨侧韧带）

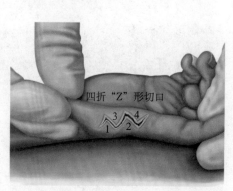

四折"Z"形切口

第一个间隙处的四折Z形切口，加深及变长间隙

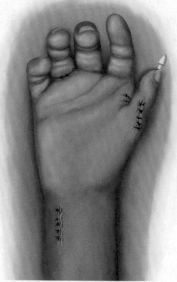

Ⅱ型拇指发育不全的完全重建

的患者有拇指相对弱势的脑皮质代表区。重建可以带来美观，但不能修复手指使用减少的功能。随着时间的推移，除拇指外，功能会变得可靠。融合及示指拇指化的外科详情已经搜集完毕。拇指化的目标是：①保留神经血管解剖；②通过骨干切除缩短示指的掌骨；③旋转并稳定示指（旋后120°，外展40°，后伸15°）；④重新连接并平衡肌腱。

（三）总结

肢体纵向形成障碍的管理甚至

对最有经验的整形外科医师提出挑战。整形外科专家、儿科专家、遗传专家及医学专家之间需合作努力以确保给这些儿童最适合的医学评估及治疗。

外科重建旨在重排并稳定前臂、腕及手，同时为强劲的握持及抓握提供一个有功能的拇指。当前和今后的研究方向是努力辨别导致畸形的潜在危险因素和提高手术技能来使前臂长度最优化，降低发生率，提高腕关节稳定性及运动能力，以及使拇指重建/融合-拇指化更先进。

第4章

手 及 指

手的局部解剖、手骨、肌肉起止点
前面观

桡侧腕屈肌肌腱
鱼际隆起
径向纵皱褶
远侧掌皱褶
掌长肌肌腱
指浅屈肌肌腱
尺侧腕屈肌肌腱
小鱼际隆起
近侧掌皱褶
指近侧皱褶
指中间皱褶
掌指关节点
指远侧皱褶

指的通用名
1-拇指
2-示指
3-中指
4-环指
5-小指

远节指骨：头（滑车）、粗隆、体、底
中节指骨：头（滑车）、体、底
近节指骨：头（滑车）、体、底
掌骨：头、体、底
籽骨
钩骨钩
钩骨
头状骨
豌豆骨
三角骨
月骨
小多角骨
结节
大多角骨
结节
手舟骨
腕骨

右手：前面（掌面）观
腕骨

指深屈肌
指浅屈肌
横头
斜头
拇收肌
小指短屈肌
小指展肌
骨间背侧肌
拇长屈肌
拇短屈肌
拇短展肌
桡侧腕屈肌
拇对掌肌
拇长展肌
拇短展肌
小指对掌肌
尺侧腕屈肌
小指短屈肌
小指展肌
尺侧腕屈肌
拇短屈肌

掌面观

肌肉附着点
■ 起点
■ 止点

一、手骨

（一）掌骨

5个掌骨形成了手的骨架。它们是微型的"长"骨，包含一个体、一个头、一个底。它们在手背能被触及且远端的掌骨头终止在指节。掌骨体被纵向雕刻以致凸面凸向背侧及凹面凹向掌侧。掌骨头即远侧端有一个圆的光滑的表面，以便和远端指骨底形成关节。掌骨头的侧面呈现出凹陷或结节，以便韧带附着。掌骨头的关节表面是横形凸面，虽然少于掌背侧，但是掌骨头不是圆形的；然而，可以屈、伸、外展及内收。掌骨底是类正方形的，且背侧比掌侧宽。它的末端及侧面都是关节，背面及掌面比较粗糙，以便韧带能够附着。

第一掌骨（拇指）比其他掌骨短且粗壮，它的掌面面向手掌的中心。近端有一个马鞍形的关节面与大多角骨相接触。除了它规则的头部构造，因为拇指的籽骨的原因，它有两个掌面的关节隆起。

第二掌骨（示指）是最长的掌骨，且它的底是掌骨中最大的。它的底有一个深的背掌侧沟接受小多角骨，它的两脊在沟的两侧与大多角骨

及头状骨相接触。在底的尺侧有一个不完全分隔且和第三掌骨底相关的面。这种底面复杂的关节使它在做捏和抓活动时相对固定。

第三掌骨（中指）靠茎突，位于背面及桡面的突起可易被辨别。它的腕面是和头状骨相关的凹面。细分的关节面存在于其底部的两侧，并和第二、第四掌骨相关节，同样使它相对

固定。

第四掌骨（环指）有一个正方形的底，底的近端有一个大的关节面与钩骨相关节，底的侧面有一个小的关节面和头状骨相关节。底的侧面有两个关节面与第三掌骨底相接触，另一面有一个椭圆形的关节面面向第五掌骨，在用力抓握时可以有重要的运动功能。

手的局部解剖、手骨、肌肉起止点

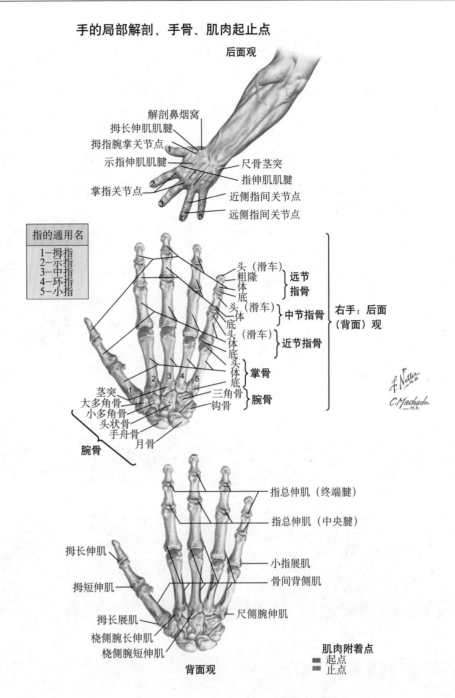

后面观

解剖鼻烟窝
拇长伸肌肌腱
拇指腕掌关节点
示指伸肌肌腱
掌指关节点

尺骨茎突
指伸肌肌腱
近侧指间关节点
远侧指间关节点

指的通用名
1-拇指
2-示指
3-中指
4-环指
5-小指

头（滑车）
粗隆
体
底　远节指骨
头（滑车）
体
底　中节指骨
头（滑车）
体
底　近节指骨
头
体
底　掌骨
三角骨
钩骨　腕骨

右手：后面（背面）观

茎突
大多角骨
小多角骨
头状骨
手舟骨
月骨

腕骨

指总伸肌（终端腱）
指总伸肌（中央腱）

拇长伸肌

拇短伸肌

小指展肌
骨间背侧肌

拇长展肌
桡侧腕长伸肌
桡侧腕短伸肌

尺侧腕伸肌

肌肉附着点
■ 起点
■ 止点

背面观

一、手骨（续）

第五掌骨（小指）底的近侧面有一个凹凸的关节面与钩骨相关节。桡侧有一个轻微的凸面接受第四掌骨相匹配的椭圆形关节面，这是所有较小手指的腕掌关节中活动范围最大的关节。

掌骨的骨化从两个中心开始——一个是掌骨体，一个是除了拇指的4个手指的远端。骨化在胎儿的第8或第9周从掌骨体开始。骨骺的中心在第2年出现，闭合发生在16～18岁。

（二）指骨

指骨有14个，拇指上少一个指骨。这些指骨也是微小的长骨，有一体两端。体的背侧从一端到另一端显著地凸起；它的掌侧表面几乎是平的。掌侧表面的空白处是脊状的，可供指的纤维屈肌鞘附着。每个指的第一指骨的近端从一侧到另一侧是凹陷、椭圆及宽的，与掌骨头相关节。远侧，中节指骨及远节指骨的近端有两个浅的凹陷，被中间的脊分开，和中节指骨及远节指骨远端的滑车状的表面相关节。远节指骨终末表现出升高的粗糙表面来支持指腹。指骨底的侧面有韧带附着处的结节。指骨头的侧面（除了在远节指骨）有浅的凹陷，也可供韧带附着。

指骨的骨化从两个中心开始——一个是指骨体，另一个是指骨近端。指骨体骨化大约从胎儿的第8周开始，骨骺骨化发生在第2年和第3年，骨骺闭合发生在14～18岁。

掌指间韧带及指间韧带

前面（掌面）观

指深屈肌肌腱

指浅屈肌肌腱（已切开）

切开的指纤维鞘边缘

掌侧韧带（板）

侧副韧带（桡侧及尺侧）

掌深横韧带

关节囊

掌骨掌侧韧带

大多角骨

掌腕掌侧韧带

钩骨钩

豌豆骨

掌指关节

副侧副韧带

侧副韧带

掌骨

背侧面

近端指间关节

远端指间关节

伸展：内侧面观

掌面

近节指骨 中节指骨 远节指骨

指骨

掌侧韧带（掌板）

屈曲：侧面观

副侧副韧带

侧副韧带

掌侧韧带（掌板）

注：掌指间关节韧带与指间关节韧带类似

二、手的关节

（一）掌腕关节

拇指的掌腕关节是在大多角骨和第一掌骨底之间独立的关节。关节表面是凹凸一一对应的，一个松弛但强健的关节囊参与骨骼之间。这种关节的双轴属性提供了屈、伸、外展及内收运动，其松弛的关节囊使拇指能对掌，包括一定的旋转运动（环形运动）。

其余四指的掌腕关节在一个共同的滑膜腔内共同参与腕间关节及掌骨间关节。背侧及掌侧掌腕韧带从腕骨的第二排到不同的掌骨。短骨间韧带通常出现在头状骨、钩骨、第三及第四掌骨之间的邻角。

（二）掌骨间关节

这些关节发生在手指的4个掌骨底的相邻侧面之间，也有背侧韧带、掌侧韧带及骨间韧带通过连接远端骨头及其关节面来堵塞常见的关节腔。在掌骨之间及掌骨和与之相连的腕骨之间只有轻微的滑动。然而，钩骨和第五掌骨之间的关节在紧的握持期间允许骨骼一定的屈曲，在牵引小指对掌肌时也允许轻微的旋转。

掌骨深横韧带是短的，并且连接第二至第五掌骨头的掌面。它们和骨间掌侧筋膜之间是连续的，并且和掌指关节的掌侧韧带及手指纤维鞘相混合。它们限制掌骨的移动及骨间肌腱、蚓状肌经过其侧面。

（三）掌指关节

这些关节是髁状的，掌骨圆形的头及近端指骨椭圆形的凹陷沿着它们的横轴及垂直轴有不等的弯曲度。一个关节囊、侧副韧带及掌侧韧带将骨骼连接在一起。关节囊很松弛，在背侧，它被指伸肌肌腱的延伸所强化。

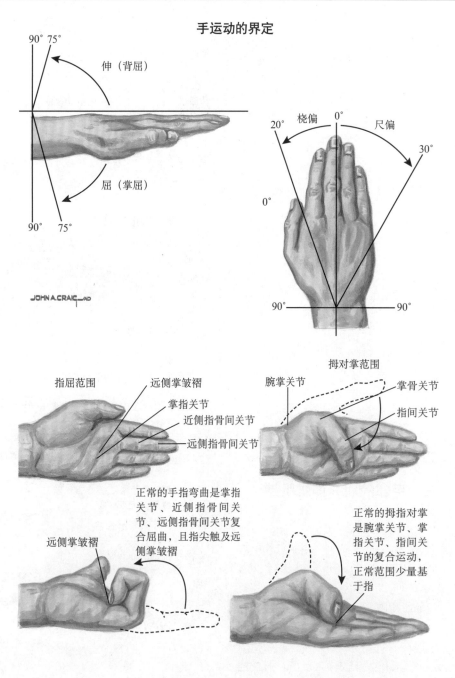

手运动的界定

伸（背屈）

90° 75°

屈（掌屈）

90° 75°

桡偏   0°   尺偏

20°   30°

0°

90°   90°

JOHN A.CRAIG—MD

指屈范围   远侧掌皱褶
掌指关节
近侧指骨间关节
远侧指骨间关节

拇对掌范围
腕掌关节   掌骨关节
指间关节

正常的手指弯曲是掌指
关节、近侧指骨间关
节、远侧指骨间关节复
合屈曲，且指尖触及远
侧掌皱褶

远侧掌皱褶

正常的拇指对掌
是腕掌关节、掌
指关节、指间关
节的复合运动，
正常范围少量基
于指

二、手的关节（续）

掌侧韧带是一个稠密的纤维软骨盘，其依靠自身坚韧地附着在指骨的掌侧近端边缘，可延伸并加深指骨关节面。它松弛地附着在掌骨颈上；弯曲时，它经过掌骨头的下方并充当骨的部分连接。在它的侧面，掌侧韧带和掌深横韧带及侧副韧带是连续的。侧副韧带很强健，近端呈索状附着在掌骨头的邻近凹陷及结节上，远端附着在侧面手指的掌面上。它们的纤维扇状延伸附着到掌侧韧带上。这些关节中允许屈、伸、外展、内收运动及环状运动。伸和外展相关，正如扇形展开手指；屈和内收相关，正如握拳。拇指的掌指关节的外展和内收有限，其特殊的自由运动来自于腕掌关节。

（四）指间关节

指骨间关节和掌指关节在结构上相似，指骨间关节有同样松弛的韧带、掌侧韧带和侧副韧带，以及背侧从伸肌扩展来的强化。然而，因为它们的关节面是滑车形的，屈和伸的动作受到限制。屈曲比伸展更自由，在近侧指间关节可能达到115°。供应这些关节的动脉和神经是邻近的指骨分支分出的细支。

（五）手的运动

手唯一的骨和关节解剖可允许无数的运动，并且每个关节运动的积累增加了总的运动幅度。按惯例，朝向手掌的运动被称为手掌、掌侧或前面，朝向手背的运动被称为手背或后面。手的运动朝向手的拇指侧被称为桡侧或外侧，朝向小指侧被称为尺侧或内侧。

指的屈肌肌腱和伸肌肌腱

伸肌肌腱中央带止于中节指骨底
三角形腱膜
伸指肌肌腱扩张部
长伸肌肌腱侧束
长伸肌肌腱
骨间肌
后面观（背侧）
掌骨
伸肌肌腱止于远节指骨底
侧束
骨间肌肌腱束到达侧束
蚓状肌
部分骨间肌肌腱到达近节指骨底和关节囊

伸肌肌腱止于中节指骨底
侧束
中央束
伸指肌肌腱扩张部
长伸肌肌腱
伸肌肌腱止于远节指骨底
伸展的手指：侧面（桡面）观
掌骨
侧副韧带
短系带
长系带
Camper交叉
指深屈肌肌腱
骨间肌
指浅屈肌肌腱
蚓状肌

小伸肌束腱止于近节指骨和关节囊
侧副韧带
伸肌肌腱
骨间肌附着近节指骨底及关节囊
掌侧韧带（板）
骨间肌
蚓状肌
蚓状肌止于伸肌肌腱
指浅屈肌肌腱（已切开）
侧副韧带
屈曲的手指：侧面（桡面）观
指深屈肌肌腱（已切开）
掌侧韧带（板）

注：黑色箭头表示长伸肌肌腱牵拉，红色箭头表示骨间肌及蚓状肌牵拉；圆点表示关节旋转轴

这个位置时侧束松弛；锤状指的小夹板固定

三、手部的屈、伸肌肌腱

随着屈肌腱及伸肌腱从腕部经过到手，临床分区被划分出来，其可帮助医师更准确地描述外伤后每个区域影响手指功能的重要解剖差异。随着指伸肌肌腱分支到手背，它们依靠腱内的联系而相互连接。第3～5手指明显连接的肌腱可严重限制这些手指的独立运动，尤其是第4手指。拇长伸肌肌腱、拇长展肌肌腱及拇短伸肌肌腱的交叉集合形成了被称为解剖鼻烟窝的凹陷。在这个凹陷的底部，有桡动脉经过，向手背方向走行，并分出腕背侧分支。

（一）伸肌肌腱及附属结构

在抓握后的掌中部，指滑膜鞘在第2和第4手指的掌骨头的上方和远节指骨的底部之间形成。除了大约5mm的近侧端，这些滑膜鞘（及肌腱）被包围在手指的纤维鞘中。指纤维鞘是屈肌肌腱强健的表层，指纤维鞘从掌骨头延伸到远节指骨底并阻止

屈曲过程中肌腱被勒紧。它们沿着近节指骨及中节指骨的边缘附着在指间关节囊及远节指骨的掌面。它们和骨骼形成强健的半圆柱状鞘，即纤维骨骼隧道，屈肌肌腱通过这个隧道到达它们的止端。在近节指骨及中节指骨的上方，鞘纤维增厚并成横向走行（被称为环状韧带或滑车）。然而，在关节的对面，有特征性的纵横交错的结构（重要的韧带）。这些纤维鞘后面的部分很薄且不影响关节的屈曲。在近端，掌腱膜指束附着在指纤维鞘上。

指深屈肌肌腱插入第2～5指的远

节指骨底，尽管指浅屈肌肌腱末端在这些手指的中节指骨体上。因此，指深屈肌肌腱有必要在指浅屈肌肌腱深面通过，并且有裂开的浅支肌肌腱伴随，使深支肌肌腱得以通过并到达远端。指浅屈肌肌腱的分开在近节指骨的上方，两个分开的肌腱在指深屈肌肌腱下方到达中节指骨，它们附着在指骨上且纤维纵横交错。

腱纽在这些肌肉指鞘的内表面分布。它们是折叠的滑膜，被一些把血管引流到肌腱的纤维组织加强。更小的腱纽在腱鞘的远端。腱纽使狭窄的束带能更近地到达肌腱。

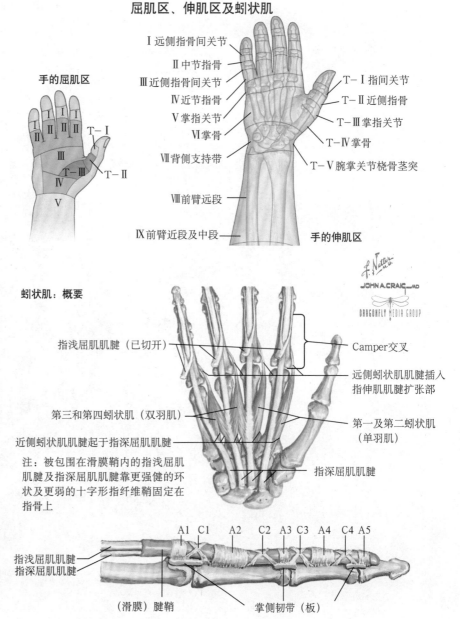

屈肌区、伸肌区及蚓状肌

手的屈肌区

I 远侧指骨间关节
II 中节指骨
III 近侧指骨间关节
IV 近节指骨
V 掌指关节
VI 掌骨
VII 背侧支持带
VIII 前臂远段
IX 前臂近段及中段

T-I 指间关节
T-II 近侧指骨
T-III 掌指关节
T-IV 掌骨
T-V 腕掌关节桡骨茎突

手的伸肌区

蚓状肌：概要

指浅屈肌肌腱（已切开）
第三和第四蚓状肌（双羽肌）
近侧蚓状肌肌腱起于指深屈肌肌腱
注：被包围在滑膜鞘内的指浅屈肌肌腱及指深屈肌肌腱靠更强健的环状及更弱的十字形指纤维鞘固定在指骨上

Camper交叉
远侧蚓状肌肌腱插入指伸肌肌腱扩张部
第一及第二蚓状肌（单羽肌）
指深屈肌肌腱

A1 C1 A2 C2 A3 C3 A4 C4 A5
指浅屈肌肌腱
指深屈肌肌腱
（滑膜）腱鞘
掌侧韧带（板）

三、手部的屈、伸肌肌腱（续）

腱纽是4个小的、圆柱状的、与指深屈肌肌腱相关的肌肉。两个侧面的肌肉起于屈肌支持带的远端，从指深屈肌的桡侧及掌面到第2或第3指。这些结构被正中神经支配。中间的两个肌肉起于第3和第4手指及第4和第5手指的连接区域。这些被尺神经深支支配。每个蚓状肌肌腱在掌横深韧带的掌侧向远端走行，进而转向背侧。它在近节指骨水平插入指伸肌的桡侧边缘。

（二）手指的伸肌机制

前臂的4个指伸肌肌腱从掌指关节穿过，变平并紧密附着在关节囊上，并为这些关节囊替代为背侧韧带。在掌指关节及近侧两手指之上，在手的蚓状肌肌腱及骨间肌肌腱的参与下每个肌腱形成指背腱膜。在掌指关节的对面，一束纤维在关节的两侧从手指伸肌肌腱的前方经过，并附着在关节的掌侧韧带上。指背腱膜像一个掌指关节上的纤维钩。

指伸肌肌腱在近节指骨的背侧分成三束。中间束即更宽的一束直接向远端走行，并止于中节指骨的背侧。两侧分开的两束即侧束在手指的桡侧接受并结合更宽的蚓状肌肌腱，在手指的两侧和骨间肌肌腱结合。这些肌腱结合成一束向远端走行，两侧束在中节指骨的远端形成一个三角形的腱膜。腱膜的尖端附着在远节指骨的底上。

（三）指活动中的肌肉活动

一些前臂肌肉参与指的运动。指浅屈肌肌腱及指深屈肌肌腱在屈肌支持带的远侧从腕关节处开始出现，并进入掌的中央室。在这里，它们分散开来并朝各自的手指成对地深和浅走行。除了滑囊沿着第5指的肌腱到远节指骨底的延伸，其他进入尺侧滑囊，穿过掌的上半部分。

指浅屈肌是内侧四指的近侧指骨间关节及腕指关节的屈肌，也是腕关节重要的屈肌。指深屈肌首先屈曲远节指骨，继续收缩也屈曲中节指骨及近节指骨。指浅屈肌缓慢屈曲指骨，并

被用来快速屈曲及对抗阻力。指伸肌是手指的伸肌，由示指及第5指的伸肌协助。在第3及第5指肌腱之间互相联络的腱带完全阻止这些手指的独立伸展，但示指可以十分独立的活动。

手的骨间肌及蚓状肌对手指的完全伸展是必需的。当有复合的掌指关节屈曲及指间关节伸展时骨间肌活动最频繁，最重要的是产生指骨间关节伸展。蚓状肌完全屈曲时是不收缩的，但在近节指间关节及远节指间关节伸展，这些关节在掌指关节屈曲时保持伸展的时候非常活跃。

腕和手：背部深层解剖

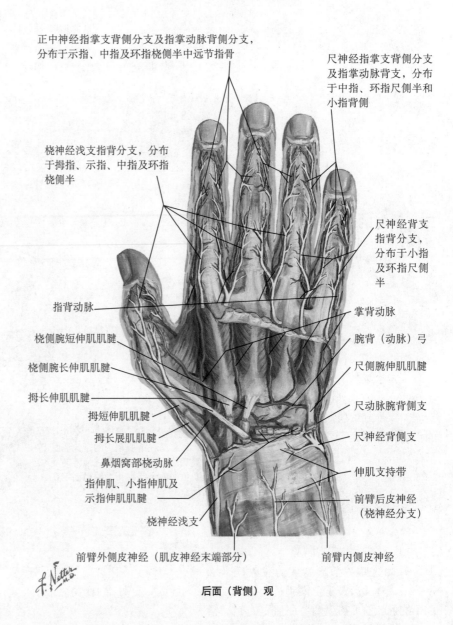

正中神经指掌支背侧分支及指掌动脉背侧分支，
分布于示指、中指及环指桡侧半中远节指骨

尺神经指掌支背侧分支
及指掌动脉背侧支，分布
于中指、环指尺侧半和
小指背侧

桡神经浅支指背分支，分布
于拇指、示指、中指及环指
桡侧半

尺神经背支
指背分支，
分布于小指
及环指尺侧
半

指背动脉

桡侧腕短伸肌肌腱

桡侧腕长伸肌肌腱

拇长伸肌肌腱

拇短伸肌肌腱

拇长展肌肌腱

鼻烟窝部桡动脉

指伸肌、小指伸肌及
示指伸肌肌腱

桡神经浅支

掌背动脉

腕背（动脉）弓

尺侧腕伸肌肌腱

尺动脉腕背侧支

尺神经背侧支

伸肌支持带

前臂后皮神经
（桡神经分支）

前臂外侧皮神经（肌皮神经末端部分）

前臂内侧皮神经

后面（背侧）观

四、手的肌肉

（一）骨间肌

骨间肌位于掌骨间间隙，分为掌侧和背侧两群。每个掌骨间间隙均有一块骨间掌侧肌和一块骨间背侧肌。骨间背侧肌为双羽状肌，有4块，使手指外展；骨间掌侧肌为单羽状肌，

有3块，使手指内收。指的内收、外展即伸直状态下以中指中线为参照，向中指靠拢或由中指散开。

第三掌骨两侧各有一块骨间背侧肌，故中指无论向尺侧或桡侧偏斜，都称为外展。其余两块骨间背侧肌即第一骨间背侧肌和第四骨间背侧肌，分别位于第1~2掌骨间隙和第4~5掌骨间隙，负责外展示指及环指。双羽

状的骨间背侧肌有两个头，分别起自邻近两个掌骨体的毗邻面。第一骨间背侧肌明显较其他骨间背侧肌发达，桡动脉经其两个头之间穿至掌侧。其余骨间背侧肌的两个头之间有掌背侧动脉的穿支经过。

骨间掌侧肌较小，分别起自第二掌骨、第四掌骨、第五掌骨掌侧，相应地内收示指、环指及小指。掌侧

手内在肌

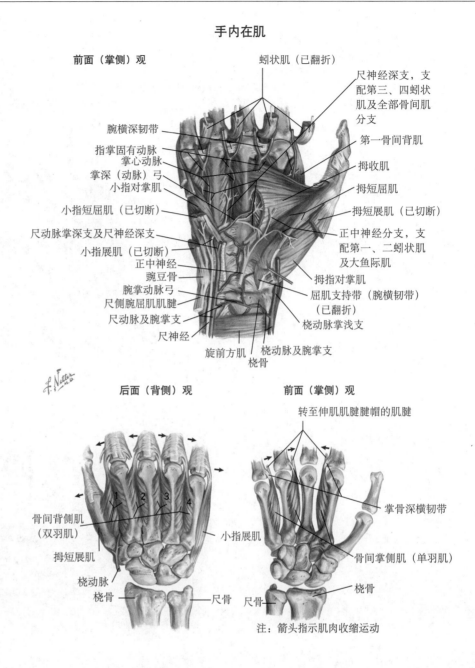

前面（掌侧）观

蚓状肌（已翻折）

尺神经深支，支配第三、四蚓状肌及全部骨间肌分支

第一骨间背肌

拇收肌

拇短屈肌

拇短展肌（已切断）

正中神经分支，支配第一、二蚓状肌及大鱼际肌

拇指对掌肌

屈肌支持带（腕横韧带）（已翻折）

桡动脉掌浅支

腕横深韧带

指掌固有动脉

掌心动脉

掌深（动脉）弓

小指对掌肌

小指短屈肌（已切断）

尺动脉掌深支及尺神经深支

小指展肌（已切断）

正中神经

豌豆骨

腕掌动脉弓

尺侧腕屈肌肌腱

尺动脉及腕掌支

尺神经

旋前方肌

桡骨

桡动脉及腕掌支

后面（背侧）观

前面（掌侧）观

转至伸肌肌腱腱帽的肌腱

掌骨深横韧带

骨间掌侧肌（单羽肌）

桡骨

尺骨

骨间背侧肌（双羽肌）

拇短展肌

桡动脉

桡骨

小指展肌

尺骨

尺骨

注：箭头指示肌肉收缩运动

四、手的肌肉（续）

骨间肌和背侧骨间肌的肌腱均经各掌骨头间的掌深横韧带背侧向远端走行，有两个抵止（止点）。第一个抵止（止点）位于近节指骨基底部，与手指的内收、外展相关；第二个抵止（止点）位于伸指肌腱指背腱膜并参与形成腱帽，作用是屈曲掌指关节及伸直指间关节。所有骨间肌均受尺神经深支支配。

在手的精细活动中，拇指的灵活运动是至关重要的。拇长屈肌可屈曲拇指，拇长伸肌和拇短伸肌负责伸直拇指。拇长展肌可以外展第一掌骨，其还是屈腕动作的协同肌。大鱼际肌群使拇指可以做屈曲、内收、外展和对掌等动作。拇短展肌收缩时，可以使第一掌骨的掌侧面向中线侧旋转（旋前），进而使拇指向手掌前侧移

动，拇短展肌还可以协助屈曲拇指掌指关节。拇对掌肌单独作用于第一掌骨时，使拇指横过掌面并内旋。

对掌动作包括拇指的外展、屈曲、内旋及拇指指尖可触及其他轻度屈曲诸指的指腹。用力抓握时，拇短屈肌扮演着重要角色。正中神经返支（肌支）支配拇短展肌、拇对掌肌和拇短屈肌。拇收肌使拇指内收；对掌

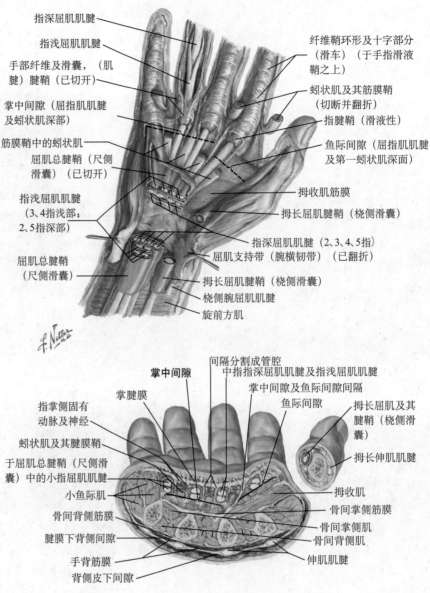

手部间隙、肌腱、滑囊及蚓状肌鞘

指深屈肌肌腱

指浅屈肌肌腱

手部纤维及滑囊，（肌腱）腱鞘（已切开）

掌中间隙（屈指肌肌腱及蚓状肌深部）

筋膜鞘中的蚓状肌

屈肌总腱鞘（尺侧滑囊）（已切开）

指浅屈肌肌腱（3、4指浅部；2、5指深部）

屈肌总腱鞘（尺侧滑囊）

纤维鞘环形及十字部分（滑车）（于手指滑液鞘之上）

蚓状肌及其筋膜鞘（切断并翻折）

指腱鞘（滑液性）

鱼际间隙（屈指肌肌腱及第一蚓状肌深面）

拇收肌筋膜

拇长屈肌腱鞘（桡侧滑囊）

指深屈肌肌腱（2、3、4、5指）

屈肌支持带（腕横韧带）（已翻折）

拇长屈肌腱鞘（桡侧滑囊）

桡侧腕屈肌肌腱

旋前方肌

掌中间隙

指掌侧固有动脉及神经

蚓状肌及其腱膜鞘

于屈肌总腱鞘（尺侧滑囊）中的小指屈肌肌腱

小鱼际肌

骨间背侧筋膜

腱膜下背侧间隙

手背筋膜

背侧皮下间隙

掌腱膜

间隔分割成管腔

中指指深屈肌肌腱及指浅屈肌肌腱

掌中间隙及鱼际间隙间隔

鱼际间隙

拇长屈肌及其腱鞘（桡侧滑囊）

拇长伸肌肌腱

拇收肌

骨间掌侧筋膜

骨间掌侧肌

骨间背侧肌

伸肌肌腱

四、手的肌肉（续）

时小指展肌和小指短屈肌亦收缩；小指对掌肌可以使第五掌骨内旋，从而加深掌横弓。

手内在肌掌侧受正中神经及尺神经支配。拇指及小指的固定肌肉占据大、小鱼际间隙。

大、小鱼际间隙分别包括与拇指或小指对应的一块外展肌、一块对掌肌和一块屈肌（即拇短展肌、拇对掌肌、拇短屈肌、小指展肌、小指对掌肌、小指短屈肌）。在这两个间隙，

这些肌肉的位置和附着是相似的。屈肌支持带及其附着的骨（在桡侧为手舟骨和大多角骨，在尺侧为钩状骨和豌豆骨）提供上述肌肉的起点。两侧间隙内肌肉的止点也是相似的：展肌和屈肌附着于近节指骨基底，对掌肌附着于掌骨干。

掌中间室包含4块细长的蚓状肌，蚓状肌附着于指深屈肌肌腱。骨间肌位于掌骨之间的间室，拇收肌位于深部由掌、背侧骨间筋膜围成的骨

间收肌间室。综上所述，神经支配的规律可以归纳为：正中神经支配拇短展肌、拇对掌肌、拇短屈肌及靠桡侧的两条蚓状肌；尺神经支配其余的手内在肌。

拇收肌起自于两个头，两个头的间隙有桡动脉穿入掌侧。斜头起自头状骨，第二、三掌骨基底；横头起自第三掌骨干掌面的远侧端，两头汇聚成一条肌腱，止于拇指近节指骨基底的尺侧。

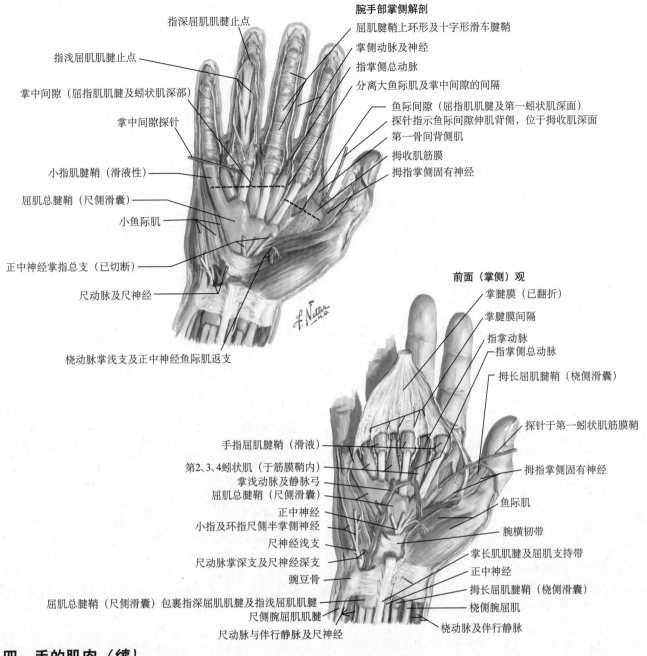

腕手部掌侧解剖

指深屈肌肌腱止点
指浅屈肌肌腱止点
掌中间隙（屈指肌肌腱及蚓状肌深部）
掌中间隙探针
小指肌腱鞘（滑液性）
屈肌总腱鞘（尺侧滑囊）
小鱼际肌
正中神经掌指总支（已切断）
尺动脉及尺神经
桡动脉掌浅支及正中神经鱼际肌返支

屈肌腱鞘上环形及十字形滑车腱鞘
掌侧动脉及神经
指掌侧总动脉
分离大鱼际肌及掌中间隙的间隔
鱼际间隙（屈指肌肌腱及第一蚓状肌深面）
探针指示鱼际间隙伸肌背侧，位于拇收肌深面
第一骨间背侧肌
拇收肌筋膜
拇指掌侧固有神经

前面（掌侧）观

手指屈肌肌腱鞘（滑液）
第2、3、4蚓状肌（于筋膜鞘内）
掌浅动脉及静脉弓
屈肌总腱鞘（尺侧滑囊）
正中神经
小指及环指尺侧半掌侧神经
尺神经浅支
尺动脉掌深支及尺神经深支
豌豆骨
屈肌总腱鞘（尺侧滑囊）包裹指深屈肌肌腱及指浅屈肌肌腱
尺侧腕屈肌肌腱
尺动脉与伴行静脉及尺神经

掌腱膜（已翻折）
掌腱膜间隔
指掌动脉
指掌侧总动脉
拇长屈肌腱鞘（桡侧滑囊）
探针于第一蚓状肌筋膜鞘
拇指掌侧固有神经
鱼际肌
腕横韧带
掌长肌肌腱及屈肌支持带
正中神经
拇长屈肌腱鞘（桡侧滑囊）
桡侧腕屈肌
桡动脉及伴行静脉

四、手的肌肉（续）

拇收肌肌腱和拇短屈肌肌腱内各含有一块籽骨，这两块籽骨分别位于拇长屈肌肌腱两侧。拇收肌覆盖于第三掌骨桡侧的骨间肌表面。拇收肌受尺神经深支支配。

（二）手部的间隙、滑囊和腱鞘

肌腱有腱滑液鞘包裹以减少肌腱与间隔或肌腱与骨表面的摩擦。腱滑液鞘为双层套筒状结构，纤细的脏层紧贴于腱上，壁层衬于周围结构的内面。如同身体其他部位，两层汇合于鞘管的末端，两层间的相对面光滑，其间充有少许滑液。

在手进行抓握活动时，手部的屈肌肌腱有明显的偏移力，在肌腱和腕横韧带之间及肌腱与诸指的纤维-骨性滑车结构之间形成摩擦力。因此，拇指和其他手指的肌腱均有滑液鞘包裹，起润滑、保护作用，以利于活动。滑液鞘（滑囊）的解剖结构存在变异，并与手部感染扩散的类型相关。手掌有几个潜在的间隙，鱼际间隙位于拇收肌前方；掌中间隙位于屈指肌肌腱和蚓状肌所在的中央间室的深面。

尺动脉与尺神经伴行，自屈肌支持带的浅层、豆状骨的桡侧进入手部，并向桡侧深部行进至掌中部与桡动脉浅支汇合。桡动脉浅支穿过大鱼际隆起部，供应大鱼际肌群血运，继而在大鱼际内侧参与形成掌浅动脉弓。该血管弓弧向远端，位于手掌部拇指充分外展时的水平。

手部动脉及神经：掌侧观

指掌侧固有动脉及神经
的分支，达中远节指骨
后缘

指掌侧固有动脉及神经

正中神经于桡神经交通支

指掌侧总动脉及神经

掌浅动脉弓

屈肌总腱鞘（尺侧滑囊）

尺神经浅支

尺动脉掌深支及
尺神经深支

屈肌支持带（腕横韧带）

尺动脉及尺神经

正中神经至第1、2
蚓状肌分支

拇指指动脉及神经

正中神经鱼际肌运动支

拇短屈肌

拇对掌肌

拇短展肌（已切断）

桡动脉掌浅支

正中神经及掌侧皮支

桡动脉

尺神经指掌
神经支

尺神经与正中
神经交通支

尺神经掌深支，达全
部骨间肌、拇收肌及
拇短屈肌深头

钩骨钩

尺神经浅支

小鱼际肌支

尺动脉掌深支及
尺神经深支

豌豆骨

尺动脉及桡动脉腕掌支

尺动脉及尺神经

正中神经指掌支

指掌动脉

指掌总动脉

掌心动脉

桡侧示指动脉

掌浅弓远界
（Kaplan基线）

拇指的动脉及神经

拇主要动脉

掌深动脉弓及尺神经深支

桡动脉掌浅支

正中神经及皮支

桡动脉

五、手和指的血管供应

掌浅弓的分支供应尺侧3.5个手指的血运，桡侧1.5个手指的血运由掌深弓供应。掌浅弓发出的3支指掌侧总动脉于屈指肌肌腱和蚓状肌的表面、指掌侧神经的浅层向远端走行。指掌侧总动脉与掌心动脉和掌背动脉的穿支在指蹼处汇合，随即发出指掌侧固有动脉。

从示指至小指，每对手指的相对缘均有两条指掌侧固有动脉向远端走行。小指尺侧固有动脉于小鱼际间隙起自尺动脉。在指蹼处，指神经穿至指掌侧固有动脉浅层，并于手指侧方走行，指掌侧固有动脉位于指神经的背外侧。两侧的指掌侧固有动脉汇合形成终末血管丛，并发出分支供应中节、末节手指背侧的血供。

在腕部，桡动脉自桡骨远端宽大的表面转至鼻烟窝深部，到达手背第一骨间背侧间室近端。桡动脉自拇长展肌肌腱深部经过时发出桡动脉腕背

支，然后在第一骨间背侧肌表面发出第一掌背动脉（此后桡动脉穿入手掌深部，参与形成掌深动脉弓）。桡动脉腕背支位于伸指肌肌腱深层，跨过腕骨远侧列向尺侧走行，与尺动脉腕背支汇合，形成腕背侧动脉弓。

相应地，3条掌背侧动脉于第二、第三、第四骨间背侧肌表面自腕背侧动脉弓发出，并分别于掌骨头背侧水平分成两条指背侧固有动脉，沿相邻两指的背侧毗邻缘走行。指背侧固有动脉细小，不能到达末节指背侧。掌背侧动脉在其发出处及分成指背侧固有动脉处均有侧支与掌侧动脉系统吻合。

掌深弓由桡动脉终末支和尺动脉

深支汇成。桡动脉穿过第一骨间背侧肌两个头的起点，自第一、第二掌骨基底间隙穿入掌侧，经由拇收肌的横头和斜头之间，与尺动脉深支汇合。

桡动脉穿出第一骨间背侧肌后发出拇主要动脉。拇主要动脉于第一掌骨头水平分为两条拇指掌侧固有动脉。示指桡侧固有动脉起自拇主要动脉，沿示指桡侧走行。

掌深弓顶部发出的3条掌心动脉于第二至第四掌骨间隙的骨间掌侧筋膜深部向远端走行。在指蹼水平，掌心动脉与掌浅弓发出的指总动脉汇合。掌深弓腕部返支细小，参与形成腕掌侧血管网。掌深弓穿支与手背侧的掌背侧动脉汇合。

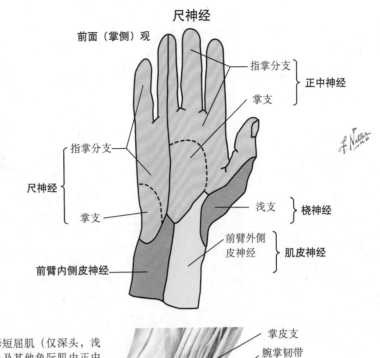

尺神经

前面（掌侧）观

指掌分支 〕
掌支 〕 正中神经

指掌分支
尺神经
掌支

浅支 〕 桡神经

前臂外侧
皮神经 〕 肌皮神经

前臂内侧皮神经

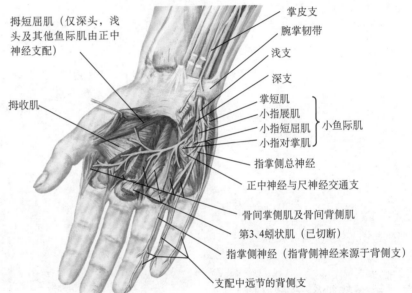

拇短屈肌（仅深头，浅头及其他鱼际肌由正中神经支配）

拇收肌

掌皮支
腕掌韧带
浅支
深支
掌短肌
小指展肌
小指短屈肌 〕 小鱼际肌
小指对掌肌
指掌侧总神经
正中神经与尺神经交通支
骨间掌侧肌及骨间背侧肌
第3、4蚓状肌（已切断）
指掌侧神经（指背侧神经来源于背侧支）
支配中远节的背侧支

六、手部的神经分布

手部的运动神经、感觉神经及血管的自主舒缩受尺神经、正中神经和桡神经支配。

（一）尺神经

尺神经是臂丛神经内侧束的主要分支，在前臂和手部，尺神经发出关节支、肌支、掌支、手背支、浅支、深支和血管支。尺神经分支支配手背部尺侧半皮肤。尺神经自豌豆骨的桡侧经腕掌侧韧带和屈肌支持带之间进入手部，在豌豆骨远端水平分为浅支和深支。

尺神经浅支发出分支支配掌短肌，手掌部尺侧皮肤处发出两条指掌侧神经，一条为小指指掌侧固有神经；另一条为指掌侧总神经，其与毗邻的正中神经发出的指掌侧总神经有交通支，之后分为两支指掌侧固有神

经，支配环指、小指毗邻面的皮肤。少数情况下，尺神经支配手部尺侧2.5个手指，正中神经及桡神经支配区相应地减少。

尺神经深支与尺动脉深支伴行，经小指展肌和小指短屈肌的起点之间，穿过小指对掌肌起点行向深部，发出分支支配这些肌肉，然后绕经钩骨钩转向掌中部，与掌深动脉弓伴行。在屈指肌肌腱深部穿行时，尺神经深支发出分支支配第三、四蚓状肌和全部骨间掌侧肌、骨间背侧肌，继而发出拇收肌肌支和腕关节支，偶

尔发出分支支配拇短屈肌深头。

由于尺神经和正中神经之间的相互交通变异，手内在肌和手部皮肤的神经支配变异很常见。

尺神经背支支配手背侧皮肤。它起自腕上5cm水平，经尺侧腕屈肌下方行向背侧，在前臂浅筋膜穿出，于腕关节尺侧水平分为3条指背侧分支：第一条支配小指尺侧皮肤；第二条分为两条指背侧固有神经，支配环指和小指背侧毗邻面皮肤；第三条（如果有的话）支配中指和环指背侧毗邻面皮肤。

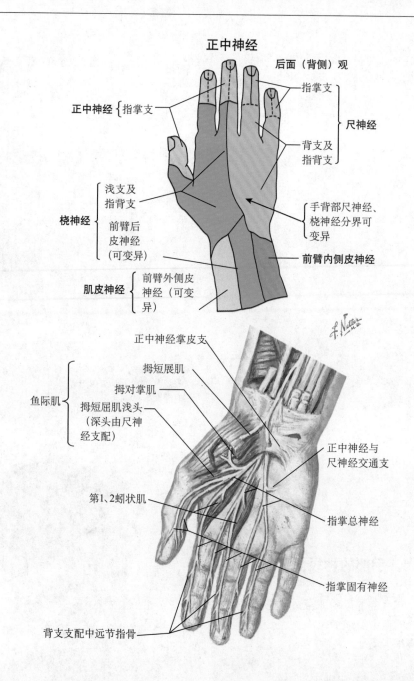

正中神经

后面（背侧）观

正中神经 { 指掌支

指掌支

尺神经

背支及指背

浅支及指背支

前臂后皮神经（可变异）

手背部尺神经、桡神经分界可变异

桡神经

前臂内侧皮神经

肌皮神经 { 前臂外侧皮神经（可变异）

正中神经掌皮支

拇短展肌

拇对掌肌

鱼际肌

拇短屈肌浅头（深头由尺神经支配）

正中神经与尺神经交通支

第1、2蚓状肌

指掌总神经

指掌固有神经

背支支配中远节指骨

六、手部的神经分布（续）

尺神经手背支的第一条分支于手背的尺侧走行，直到小指指甲的根部，支配小指尺侧皮肤；第二条分支于环指、小指指蹼水平分叉，支配环指、小指毗邻面皮肤；第二条分支的情况类似，它可能支配中指、环指的毗邻面，也可能仅仅是与桡神经浅支的第四指背侧分支汇合。背侧分支通常只能到达环指中节基底水平，而环指和小指的远端受尺神经指掌侧分支支配。

尺神经掌支起自前臂中部，在前臂筋膜深部与尺动脉伴行，于腕上穿出深筋膜，支配小鱼际和手掌尺侧皮肤。

（二）正中神经

正中神经（C_5、C_6、C_7、C_8、T_1）由臂丛神经内、外侧束的内、外侧根汇合而成。正中神经掌支起自于腕上，于掌长肌和桡侧腕屈肌肌腱之间穿出腕掌侧韧带，并分布于掌心和大鱼际内侧区皮肤。

正中神经分出的指掌侧总神经位于致密的掌腱膜深部，指掌侧总神经发出的指掌侧固有神经位于皮下，自指蹼沿手指边缘走行。第一指掌侧总神经发出肌支支配拇指的短肌群，然后分成3条指掌侧固有神经。其中，两条指掌侧固有神经走行于拇指的尺

侧和桡侧，其发出众多至指腹的分支和细小的背侧分支至甲床；第三条指掌侧固有神经支配示指桡侧。肌支（即正中神经返支）于屈肌支持带远端急转至大鱼际，支配拇短展肌、拇短屈肌（有时仅支配其浅头）、拇对掌肌。正中神经返支也可与第一指掌侧总神经同时起自于正中神经。第二指掌侧总神经发出两条指掌侧固有神经，支配示指和中指的毗邻面。第三指掌侧总神经在掌中部与尺神经分支形成交通支，继而发出两条指掌侧固有神经，支配中指和环指的毗邻面。

桡神经

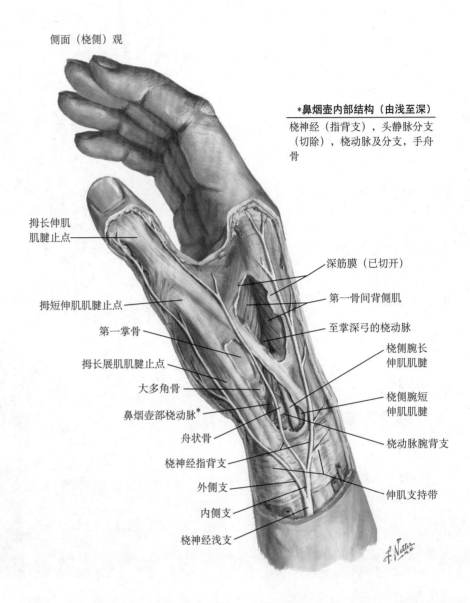

侧面（桡侧）观

*鼻烟壶内部结构（由浅至深）
桡神经（指背支），头静脉分支
（切除），桡动脉及分支，手舟
骨

拇长伸肌
肌腱止点

深筋膜（已切开）

第一骨间背侧肌

拇短伸肌肌腱止点

至掌深弓的桡动脉

第一掌骨

桡侧腕长
伸肌肌腱

拇长展肌肌腱止点

桡侧腕短
伸肌肌腱

大多角骨

鼻烟壶部桡动脉*

桡动脉腕背支

舟状骨

桡神经指背支

外侧支

伸肌支持带

内侧支

桡神经浅支

六、手部的神经分布（续）

指掌侧固有神经较粗大，因其在手指的分支密集。指掌侧固有神经位于相应的指掌侧固有动、静脉浅层，发出指腹的终末支，同时发出背侧分支支配甲床和指背侧（示指远节背侧，中指远端两节背侧，环指远端桡背侧）皮肤。尽管指掌侧总神经和指掌侧固有神经的起点与分布存在变异，但一般包括桡侧3.5个手指（偶尔为桡侧2.5个手指）的背侧远端皮肤和甲床。支配示指桡侧缘和示指、中指毗邻缘的指掌侧固有神经发出肌支支配第1、2蚓状肌，所以指神经不仅与皮肤感觉有关，而且是混合神经，把支配区内的神经冲动自感觉神经末梢、血管、汗腺、竖毛肌、筋膜、肌腱、骨组织、关节之间传入和传出。

（三）桡神经

桡神经浅支于背侧穿出深筋膜，并分成两支，通常再分成4～5条指背侧神经。外侧的分支较小，支配拇指桡背侧和大鱼际桡侧。内侧的分支较大，分成4条指背侧神经：第一指背神经支配拇指尺背侧；第二指背神经支配示指背侧；第三指背神经支配示指、中指背侧毗邻缘；第四指背神经支配中指、环指背侧毗邻缘。

桡神经浅支和尺神经背支在手背经常形成交通支，两者发出的最后分支（即靠近中线的分支）也经常存在变异，有时中指、环指的背侧毗邻缘受尺神经支配。指背神经不能达到指尖，仅可以达到拇指指甲根部、示指远节指间关节及接近中指、环指近节指间关节水平。桡神经分支未能到达的指背侧远端区域由正中神经的粗大分支支配。

指背神经也发出细小的分支至邻近的血管、关节和骨组织（注意：指背神经不超过远节指间关节，第一指背神经发出小分支绕至拇指桡侧支配大鱼际桡侧皮肤）。

手部皮肤及皮下筋膜：前面（掌侧）观

掌浅横韧带
指掌动脉及神经
横束
掌腱膜

尺神经浅支指掌分支支配小指及环指尺侧半

掌短肌（已翻折）

连接掌腱膜与真皮的纤维束
正中神经运动支支配大鱼际肌

掌腱膜
小鱼际肌
掌短肌
尺动脉
尺神经浅支
尺动脉至掌深弓的分支及尺神经深支
豌豆骨
尺神经掌支
正中神经掌皮支

大鱼际肌
腕掌韧带（前臂深筋膜增厚，与屈肌支持带相延续）
掌长肌肌腱

七、手部的筋膜和浅层解剖

（一）深筋膜

深筋膜掌侧的筋膜与前臂屈侧的前臂筋膜和腕掌侧韧带相延续。在手的侧缘，掌侧筋膜与附着于第一至第五掌骨的背侧筋膜相延续。小鱼际筋膜包裹小指短肌群，并借助于第五掌骨桡侧的附着而围成小鱼际间隙。相似地，覆盖拇指短肌的筋膜向深部附着于第一掌骨，并与其共同围成大鱼际间隙。掌中间隙被掌侧筋膜覆盖，其浅层是掌长肌肌腱扩张而成的掌腱膜。

肉眼观，掌腱膜浅层为纵向走行的纤维，与掌长肌肌腱相续；掌腱膜深层为横向走行的纤维，与大鱼际、小鱼际筋膜相延续；在近端，掌腱膜附着于屈肌支持带和腕横韧带上。掌腱膜在手掌远端变宽，形成四束，部分纤维与其表面的皮褶相连。这些分支的中央部分走向手指，其表浅部与各指指根部横纹的皮肤相连；其深部与指纤维鞘相连；边缘部的纤

维深入至掌骨头之间，与掌指关节囊、掌深横韧带和近节指骨相连。掌腱膜通常没有分支至拇指，仅有纵行的腱膜纤维覆盖于大鱼际筋膜表面。

掌腱膜于手指根深部附着于各手指屈肌肌腱纤维鞘的入口，其附着点不同程度地向近端延伸，可达掌骨间筋膜和掌骨干，从而形成互相交通的亚间室，容纳各组屈指肌肌腱和其相应的蚓状肌。掌腱膜至第三掌骨的纤维分隔最为发达和恒定，将掌腱膜下分为其桡侧的大鱼际间隙和其尺侧的掌中间隙。

在诸指根部水平，掌腱膜深部有增厚的横向纤维相连，其中位于掌骨头水平的部分称为掌浅横韧带。诸指指蹼水平的横向纤维增厚，形成掌腱膜横束。

手背侧筋膜与前臂伸肌群表面的前臂筋膜和伸肌支持带相延续。手背侧筋膜包被着手背部的伸指肌肌腱直至手指，并与指背部的伸肌肌腱扩张部相延续，其下有腱膜下间隙，该间隙将手背侧筋膜与深层的骨间背侧筋膜分隔开。骨间背侧筋膜覆盖骨间背侧肌和腕背侧动脉弓的分支。

手部皮肤及皮下筋膜：后面（背侧）观

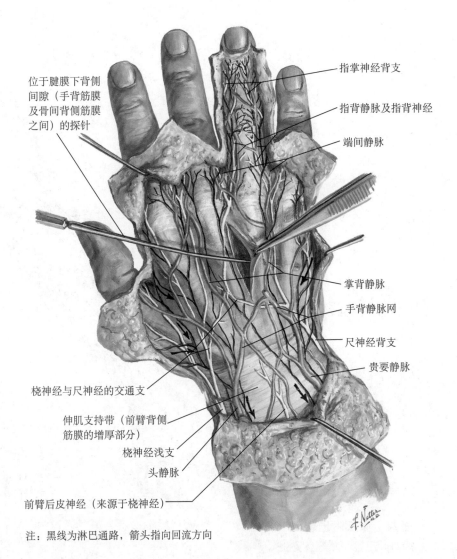

位于腱膜下背侧间隙（手背筋膜及骨间背侧筋膜之间）的探针

指掌神经背支

指背静脉及指背神经

端间静脉

掌背静脉

手背静脉网

尺神经背支

贵要静脉

桡神经与尺神经的交通支

伸肌支持带（前臂背侧筋膜的增厚部分）

桡神经浅支

头静脉

前臂后皮神经（来源于桡神经）

注：黑线为淋巴通路，箭头指向回流方向

七、手部的筋膜和浅层解剖（续）

（二）淋巴回流

上肢的浅表淋巴回流自手开始，遍布皮肤和皮下组织。手指部密集的淋巴丛汇集成淋巴管，与指动脉伴行。在指根或略远端水平，手指掌侧集合淋巴管汇入指背侧集合淋巴管，流入手背侧淋巴丛。

拇指、示指和中指桡侧的淋巴液流入沿前臂桡侧上行的集合淋巴管，尺侧手指的淋巴液汇入前臂尺侧的淋巴管。手掌部淋巴丛的淋巴管呈放射状走行至手部边缘，沿腕部上行，再汇成2~3条集合淋巴管，沿前臂屈侧正中的浅层上行。尺侧和桡侧的淋巴管于前臂转向前侧，与中央群淋巴管平行，共同于皮下走行通过前臂、臂部，最终汇入腋窝淋巴结。

部分尺侧的淋巴管汇入肘部淋巴结。浅群肘部淋巴结位于肱骨内侧髁上方3~4cm、贵要静脉穿入臂部筋膜的裂隙下方，通常有1~2个淋巴结。这些淋巴结收集手部尺侧3个手指和前臂尺侧的淋巴管回流，其流出淋巴管与贵要静脉伴行，经臂部筋膜深层上行，汇入腋淋巴结的外侧组和中央组。

数条臂部背侧浅淋巴管伴头静脉上行至三角肌胸大肌三角，穿入肋喙筋膜，达腋淋巴结尖群。10%的情况下，这些淋巴管止于1~2个三角肌胸大肌三角淋巴结。

（三）腋淋巴结

腋淋巴结数量众多且较大，根据其与腋窝壁和血管的关系将其分成5组。外侧组腋淋巴结有3~5个，位于腋静脉远段的后内侧。这些淋巴结直接收集上肢淋巴管（除了头静脉伴行淋巴管外），其流出淋巴管注入中央淋巴结和腋尖淋巴结。

胸肌组淋巴结有3~5个，毗邻胸小肌的腋窝侧，沿胸外侧动脉分布。它们收集胸壁前外侧的淋巴管回流，包括乳腺外侧绝大部分淋巴管和腹壁脐上部分皮肤、肌肉的淋巴回流。其流出淋巴管注入中央淋巴结和腋尖淋巴结。

肩胛下组淋巴结有5~6个，分布在自肩胛下血管从腋血管发出点至其到达胸壁段，收集肩部、颈背侧下份和胸壁后侧皮肤、肌肉的静脉回流。其流出淋巴管注入中央淋巴结。

中央组淋巴结有4~5个，位于腋筋膜下方的脂肪内。这些淋巴结是腋淋巴结中最大的，主要收集来自于外侧组、胸肌组和肩胛下组淋巴结的淋巴管，还收集部分直接来自于上肢和乳腺的淋巴管。其流出淋巴管注入腋尖淋巴结。

淋巴引流

锁骨下淋巴结
腋窝淋巴结（腋静脉旁）
头静脉
贵要静脉
肘淋巴结
肘正中静脉
头静脉
贵要静脉

至手背部的淋巴管
至手背部的淋巴管
绕过指蹼至手背部的淋巴管
至指背部的淋巴管

注：箭头指示引流方向

七、手部的筋膜和浅层解剖（续）

腋尖淋巴结有6~12个，于腋窝顶端与腋静脉伴行，毗邻胸小肌上缘。腋尖淋巴结收集其他各组腋淋巴结的流出淋巴管、与头静脉伴行的淋巴管及来自乳腺的淋巴管。连接腋尖淋巴结的各淋巴管汇集成一个更大的共同管道，即锁骨下淋巴干。

（四）深部淋巴管

深部淋巴管收集上肢关节囊、骨膜、肌腱、神经、小部分来自肌肉的淋巴回流。集合淋巴管与上肢主要动脉伴行，沿途有较小的淋巴结。深部淋巴管汇入腋淋巴结中央组和外侧组。

（五）浅静脉

肢体的浅静脉经交通静脉与深部静脉相连。某些静脉较粗大，走行于皮下而不与动脉伴行。头静脉和贵要静脉是上肢的主要静脉，它们起自于手、手指发出的静脉网。

纵行交织的指掌侧静脉在指蹼处转至背侧汇入纵行的指背侧静脉。相邻手指的静脉继而汇成较短的掌背侧静脉，并止于背侧静脉弓。桡侧的静脉弓延续成头静脉，并收集拇指的

静脉回流，然后沿腕部桡侧上行。在前臂，头静脉沿肱桡肌前缘上行，同时收集背侧静脉支流。在肘窝处，斜向走行的肘正中静脉连接头静脉和贵要静脉。在肘窝以上，头静脉走行于肱二头肌外侧沟，继而走行于三角肌和胸大肌间隙，并与胸肩峰动脉发出的细小的三角肌支伴行。在三角肌胸大肌三角，头静脉穿过胸锁筋膜注入腋静脉。副头静脉自前臂背侧螺旋状上行至外侧，并于肘关节处汇入头静脉。

手背部尺侧静脉弓延续成贵要静脉。贵要静脉沿前臂尺侧缘上行，

于肱骨内侧髁前方进入肘窝。接受肘正中静脉的汇入后，贵要静脉继续沿肱二头肌内侧沟上行，于臂部中段稍偏下水平穿过深筋膜，进入内侧肌间隔的血管神经间隙，其位于肱动脉浅层。在腋窝边缘，贵要静脉汇入肱静脉，形成腋静脉。

前臂正中静脉通常由前臂屈侧中央部静脉集合而成，它于肘窝部汇入肘正中静脉或贵要静脉。有时前臂正中静脉分为一条贵要正中静脉和一条头正中静脉，沿肱二头肌两侧边缘上行，最后汇入头静脉。前臂正中静脉可能较发达，也可能缺如。

断层解剖：手指

矢状位

骨骺　滑膜

甲床　关节软骨　　{ 侧束
　　　　　　　　　　 中央腱 } 伸肌结构

甲根　中节指骨

甲上皮（角质层）

前月面

甲床

甲板

远节指骨

神经　动脉　间隔

远端前侧封闭间隙（浆性）

指浅屈肌肌腱

指纤维腱鞘

指滑液鞘（屈肌肌腱）

指深屈肌肌腱

掌侧韧带（掌板）

关节腔

远节指骨横断面

甲下间隙　甲板

甲床

微小动脉　远节指骨

微小神经　前封闭间隙纤维隔
　　　　　　及蜂窝组织（浆性）

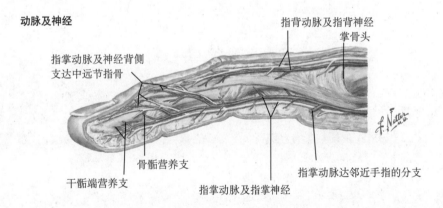

动脉及神经

指背动脉及指背神经

掌骨头

指掌动脉及神经背侧
支达中远节指骨

骨骺营养支

干骺端营养支

指掌动脉及指掌神经

指掌动脉达邻近手指的分支

八、手指

手指内容的细分有其临床重要性。手指的骨骼、关节和肌腱止点在之前已经描述过，在此讨论一些大家感兴趣和重要的话题。

（一）指甲

指甲是一个近似于矩形的角质状板，由紧密结合在一起的角质鳞片或角质化的上皮细胞构成。透过半透明的指甲可以看到富含血管粉红色的甲床。包绕指甲周缘部分的皮肤皱褶称为甲襞。指甲紧密附着于其下的甲床，甲床和末节指骨之间有致密、坚韧的纤维相连，在指甲行挠、刮动作时为其提供坚强附着。甲床近端月芽形白弧部分的上皮特别厚，称为甲基，由此形成指甲。指甲自甲基处沿甲床纵行的真皮嵴长出，生长速度约每周1mm。甲床内的感觉神经末梢和血管丰富。

（二）前侧封闭间室

末节指骨的掌侧是前侧封闭间

室，在这个区域有多种结缔组织混杂。纤维束包裹着脂肪球且支撑着血管和神经的分支。更多散在的结缔组织纤维束穿过骨膜，将末节指骨和真皮层连在一起；密集的纤维附着于手指远端皮褶处，从而形成指腹前侧封闭的间室。在手指做屈伸运动时，近侧指间关节和远侧指间关节水平的皮肤被Cleland韧带（骨皮韧带）和Grayson韧带（皮韧带）牢牢固定。

（三）手指的小动脉

掌侧和背侧指动脉的起源和分布已详述，指掌侧动脉是主要的动脉，它们发出背侧终末支至中节和末节指骨背侧，营养诸指背侧。除拇指以外，其他手指的背侧指动脉均不发达。每个手指两侧的指掌侧固有动脉可能粗细不一，中指、环指两侧指掌侧固有动脉口径接近；在拇指、示指和小指，较粗的指掌侧固有动脉居中线侧，较细的动脉居另一侧。

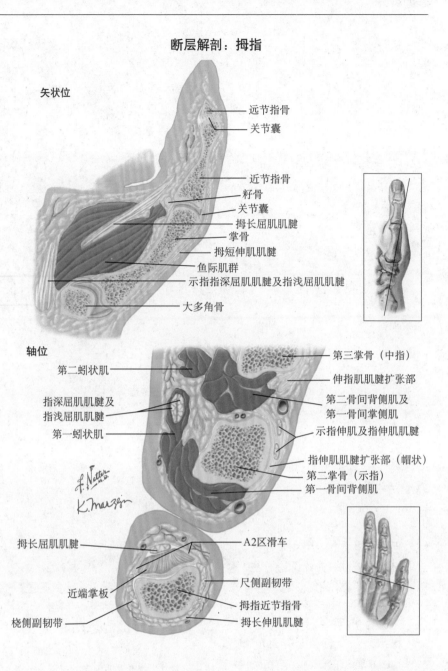

断层解剖：拇指

矢状位

远节指骨
关节囊

近节指骨
籽骨
关节囊
拇长屈肌肌腱
掌骨
拇短伸肌肌腱
鱼际肌群
示指指深屈肌肌腱及指浅屈肌肌腱
大多角骨

轴位

第二蚓状肌
第三掌骨（中指）
伸指肌肌腱扩张部
指深屈肌肌腱及
指浅屈肌肌腱
第二骨间背侧肌及
第一骨间掌侧肌
第一蚓状肌
示指伸肌及指伸肌肌腱
指伸肌肌腱扩张部（帽状）
第二掌骨（示指）
第一骨间背侧肌

拇长屈肌肌腱
A2区滑车

近端掌板
尺侧副韧带
拇指近节指骨
桡侧副韧带
拇长伸肌肌腱

八、手指（续）

手指两侧的指掌侧固有动脉之间有交叉吻合或横向连接。在近节指骨颈水平，两侧动脉之间由一对近侧横行指动脉相吻合；在中节指骨颈水平，两侧动脉之间亦由一对远侧横行指动脉相吻合。这些横行指动脉于屈指肌肌腱深部贴近指骨走行。两侧指掌侧固有动脉终末吻合极其发达，在各指腹形成丰富的灌流小血管丛，这些血管丛位于末节指骨的掌侧，其近端达末节指骨骨骺水平。

（四）指神经

指神经的走行和分布均与指动脉伴行。在指体走行时，指固有神经在指固有动脉外侧，即从手指的侧面看，指固有动脉位于指掌侧固有神经和指背侧固有神经之间。皮神经纤维分为两种：传入神经纤维介导一般感觉（痛觉、触觉、温度觉、压力觉）；传出神经纤维支配平滑肌、汗腺和皮脂腺。

游离神经末梢和有被囊神经末梢参与各种感觉。在有被囊神经末梢中，触觉小体（麦氏小体）在真皮乳头状突起中丰富，帕氏小体（环层小体）则位于皮下结缔组织内，尤其是手指两侧，它们是快速反应感受器，可对移动触觉做出快速反应（用移动两点辨别觉测定）；低速感受器（梅克尔细胞神经突复合体和鲁菲尼末梢）负责静态触觉（由静止两点辨别觉或单丝线法测定）。指掌侧固有神经较粗大，提示手指尤其是指腹的神经末梢密集。触觉小体在之间尤为丰富，手掌次之，指背、掌背较少。

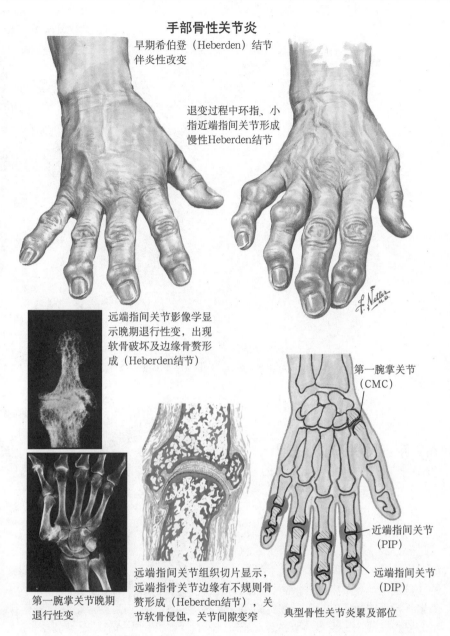

手部骨性关节炎

早期希伯登（Heberden）结节伴炎性改变

退变过程中环指、小指近端指间关节形成慢性Heberden结节

远端指间关节影像学显示晚期退行性变，出现软骨破坏及边缘骨赘形成（Heberden结节）

第一腕掌关节（CMC）

近端指间关节（PIP）

远端指间关节（DIP）

第一腕掌关节晚期退行性变

远端指间关节组织切片显示，远端指骨关节边缘有不规则骨赘形成（Heberden结节），关节软骨侵蚀，关节间隙变窄

典型骨性关节炎累及部位

九、手部的关节炎

风湿性疾病这一术语是指任何以关节或关节周围组织的疼痛、僵硬为主要特征的疾病。这些疾病分为两类，一类主要累及关节（各种形式的关节炎）；另一类不直接累及关节，而是侵犯关节周围的结缔组织（围关节疾病，或称为非关节性风湿病）。各种关节炎和非关节性风湿病之间的病因、发病机制、病理变化和临床特点也各不相同。

类风湿关节炎和骨关节炎（也称为退化性关节疾病）是关节炎最常见的形式。这两种慢性病的特点是疼痛、僵硬、关节运动受限、关节畸形和残疾，但必须区分开它们的发病机制、病理学和临床特征，因为这两种疾病的预后和治疗是不同的。手部其他类型的炎性关节炎尤其是痛风、红斑狼疮、银屑病关节炎也较常见。

创伤性关节炎和感染性关节炎的临床表现根据受累关节而各不相同，但治疗原则与其他常见类型关节炎相同。

（一）骨关节炎

某些临床表现是特定关节所独有的。Heberden结节是骨关节炎的标志性印记，仅出现在手指远端指间关节。当远端指间关节的软骨退变时，远节指骨基底部的两侧和背侧正中长出骨赘，形成结节状的突起，严重时可形成关节的屈曲畸形或侧弯畸形。Heberden结节刚刚形成时较

柔软，伴有指间关节滑膜囊肿时常有疼痛；成熟期的结节是无症状的，仅存在美观性问题。Heberden结节常见于女性，常呈家族性分布。布夏尔（Bouchard）结节较Heberden结节少见，但机制类似，常见于近端指间关节。

在拇指的基部，第一腕掌关节是骨关节炎退变最常见的受累部位。第一腕掌关节骨关节炎常见于女性，疼痛和局限性压痛严重，在用力握持、捏物时尤为明显，伴进行性的关节僵硬。

手部类风湿关节炎及银屑病关节炎

类风湿关节炎

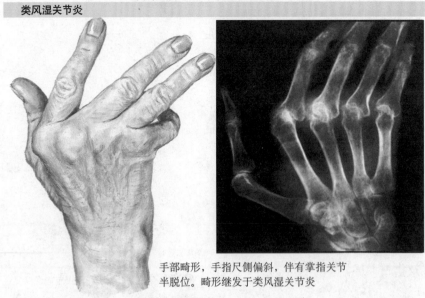

手部畸形，手指尺侧偏斜，伴有掌指关节半脱位。畸形继发于类风湿关节炎

银屑病关节炎

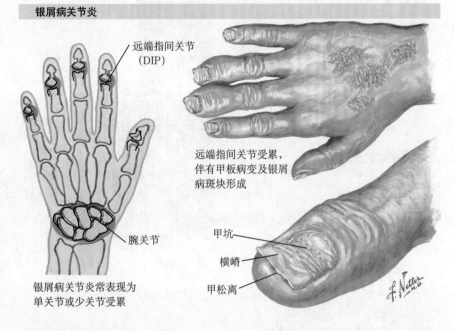

银屑病关节炎常表现为单关节或少关节受累

远端指间关节（DIP）

腕关节

远端指间关节受累，伴有甲板病变及银屑病斑块形成

甲坑
横嵴
甲松离

九、手部的关节炎（续）

（二）类风湿关节炎

1.早期和中期手部病变

手部和腕部的关节最常受累。通常是部分或全部近端指间关节受累，而很少波及远端指间关节。由于炎性肿胀只发生在关节中部，疾病早期的受累手指呈梭形。掌指关节和腕关节也会发炎。最初，受累关节的活动没有明显受限，但是僵硬、肿胀和疼痛阻止患者紧握拳头，从而削弱握力。除了软组织肿胀，影像学上显示无异常。

2.晚期手部病变

随着疾病进展，炎症侵入关节，破坏关节软骨和骨骼，关节的活动严重受限，关节畸形进行性加重。屈曲畸形常发生在近端指间关节和掌指关节。患者不能完全屈曲或伸直手指，抓握力进行性减弱。影像学显示软骨变薄，关节边缘的骨侵蚀，以及干骺端的骨质疏松。经过多年的慢性炎症，关节损伤严重，关节囊松弛，肌肉萎缩无力，肌腱松弛、磨损甚至断裂。这些病理变化导致严重的畸形

和功能障碍。

晚期的类风湿关节炎可以见到多种手部畸形。例如，手指和腕部尺侧的肌肉比桡侧的肌肉更有力，使手指在掌指关节处形成尺偏，腕关节也可以出现类似表现。拇指的纽扣畸形和手指的鹅颈畸形常见，这是由于近端指间关节过伸、掌指关节屈曲造成的。手指的长伸肌肌腱可能在接近远端指间关节处断裂，导致远节指骨呈屈曲位。长期的疾病可能会导致手指关节永久性的半脱位或脱位，严重的

软骨和骨侵蚀也可能破坏手腕结构。在这种疾病的晚期阶段，影像学拍片有助于确认结构损伤和畸形的严重程度。

（三）银屑病关节炎

银屑病患者中约10%的患者可有某些炎症性关节疾病的表现。关节病变可能在皮肤疾病发作很长时间以后出现，但偶尔也有相反的情形。银屑病关节炎与其他关节炎症的区别在于：①好发于手指和脚趾的远端关

痛风性关节炎及Reiter综合征累及手部

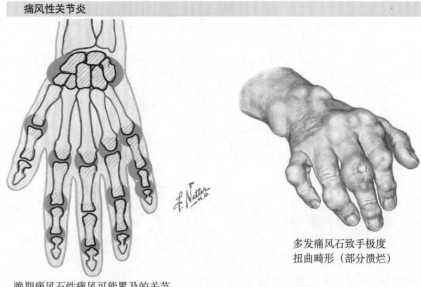

痛风性关节炎

晚期痛风石性痛风可能累及的关节

多发痛风石致手极度
扭曲畸形（部分溃烂）

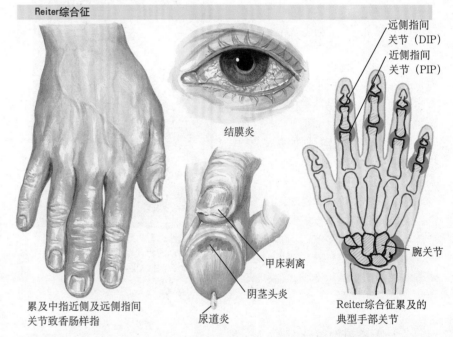

Reiter综合征

结膜炎

累及中指近侧及远侧指间
关节致香肠样指

甲床剥离

阴茎头炎

尿道炎

远侧指间
关节（DIP）

近侧指间
关节（PIP）

腕关节

Reiter综合征累及的
典型手部关节

九、手部的关节炎（续）

节，通常伴有肢体其他部分关节的银屑病样改变；②邻近炎症性关节的指（趾）骨的破坏甚至毁损性改变，影像学上表现为近端指（趾）骨削尖样改变，或者相对的远端指（趾）骨基底边缘骨性增生、中央部成窝状，形成近端指（趾）骨带帽铅笔样畸形；③指骨广泛的骨溶解导致手指出现短缩、成角和套叠畸形；④经常累及骶髂关节和脊柱，类似强直性脊柱炎。

（四）痛风及痛风性关节炎

通常情况下，痛风的首要临床表现为累及一个或多个关节的急性关节炎。急性滑膜炎发作突然，往往在夜间，常累及第一跖趾关节。常年反复发作急性关节炎和持续高尿酸血症后，尿酸钠盐沉积在关节或其他组织中，形成痛风石。痛风石是慢性痛风的特点，出现在50%的痛风患者中。痛风石对关节软骨和邻近的骨质

有结构性破坏作用，由此引起慢性关节炎。在疾病的晚期阶段，也就是慢性痛风石性痛风，受累关节出现不规则结节样肿胀及慢性炎症表现。关节活动受限、疼痛，逐渐出现畸形，肿胀的关节容易形成弯曲，其表面下沉积着尿酸盐，伴钙化的渗出物从中排出。X线片上可见明显的骨及软骨的破坏，以及由于尿酸盐沉积引起的穿孔样病变区。痛风石也常在关节外的结构中形成，尤其是手指或脚趾的伸肌肌腱、鹰嘴、髌下囊、跟腱、外耳软骨及肾实质中。

（五）Reiter综合征

Reiter综合征曾被认为是尿道炎、结膜炎、关节炎的三联征。现在普遍认为这种疾病还有另一个特征，即一种特殊类型的皮炎。此外，对于Reiter综合征的明确诊断需要具备下列4项条件中的至少3项：X线片上可见炎性关节附近有骨质疏松（慢性者还可见明显的关节软骨破坏及关节畸形）；骶髂关节受累（可为单侧）；跳跃性分布的椎骨韧带骨赘；在跟腱附着处骨外膜形成的新生骨和跟骨骨刺。

拇指掌指关节畸形

纽孔畸形   鹅颈畸形

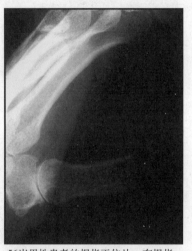

拇长展肌

拇短伸肌肌腱   拇长伸肌肌腱

腕掌关节过伸伴掌骨外展及
掌指关节屈曲固定，指间关
节常伸直

拇长展肌

拇短伸肌肌腱

拇长伸肌肌腱
拇长屈肌肌腱
拇内收肌

掌骨内收伴基底于腕骨的半脱位，掌指
关节过伸，指间关节屈曲

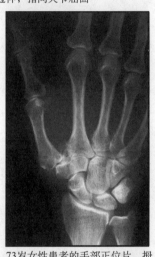

56岁男性患者的拇指正位片，有拇指
基底活动的相关性疼痛。X线片提示
早期病变，拇指腕掌关节间隙变窄，
未见半脱位

73岁女性患者的手部正位片，拇
指基底疼痛严重。体格检查见肿
胀，拇指基底触诊有压痛。X线
片提示半脱位及拇指腕掌关节的
退行性改变，第一掌骨及第二掌
骨中间可见较大的骨赘。大多角
骨与舟骨之间的关节间隙尚存

十、拇指关节的畸形

拇指是手部最重要的手指。拇
指所有的3个关节在手的功能中起重
要作用，每个关节都会首先或顺次被
其他关节的不稳定所影响（如纽孔畸
形、鹅颈畸形）。因而在拇指修复手
术中必须考虑到整个拇指的放射线表
现、肌肉肌腱系统的平衡性，以及所
有关节的位置、活动性和稳定性。骨
性关节炎、类风湿关节炎、创伤性关
节炎都可能导致拇指关节的损害。拇
指的畸形可分为以下三类：①姿势性
畸形，包括外观畸形（纽孔畸形、鹅
颈畸形）和脱位（拇指内收后移）畸
形；②指间关节、掌指关节及腕掌关
节的不稳定、僵硬和疼痛；③肌腱畸
形，包括拇长屈肌肌腱、拇长短伸肌
肌腱、拇长展肌肌腱及固有肌腱等的
挛缩、移位和断裂。

（一）姿势性畸形

纽孔畸形的主要病因为累及掌指
关节的炎症。研究发现，57%的患者
手部受累是由于类风湿关节炎，纽孔
畸形不常见于骨性关节炎。起初，掌
指关节周围的关节囊和伸肌装置因滑
膜炎而伸展松弛。拇长伸肌肌腱和内
收肌扩张部向尺侧移位，侧方的鱼际
肌向桡侧移位。拇短伸肌肌腱附着于
近节指骨基底处被拉长，掌指关节伸
直的能力下降，导致近节指骨的屈曲
畸形。拇长伸肌肌腱和固有伸肌肌腱
的止点将所有作用力都施加到远节指
骨，继而造成指间关节的过伸。持捏
动作会使畸形更加严重。当发生挛缩

后，畸形就固定不变了。关节破坏性
的改变会加重畸形，关节紊乱和半脱
位可能随之出现。

相反，鹅颈畸形在骨性关节炎中
比类风湿关节炎中多见。它通常起因
于腕掌关节的破坏性改变，随之出现
关节囊的松弛及掌骨基底向桡侧半脱
位。由于外展时腕掌关节的活动会疼
痛，患者便避免外展活动，利用远端
关节来代偿拇指基底处活动的欠缺。
随着拇收肌逐渐出现挛缩，内收畸形
愈加严重。关节内的渗出物使关节囊
更加松弛，使得掌骨近端向桡侧半脱

位。半脱位可能导致指间关节过伸，
但更多见的是造成掌指关节过伸和第
一掌骨内收。更严重的掌骨内收挛缩
将加重掌指关节过伸，并有拇指在放
射线片上严重脱位。在鹅颈畸形中，
指间关节呈屈曲畸形。

在内收后移拇指中，第一掌骨有
后移、内收及外旋。这种畸形很可能
起因于腕掌关节的滑膜炎，并随拇指
的位置不适而加重，在急性病变中就
像置于平面上。可能有拇长伸肌肌腱
的挛缩，伴掌骨内收、外旋，掌骨基
底相对于腕骨向掌桡侧半脱位。

拇指腕掌关节骨性关节炎

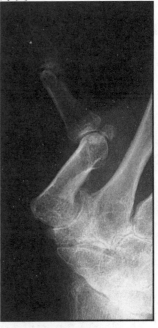

十、拇指关节的畸形（续）

（二）肌腱畸形

在类风湿关节炎中，肌腱畸形指肌肉挛缩、移位、粘连和断裂等。最常见的是拇长伸肌肌腱断裂，常发生在桡骨茎突区域附近。肌腱的突然断裂导致拇指掌指关节的突然下垂，有时远节指骨伸指的力量也减弱。拇长屈肌肌腱的断裂常发生于掌部区域，当拇指指间关节出现过伸畸形时尤应考虑到此诊断。拇长展肌肌腱及拇短伸肌肌腱的断裂很少见。滑膜受侵犯及掌指关节背侧覆盖结构的伸长可能导致固有肌腱的移位或继发挛缩。

（三）指间关节的手术治疗

拇指指间关节不稳的优选治疗方法是关节融合术，若骨质吸收严重，必要时可行骨移植术。

（四）掌指关节的手术治疗

掌指关节的手术治疗对于关节破坏和严重脱位畸形者，如果远端和基底的关节有足够的稳定性，可以行关节融合术以简化拇指的关节系统。手术可以使用传统的张力带钢丝，也可以利用更现代的髓内锁定螺钉技术，提供可重复的25°屈曲活动及更快速的功能恢复。

关节囊固定术适用于有较好的屈曲活动、侧方稳定及关节面完整的超过20°的过伸畸形。掌面的关节可

腕掌关节骨性关节炎引起僵硬、内收畸形，导致掌指关节继发过伸及掌板的拉伸

如左图畸形，表现为腕掌关节及掌指关节的晚期退行性改变，伴关节间隙变窄及软骨下硬化

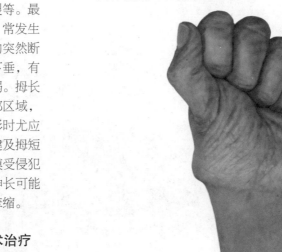

尽管有畸形，但大多数患者仍有足够的功能，除非骨性关节炎出现疼痛

通过手掌的直切口暴露，切开掌板近端膜性止点的中间1/3（如果使用骨锚钉则切开所有）。籽骨及其与肌腱的附着点保留完整。从掌骨颈的掌面剥离骨膜，关节由一枚克氏针穿入并固定于屈曲30°位置，术后6周拔除。掌板的中间1/3缝合至桡侧或尺侧1/3（或将掌板全部缝至掌骨颈的骨锚处）。

（五）关节基底的手术治疗

因骨性关节炎和类风湿关节炎在拇指基底关节所产生的问题不同，准确的诊断及评估关节炎累及的位置，以及相邻骨的对位情况，对于选择合适的治疗方案是至关重要的。病理改变可能单独累及大多角骨与掌骨之间的关节或同时影响大多角骨周围或其他掌骨的关节，伴或不伴邻近掌部骨的骨质吸收或移位。治疗需从多种方案中选择，包括大多角骨切除关节成形术，伴或不伴肌腱移位、韧带修复[最经典的术式是韧带修复并肌腱移位（LRTI）]，腕掌关节融合术，较少见的有假关节成形术。有些患者的拇指远端关节必须稳定住或融合。

腕掌关节骨性关节炎的韧带肌腱移位关节成形术

十、拇指关节的畸形（续）

拇指基底关节的成形术有助于维持关节间隙的光滑，改善关节活动性，减轻疼痛并增强力量。要想获得满意的效果，必须对关节囊韧带等结构进行细致修复，并对拇指结构相关畸形进行细致的矫正。

在骨性关节炎中，通常大多角骨周围所有的关节都可见破坏性改变，对于大多数患者，为了减轻所有关节炎的疼痛，需要切除整个大多角骨。在类风湿关节炎中，通常将大多角骨融合固定在舟骨上。如果舟骨被吸收或被移至尺侧，可行单独切除，伴或不伴软组织填塞。在某些患者中，掌骨基底和大多角骨严重的吸收性改变可导致与关节成形术类似的结果。如果关节有适当的稳定性、活动性、没有疼痛，则不必行手术。

大多角骨切除关节成形术适用于以下4种情况：①拇指轴向加压时做被动环转，有局限性疼痛和摩擦感（研磨试验）；②活动受限，捏和握的力量减弱；③影像学证据表明，大多角骨与掌骨、大多角骨与小多角骨、大多角骨与舟骨及大多角骨与第二掌骨之间的关节有关节炎的改变；④拇指远端关节的不稳、僵硬或疼痛，或者鹅颈畸形。

利用骨刀将大多角骨切除，逐块清除，注意勿损伤下方的桡侧腕屈肌肌腱。术中必须小心保护桡动脉。然后在掌骨基底穿过一根肌腱（通常是整根或一半厚度的桡侧腕长屈肌肌腱），再将其紧密地缝回至肌腱本身，以此重建掌部的韧带。剩余的肌腱缝成一束，锚至大多角骨的平面上，由此完成插入性关节成形术。此时，拇指外展功能恢复，必要时，非关节炎性的掌指关节过伸也可行掌部

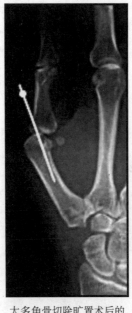

大多角骨切除旷置术后的表现；拇指腕掌关节成形术，纠正掌指关节过伸畸形，于屈曲30°位以克氏针固定，以利于掌板关节囊固定术恢复

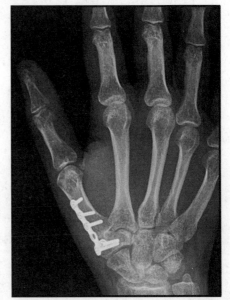

腕掌关节融合术利用钢板、螺钉使腕掌关节轻度过伸位，由此掌指关节获得矫正性屈曲

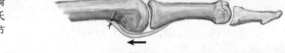

松弛掌板的紧缩术通过推进中央部分，将其缝至剩余完整的部分，或在骨上放置缝合锚钉以加固

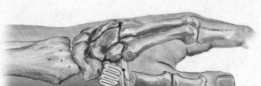

病变关节被切除，从患者的腕或臂部取肌腱移植替代。患者疼痛减轻，能够重新使用拇指

关节囊固定术，或者关节炎出现疼痛时可行关节融合术屈曲于25°。

缝合完背部的关节囊，在拇长展肌肌腱和拇短伸肌肌腱上方松弛地闭合腱周组织，拇长伸肌肌腱留在皮下。闭合切口，注意避免浅表的桡神经分支损伤。例行手部敷料包扎，包括使用拇指人字形石膏夹板。保持患肢抬高，4~6天后使用拇指人字形短臂模型或热塑夹板，维持4~6周。之后开始利用各种锻炼器材进行有保留的运动，如捏、持等活动。

在拇指基底关节修复重建手术中，特殊考虑事项包括以下方面。

拇指掌指关节过伸导致掌骨内收的趋势，阻碍掌骨适当地外展及内固定物的放置。如果过伸小于10°，需在术后使用模型固定以使掌骨而非近节指骨外展。如果过伸为10°~20°，可使用克氏针暂时固定；若大于20°，必须采用关节囊固定术或关节融合术以获得稳定。

若第一掌骨内收严重且未处理，可使拇指失去平衡，严重影响关节成形术的效果。如果第一及第二掌骨之间的外展角度没有达到45°，拇收肌的起点必须松解，并很可能需融合掌指关节。

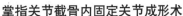

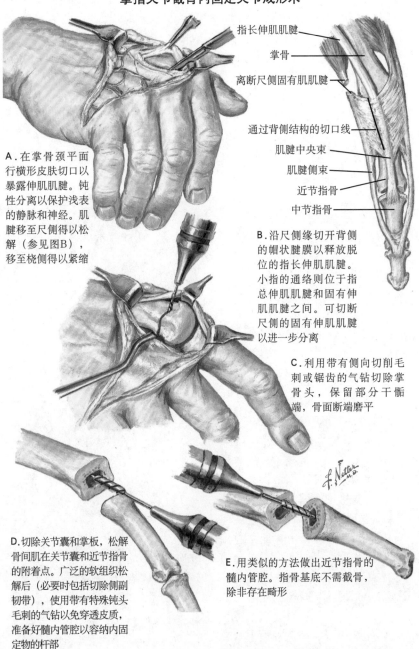

掌指关节截骨内固定关节成形术

指长伸肌肌腱

掌骨

离断尺侧固有肌肌腱

通过背侧结构的切口线

肌腱中央束

肌腱侧束

近节指骨

中节指骨

A．在掌骨颈平面行横形皮肤切口以暴露伸肌肌腱。钝性分离以保护浅表的静脉和神经。肌腱移至尺侧得以松解（参见图B），移至桡侧得以紧缩

B．沿尺侧缘切开背侧的帽状腱膜以释放脱位的指长伸肌肌腱。小指的通络则位于指总伸肌肌腱和固有伸肌肌腱之间。可切断尺侧的固有伸肌肌腱以进一步分离

C．利用带有侧向切削毛刺或锯齿的气钻切除掌骨头，保留部分干骺端，骨面断端磨平

D．切除关节囊和掌板，松解骨间肌在关节囊和近节指骨的附着点。广泛的软组织松解后（必要时包括切除侧副韧带），使用带有特殊钝头毛刺的气钻以免穿透皮质，准备好髓内管腔以容纳内固定物的杆部

E．用类似的方法做出近节指骨的髓内管腔。指骨基底不需截骨，除非存在畸形

十一、掌指关节的畸形

（一）掌指关节的关节炎

关节炎可影响任何关节，但对手部关节的影响是极具破坏性的。关节炎疾病进程中可侵犯关节、韧带、肌腱，引起疼痛和致残的畸形。关节修复重建及替代治疗的进展使严重关节炎致畸的手部恢复到接近正常的外形，使手部关节功能恢复成为可能。

理想情况下，关节成形术应该使得关节无痛、灵活、稳定而持久。手部关节炎的修复重建手术有4种方法：关节融合术、关节截骨成形术、关节置换术、截骨弹性内固定关节成形术。

关节融合术对于拇指在掌指关节平面及其他手指在近侧和远侧指间关节平面作用良好，但是在其他手指的掌指关节平面活动受限，很少用及。

关节截骨成形术能够通过缩短骨骼、延长软组织、提供新的滑动表面、促进支持性纤维关节囊的形成等措施改善活动情况。掌指关节行此术式的主要缺陷在于结果的不可预知性。

关节置换术在膝关节和髋关节中应用很成功，但在手指关节应用的早期结果很复杂，有移位、骨质吸收和内固定物松动等并发症。近来，更新的方案证明，在软组织平衡性仍相对正常的骨性关节炎及早期类风湿关节炎患者中有效。

弹性内植物关节成形术是指使用弹性硅胶内植物作为切除关节成形术的附加物。这种方法是1962年设计出来的，并在数十万患者中成功应用。

下面重点阐述附加内植物关节成形术的手术技巧。

截骨弹性内固定关节成形术的基本概念可概括为"截骨＋内固定＋囊性封闭＝功能性的关节"。弹性内固定物的作用类似于一种动态的衬垫，维持修复重建后关节内部的对位和间隙，对周边环绕的关节囊韧带系统起支持作用。关节由此通过被称为"囊性封闭术"的治疗方法得以重建。

由于新关节周围的关节囊韧带系统具有适应性，关节的活动性和稳定性达到功能上的平衡。这样有助于需要行显著的骨及软组织切除术的严重类风湿关节炎畸形者对严重移位及成角的关节进行重新调整。术后需根据修复重建术后不稳定的程度酌情进行活动，延迟活动的时间可增强稳定性。普遍认为屈肌肌腱的强度远远大于伸肌肌腱，长久的伸直位固定后，很快就能解决、恢复稳定灵活的抓握活动。软组织的平衡是防止再发畸形，内固定物折断、移位、失效等问题的关键。

掌指关节截骨内固定关节成形术（续）

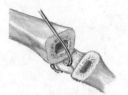

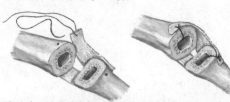

F.牵拉屈肌肌腱（切除腱鞘后），以判定是否需要滑膜部分切除术或腱鞘松解术

G.需要时，可通过由侧副韧带和掌板桡侧半构成的基底位于远端的膜瓣重建桡侧副韧带。在掌骨背侧的桡侧钻两个小孔。膜瓣通过钻的孔缝合至掌骨。桡侧关节囊也可修复

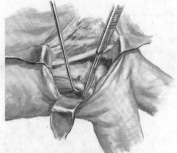

H.在第五指中，小指外展肌肌腱被切断，小指屈指肌肌腱保留

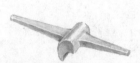

I.使用试验性内固定物时，宜选择能放置好且最大的内固定物

J.往掌骨插入内固定物时应用无损伤技术，避免接触

K.内固定物远端的杆部插入近节指骨

L.关节伸直时，掌骨和近节指骨都不能撞击内固定物。若匹配不良则需要进一步松解软组织或截骨。插入内固定物前用盐水冲洗伤口

M.背侧覆盖结构的矢状纤维在桡侧以重叠的方式卷缩，使指长伸肌肌腱位于中央并维持矫正位置

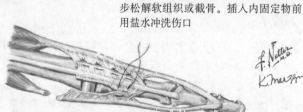

十一、掌指关节的畸形（续）

（二）一般认识

拟行关节成形术者应处于良好的一般状态。必须有足够的皮肤覆盖和神经、血管条件。必须有恢复肌肉肌腱系统功能必备的要素和足够的骨量以承载支撑内固定物。一些进展期的类风湿关节炎患者没有足够的骨量支撑内固定物，则更适合行单纯截骨关节成形术或关节植骨融合术。缺乏妥善的术后处理条件也是手术禁忌证。

制订治疗方案时，对修复手术步骤进行适当设计是很重要的。如果患者还需行下肢手术而需要拄拐，那么上肢手术应该推迟进行。在手部修复术后，患者拄拐时应避免过度的手部劳累或难以承受的手部负重。推荐使用特制的平台型拐杖。

掌指关节畸形患者如果有腕关节严重受累，则应该先处理腕关节。类风湿关节炎患者应在修复肌腱和切除腱鞘滑膜的6~8周后再行掌指关节成形术。如果掌指关节和近侧指间关节都受累，则通常先处理掌指关节，或者当只行1~2个掌指关节手术时可同时处理。鹅颈样畸形的掌指关节和

近侧指间关节可同期修复。纽孔样畸形的近侧指间关节应先修复。肌腱失衡和关节对位不齐必须纠正。通常应尽可能避免在同一手指上同时行掌指关节和近侧指间关节的内固定关节成形术。

如果时间允许，一个手术期间可完成多个术式。拇指、近侧指间关节、远侧指间关节、腕部及有时肘部的手术可联合进行。肢体的手术时间应限制在2小时以内，如果止血带的使用时间超过1.5小时，建议于腋窝

或锁骨上阻断血运。术中还需往小关节中注射皮质激素类或其他药物。

（三）指间关节的畸形

正常的手通过肌肉、肌腱、骨和关节来相互作用协调达到适当的平衡。正常的手有3个功能性弓形：1个纵向和2个横向。近侧的横向弓跨越掌区，中点在头状骨。远侧的横向弓由掌骨头构成，中点在第三掌骨头。各个手指构成纵向的弓形，每个弓形的顶点在掌指关节处。

掌指关节截骨内固定关节成形术（续）

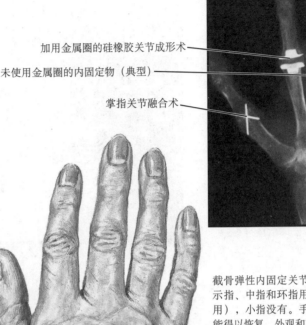

加用金属圈的硅橡胶关节成形术

未使用金属圈的内固定物（典型）

掌指关节融合术

截骨弹性内固定关节成形术术后的手。示指、中指和环指用金属圈（非常规应用），小指没有。手指的对位和屈伸功能得以恢复。外观和功能均良好

十一、掌指关节的畸形（续）

在类风湿关节炎中，由于炎性滑膜组织蔓延至软骨的表面，深入肌腱附着处及周围的腱性组织，打破了肌肉、肌腱及骨骼之间固有的平衡关系。结果致关节囊扩张、软骨破坏、软骨下侵蚀、韧带止点松弛、肌腱功能受损，最终致关节紊乱、半脱位乃至脱位。纵向弓的断裂可致手部多发关节结构的严重畸形，影响抓握活动所需的稳定性及平衡性。日常活动中手的应用（功能性适应）会导致进一步畸形。

（四）掌指关节的畸形

掌指关节是手指活动的关键因素。此关节不仅有屈、伸活动，还有外展、内收活动，以及被动的轴向旋转活动。示指被动旋前可达45°。

类风湿关节炎常累及近侧掌指关节，导致手指尺偏畸形加重，伸肌肌腱滑脱及掌部关节的半脱位（专题4-21）。屈肌肌腱以一定角度进入纤维腱鞘，施加一种掌尺侧的拉力，在正常手中该拉力被对抗。当类风湿关节炎进展过程中掌指关节的关节囊及韧带变得松弛无力，屈曲活动时穿过腱鞘的指长屈肌肌腱产生的力量可使这些支持结构延长。对抗这种致畸的肌腱拉力的作用逐渐丧失，腱鞘入口和肌腱向远端掌尺侧方向移位。最终近节指骨的基底向掌尺侧移位。正常情况下连结伸肌和屈肌系统的固有肌提供一个跨越掌指关节的屈曲力量，而一旦病变使限制掌指关节的结构延长，则该固有肌也会成为致畸因素。

类风湿关节炎常见因掌指关节韧带松弛及尺侧腕伸肌功能障碍导致第四及第五掌骨活动度增加（尺骨头综合征）。掌指关节屈曲使手的横行弓宽度增大，伸肌肌腱通过腱联合被拉向尺侧。伸肌肌腱扩展部（覆盖结构）固定稍松弛，容易断裂。非固有伸肌肌腱向尺侧滑脱减弱了固有伸肌肌腱的平衡性，反过来增加了掌部半脱位和尺偏的趋势。

模型与关节表面移植成形术

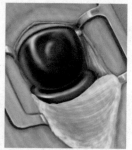

进展的掌指关节骨性关节炎继发缺血性坏死和掌骨头塌陷。关节囊最后受累

热解碳涂层植入掌指关节的关节成形术。这种类型的关节成形术取代关节表面，但模型的各组成部件之间没有连接铰链，而铰链能确保关节稳定对齐

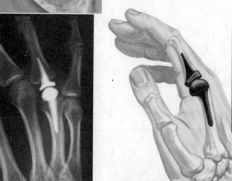

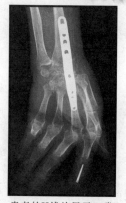

环指掌指关节表面置换术的X线片

由于类风湿关节炎导致关节错位和手指向尺侧偏，患者掌指关节活动严重受限

患者的X线片显示，掌指关节关节错位和手指向尺侧偏移，之前的手腕与示指关节钢板和髓内螺钉关节固定术

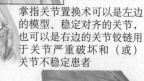

掌指关节置换术可以是左边的模型、稳定对齐的关节，也可以是右边的关节铰链用于关节严重破坏和（或）关节不稳定患者

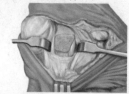

患者的手术图片显示，切除掌骨头后，掌指关节空间足够大，侧副韧带可以完好无损

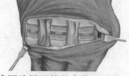

手术图片显示的是中指、环指、小指的掌指关节硅橡胶铰链所在的位置

十一、掌指关节的畸形（续）

加重尺偏的因素包括：①尺侧固有肌的正常力学优势；②示指和中指掌骨头的非对称性及尺侧倾斜；③侧副韧带的非对称性；④捏及抓握动作时尺侧施加的力量；⑤重力的姿势性作用。腕部畸形和伸肌肌腱断裂是加重关节障碍的次要因素。腕关节畸形和伸肌肌腱断裂在加重关节破坏中起到相对次要的作用。

在手的类风湿关节炎中，示指的内翻畸形是很常见的。正常人的手，拇指和示指的持捏动作需要示指的轻微外旋以使手掌面能与其对合。在手的内翻畸形中，相对有用的侧表面与正常情况是相反的。在持捏过程中，内翻畸形常见于手指的3个关节，但更常见于掌指关节。关节成形术应包括关节韧带和肌肉肌腱系统的重建。

（五）掌指关节手术

掌指关节人工假体置换成形术适用于类风湿关节炎和创伤后由于关节破坏和软组织病变引起的畸形，包括影像学检查证实存在关节破坏或掌指关节半脱位超过25%，并且单纯的软组织手术治疗无法矫正的尺偏畸形，肌肉结构和韧带组织严重的感染、挛缩。

掌指关节的假体置换成形手术技术已在专题4-26～专题4-28中说明。松解软组织以获得适当的关节间隙。所有手指的尺侧侧副韧带均应从近节指骨附着点（止点）处切除；如果掌板严重挛缩，则切除掌板。尺侧内在肌如果发紧，就应在肌腱分段处做切口，并且使小指处于外展位。

桡侧副韧带的重建是为了保持示指和中指的活动。桡侧副韧带近端和相关组织结构连接到掌骨颈，远端通过电锯钻孔连接到掌骨。掌板桡侧半和保留的桡侧关节囊在这一重建中也要修复。尺侧关节囊缝合到尺侧副韧带的远端。手指处于外旋和外展位，

缝合关节囊后，再放入植入物。完成上述过程后，可见掌指关节的屈曲会轻微受限，这可以通过增加横向和纵向稳定性使手指的内翻畸形得到更好的矫正。

这个步骤之后，用大量柔软的敷料包扎掌指关节使其屈曲30°，轻微桡偏后夹板固定。术后恢复过程中，肢体必须上举抬高。在手术和严格的夹板固定掌指关节4周之后的3～5天，开始细致的术后治疗过程。在掌指关节桡偏活动之后，再开始近端和远端指间关节的自由活动。在矫枉过正的位置夹板固定6个月才能完全恢复。

指间关节畸形：影像学结果

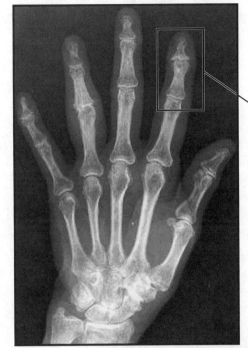
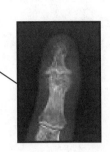

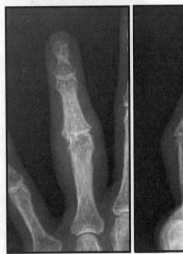
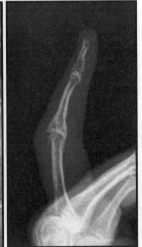

严重的环指近端指间关节炎和示指远端指间关节炎

十二、指间关节的畸形

侧副韧带系统和伸肌及屈肌肌腱在维持正常近端指间关节的构造上起着重要的作用。远端指间关节扮演单纯的枢纽角色，但是对平衡近端指间关节起着非常重要的作用，个别过伸或屈曲（槌状指）畸形能导致鹅颈畸形或纽孔畸形。类风湿疾病过程会导致关节变硬，伴或不伴尺偏，或导致塌陷畸形，但大多数都是鹅颈或纽孔畸形。槌状指在类风湿关节炎中是不常见的，但在骨性关节炎中是非常常见的。关节活动受限可由下列因素造成：关节因素（关节粘连和紊乱）、关节周围因素（韧带粘连或松弛）或肌腱因素（滑膜侵入粘连的肌腱）。指的三关节系统塌陷畸形有着以下特征：一个关节的过伸和相邻关节与此相反的屈曲。当韧带系统和肌腱之间失去平衡之后，畸形就产生了。轴向应力的因素进一步加剧这一畸形，形成相互加强的变形力量。

（一）纽孔畸形

这种情况有近端指间关节屈曲和远端指间关节过伸的特点。在类风湿关节炎中，导致纽孔畸形的原因包括：①近端指间关节的关节囊扩张；②伸肌肌腱中心延长，但在中节指骨缺乏延长；③横向纤维的延长；④掌横韧带的半脱位，导致近端指间关节的屈曲；⑤对远节指骨过大的拉伸力量；⑥塌陷畸形本身的延续；⑦软组织的感染、关节僵硬和畸形。

（二）鹅颈畸形

鹅颈畸形有这样的特点：近端指间关节的过伸和远端指间关节的屈曲。在类风湿关节炎中，这一畸形可能是由下列原因造成：①屈指肌腱鞘滑膜炎，它给指间关节的始动和完成屈曲活动造成困难；②掌指关节屈指拉力增加；③对指间关节过大的屈曲拉力；④指间关节副韧带和掌侧韧带附着的松弛；⑤近端指间关节的过伸；⑥斜韧带的拉伸；⑦横韧带的背侧半脱位，这会导致近端指间关节的过伸；⑧指深肌肌腱屈曲状态下的拉力，这会使远端指间关节屈曲；⑨关节紊乱和半脱位。其他原因包括增加拉伸和突出畸形的机械方面的因素，掌指关节或腕关节的半脱位和继发于慢性掌指关节屈曲畸形的本身肌肉挛缩。在骨性关节炎中，典型的畸形开始于远端指间关节屈曲僵硬畸形。

鹅颈畸形和纽孔畸形的重建手术

鹅颈畸形的重建

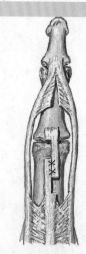

手指的鹅颈畸形

只有掌侧板关节成形术能使鹅颈畸形完全矫正

通过切断连接纤维将侧腱束从中央腱束分离。中央腱阶梯状切开并向近端松解

侧腱束转移到近端。中央腱束用埋线法缝合到延长的位置，注意维持手指10°～15°的屈曲

纽孔畸形的重建

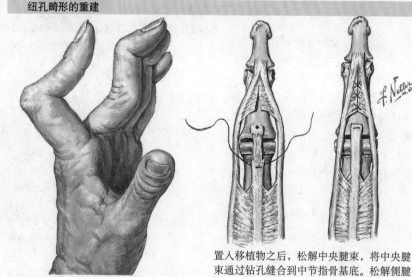

示指的纽孔畸形及其他手指的鹅颈畸形

置入移植物之后，松解中央腱束，将中央腱束通过钻孔缝合到中节指骨基底。松解侧腱束，将其转移，通过缝合连接纤维，如果有多余的纤维可重叠缝合

十二、指间关节的畸形（续）

（三）远端指间关节畸形

在骨性关节炎和类风湿关节炎中，远端指间关节畸形通常继发于塌陷畸形。滑膜入侵导致的特定畸形不常见；然而，伸肌肌腱远端附着的松动可能导致槌状指。日常活动中，副韧带的松弛、软骨下骨的糜烂性改变及软骨破坏与外力，这几个因素联合会导致关节不稳定。完全的关节破坏或许会继发于严重的骨吸收改变，这见于毁损性关节炎。

（四）近端指间关节手术

在鹅颈畸形中，首先要处理的是屈肌肌腱滑膜炎。如果关节表面是完好的，将指浅屈肌肌腱半固定到中节

指骨的基底，同时固定于鹅颈过伸畸形的近端指间关节。通常，没有必要通过延长中央腱束来缓解鹅颈畸形。但是，松解关节囊、侧副韧带、掌板非常重要。近端指间关节10°的屈曲挛缩甚至更大角度和相邻关节的相关畸形都应矫正。有些轻度屈曲畸形的情况，皮肤固定术表明：皮肤的瘢痕（足以产生20°的屈曲挛缩），从近端指间关节的屈曲面切除时，注意保护潜在的血管和神经。

然而，如果关节表面不完整，

近端指间关节的融合会更合适。关节移植成形术很少见。关节炎时关节畸形的治疗主要为调整手指的长弓。关节的治疗方法包括：关节融合、关节表面置换、关节移植物置换。近端指间关节表面置换具有以下特点：疼痛、退行性改变、创伤后畸形与破坏。当关节半脱位不能得以矫正，并且仅仅是软组织重建或存在显著的骨质流失时，意味着需要行切除移植成形术。对于早期类风湿关节炎或骨性关节炎且承受重体力劳动的年轻人，

近端指间关节表面移植置换术

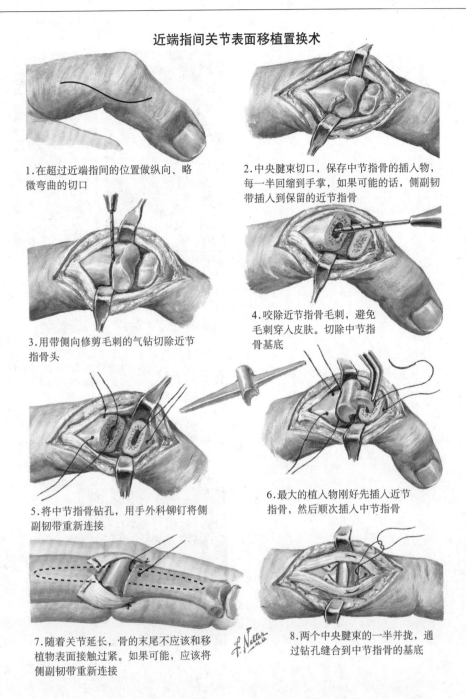

1. 在超过近端指间的位置做纵向、略微弯曲的切口

2. 中央腱束切口，保存中节指骨的插入物，每一半回缩到手掌，如果可能的话，侧副韧带插入到保留的中节指骨

3. 用带侧向修剪毛刺的气钻切除近节指骨头

4. 咬除近节指骨毛刺，避免毛刺穿入皮肤。切除中节指骨基底

5. 将中节指骨钻孔，用手外科铆钉将侧副韧带重新连接

6. 最大的植入物刚好先插入近节指骨，然后顺次插入中节指骨

7. 随着关节延长，骨的末尾不应该和移植物表面接触过紧。如果可能，应该将侧副韧带重新连接

8. 两个中央腱束的一半并拢，通过钻孔缝合到中节指骨的基底

十二、指间关节的畸形（续）

示指和中指近端指间关节畸形，示指近端指间关节做20°~40°的屈曲融合，中指近端指间关节畸形需要做关节表面置换、移植关节成形术。持捏动作需要示指稳定，抓的动作需要中指屈曲。环指和小指的近端指间关节屈曲对于抓持小物体是相当重要的，因此，如果可能的话，应该重建它们的功能。充分缓解关节挛缩能得到满意的结果。如果侧副韧带保留完好，那么它们的两边都应该松解，以阻止完好的一侧旋转不稳定。如果能做到

以上几点，则重建平衡和术后韧带的愈合将能稳定关节。如果关节严重挛缩，更多的骨质流失导致关节骨质不能进一步减少，则需行关节移植成形术，因为这允许切除更多的骨质。如果挛缩持续存在，将根据需要切除掌板和侧副韧带近端或远端。侧副韧带不需要修复。或许因为压力配合方面不完善，或许因为有骨组织长入关节面，关节表面置换术将会被替代。如果因为紧密配合不完善，就应该将其巩固。更重要的是，中央腱束进一步

到中节指骨略远端，以保证术后手指完全伸直。在手术解决鹅颈畸形的同时，与远端相邻关节共存的槌指畸形也要解决。手被掌指关节覆盖，术后2~3天，手指0°屈曲，底部热塑夹板固定3~4周。3周之后，只要手指能完全伸直，就可以在医师督导下开始康复训练，并逐渐增大角度。还需要用夹板纠正轻微的尺偏或桡偏。待康复开始之后进行这些纠正才是正确的，在康复训练之前或术后立刻进行这些纠正是不正确的。

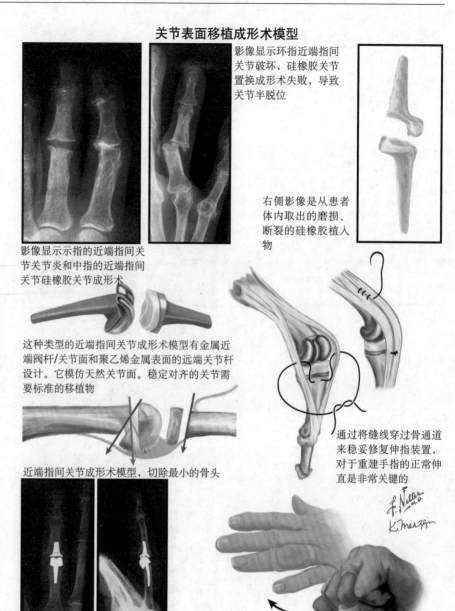

关节表面移植成形术模型

影像显示环指近端指间关节破坏，硅橡胶关节置换成形术失败，导致关节半脱位

影像显示示指的近端指间关节关节炎和中指的近端指间关节硅橡胶关节成形术

右侧影像是从患者体内取出的磨损、断裂的硅橡胶植入物

这种类型的近端指间关节成形术模型有金属近端阀杆/关节面和聚乙烯金属表面的远端关节杆设计。它模仿天然关节面。稳定对齐的关节需要标准的移植物

近端指间关节成形术模型，切除最小的骨头

通过将缝线穿过骨通道来稳妥修复伸指装置，对于重建手指的正常伸直是非常关键的

近端指间关节成形术模型影像

患者术后6周结果显示：几乎全套动作已恢复。环指佩戴夹板，以免前3个月过伸

十二、指间关节的畸形（续）

在另一种方法中，中央腱束保留，手掌暴露，松解交叉的滑车，替代屈肌肌腱，松解掌板，保留植入的伸肌肌腱。术后康复运动是首选，这对手术置换植入物是很好的。关节表面置换软组织和骨性畸形的可视化及矫正很难实现，甚至不可能完成。近端指间关节塌陷畸形的关节表面置换术需要调整中央腱束使其伸直，也要调整尺侧侧副韧带，正如前面提到的一样。在鹅颈畸形中，与侧韧带相比，中央腱束更紧缩，更加应该松解。但在纽孔畸形中，中央腱束相对比较松，应该收紧。纽孔畸形在做关节假体置换术的同时也要重建伸肌肌腱机制。侧副韧带按照需要重新连接到骨上。术后要维持近端指间关节的伸直和远端指间关节的屈曲。近端指间关节在伸直位用铝制夹板固定3~6周，远端指间关节可以自由弯曲。术后3~4周应进行积极的屈曲和伸直锻炼，夹板固定10周。

（五）远端指间关节手术

如果远端指间关节不稳定，呈半脱位，有偏移，或者有关节面破坏，关节融合术是首选的治疗方法。关节挛缩应该做软组织松解及克氏针临时固定以保留剩余的运动功能。远端指间关节的轻微屈曲运动对于协调精细运动是非常重要的，如果近端指间关节活动自如，固定在功能位是可以接受的。

掌腱膜挛缩的介绍和治疗

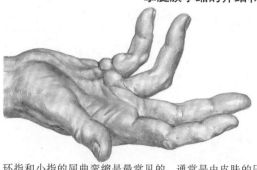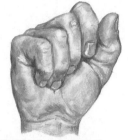

环指和小指的屈曲挛缩是最常见的，通常是由皮肤的压痕和皱褶造成。在累及手指的基底，手掌近端屈曲折痕下可触及明显的结节，和带状物一起延伸到近端手掌

累及的手指仅伸直受限，屈曲并不受限，因为没有累及屈肌肌腱

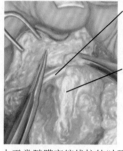

尺侧指神经横跨中线被掌腱膜挛缩线拉向桡侧

掌腱膜挛缩线

由于掌腱膜挛缩线拉伸以及经过多年的生长所致的直线线路，剪刀所示，将指神经从中分离出来

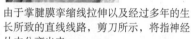

手掌和手指腱膜切除术切口

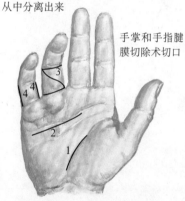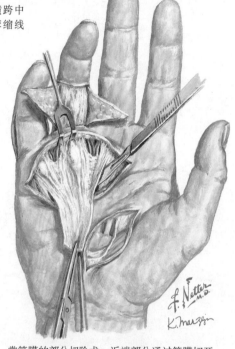

1和2切口远离鱼际和远端掌横纹；3和4备选Z形切口及手指中央侧面切口

掌筋膜的部分切除术。近端部分通过筋膜切开大鱼际肌，然后在手掌远端做切口，解剖时注意避免损伤神经血管束，继续向远端解剖到手指，可见结节和线状筋膜增生明显

十三、掌腱膜挛缩

掌腱膜（筋膜）挛缩是逐渐发展的，并且导致手指关节屈曲畸形，虽然原因还不明确，但是创伤并不是诸多原因之一（它可以加速掌腱膜挛缩的进程），家族发病率升高表明其与遗传因素有关。掌腱膜挛缩最先波及中年白种人男性，特别是那些北欧血统人士。多影响环指和小指，不常累及中指，很少影响示指和拇指。

（一）临床表现

掌腱膜挛缩的首要症状是手掌远端横纹皮下、环指正对面出现一个缓慢增大、坚硬、轻微疼痛的结节，在环指和小指基底部会形成其他结节。后期皮下挛缩进一步发展，结节向近端扩展到手掌基底部，向远端扩展到近节指骨部分。屈曲挛缩逐渐发

展到掌指关节处，后期发展到近端指间关节包括手指部分，依据手掌腱膜增厚、挛缩的程度不同，屈曲畸形角度和发展速度各有不同。有些挛缩发展迅速，只需要几个月甚至几周；有些挛缩发展需要几年的时间。长期缓解可能会出现，但随之是病情加重和畸形发展。随着屈曲畸形的发展，皮肤、神经、血管和关节囊会出现二次挛缩。因为没有肌腱参与，手指处于完全屈曲状态。有5%的患者足部也会发生挛缩。

浅筋膜会发生更严重的改变。从掌腱膜延伸到皮肤的筋膜短纤维将皮肤皱褶向内拉拢，产生凹陷、压痕、裂隙和皱褶。皮下脂肪萎缩、皮肤变厚、皮肤移动性变小，固定到底层筋膜。这些改变尤其会发生在手掌远端尺侧横纹区域。除了结节、横纹、手指挛缩，患者还有些许抱怨。结节发展过程中会轻微痛苦或疼痛。手指的畸形影响手的活动，导致患者出现某些职业残疾。这一阶段没有区别，因此没有说明的必要性。

手指手术入路

手指掌面做法

切口部位
切口可适当延长

屈肌肌腱
屈肌腱鞘
格雷森（Grayson）韧带
指神经
克莱兰（Cleland）韧带
指动脉

A1
C1
A2
C2
指神经
指动脉
A3
C3
A4

手指中侧面做法

切口部位

屈肌腱鞘
关节韧带
指浅屈肌
指深屈肌

屈肌肌腱
指神经
指动脉

JOHN A.CRAIG—AD

十三、掌腱膜挛缩（续）

（二）治疗

手术是唯一有效的治疗方法，而且应该在挛缩恶化，皮肤、关节囊、神经进一步挛缩之前进行手术。当患者的手不能完全扁平地放在桌上且挛缩发生在近端指间关节时，此时是典型的手术时机。在挛缩发展之前，不主张进行手术。

部分筋膜切除术（最常见的治疗方法）是切除增厚和挛缩的腱膜，而不切除健康的腱膜。在筋膜切除术中，止血带止血是必需的，因为血肿是最常见的并发症。皮瓣覆盖必须非常小心，避免纽孔处皮肤坏死，如果出现坏死，则要进行皮肤移植。然而，重造远端掌横纹已经成为一种常见的手术技术。伤口边缘缝隙通常开放超过2cm，以保证能完全伸直。这可以通过换药做到。随着时间的推移、皮肤和伤口的缩小，伤口开始愈合。除此之外，必须非常小心，以免损伤血管和神经，因为神经和血管可能被肥厚的纤维组织包围和扭曲。神经血管束有时横跨手指中线，使得它们难以辨认且容易损伤。掌腱膜挛缩切除术需要有扎实的解剖及手术学知识，以避免损伤神经和血管。

术后，手指不能像开始一样伸直位石膏固定，因为这样可以避免神经血管束被过度牵拉。神经血管束被过度牵拉可能导致瘫痪，其次是营养不良反应及复杂区域疼痛综合征。术后5~7天，夹板每周都要调整，这样可以使手指逐渐进入休整伸直位。在术后恢复和功能锻炼阶段，可能需要数月积极的术后护理，并且将手用夹板固定在平面位置。

经皮腱膜切断术主要用于低风险、老年人或作为有典型的挛缩、皮肤紧缩的患者腱膜切除术的初步治疗，同时缩短神经和关节囊。如果手术是在挛缩的后期进行，而不是在疾病进展活动期进行，则结果会更好。

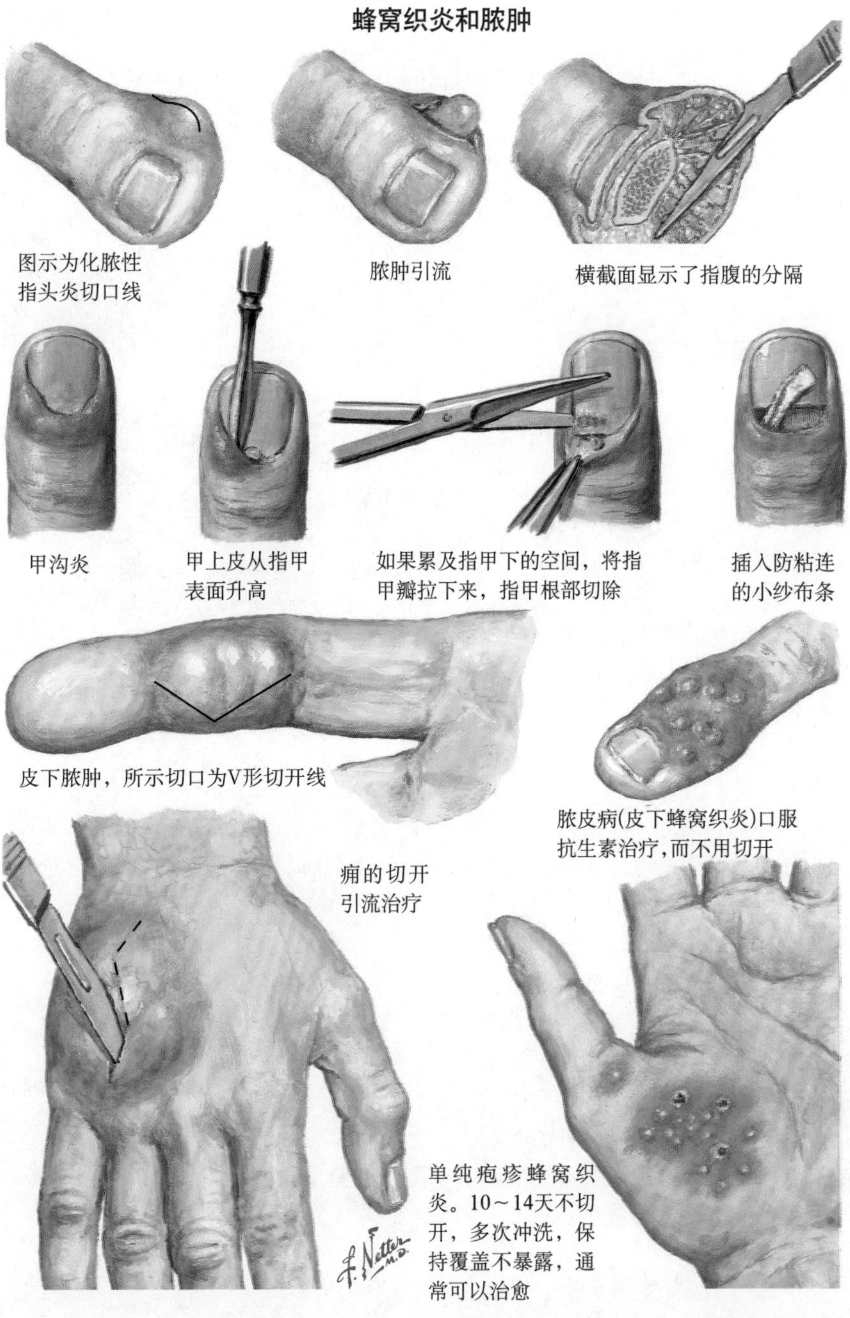

蜂窝织炎和脓肿

图示为化脓性
指头炎切口线

脓肿引流

横截面显示了指腹的分隔

甲沟炎

甲上皮从指甲
表面升高

如果累及指甲下的空间，将指
甲瓣拉下来，指甲根部切除

插入防粘连
的小纱布条

皮下脓肿，所示切口为V形切开线

痈的切开
引流治疗

脓皮病(皮下蜂窝织炎)口服
抗生素治疗，而不用切开

单纯疱疹蜂窝织
炎。10~14天不切
开，多次冲洗，保
持覆盖不暴露，通
常可以治愈

十四、手部感染

在引入抗生素前，手的感染会导
致长期并发症、严重畸形、截肢甚至
死亡。1939年，Kanavel关于手部感
染途径的经典文章包含了手的解剖组
成，开启了处理这些问题的新纪元。
在Kanavel时代，虽然工业工伤不普
遍，但手外伤仍然占手部感染很大的
比例。手部感染高发率也和社会问题
有关，如利用受污染的针头静脉内注
射药物，以及和帮派有关事件的各种
武器伤、免疫抑制剂治疗的并发症
等。人和动物咬伤也可能造成严重的
后果。

手部外伤的评估必须包括：从
开始受伤到治疗的间隔、可能损伤的
部位是否感染及伤口的严重性。对患
者的神经血管和骨骼肌肉状况经过初
步评价之后，检查者必须做出有关进
一步评估和治疗的决定。最好慎之又
慎，全面彻底地检查伤口，然后在手
术室处理伤口。局部麻醉、静脉或
一般麻醉诱导，如果是新鲜创面，一
般用弹力绷带驱血；如果伤口已被感
染，则可抬高肢体2分钟以降低感染
进入深部正常组织的风险，也可以用
上肢气囊止血带或Esmarch绷带作上
臂止血带。

对异物和失活组织进行清创、
伤口彻底灌洗。用3L或更多的生理
盐水脉冲冲洗能显著降低细菌污染的
风险。当细菌数目减少至低于100万/

mm³时，免疫系统能防御并控制感
染。在清创时，应对暴露的神经、血
管和肌腱及关节加以保护，但伤口
应延期缝合。油纱纱布和3%三溴酚
铋、蘸生理盐水的纱布能够提供防粘
连、抗菌、滋润敷料保护的作用以保
护暴露的组织。将手用纱布包扎，并
用夹板固定抬高，这能积极有效地控
制感染。通常在反复的清创之后进行
这种开放式治疗，3~5天后进行一期
延迟缝合能产生极好的效果。一些小
的保持开放的伤口，治疗时采用冲洗

及每天2次更换敷料的方法，直到肉
芽和上皮逐步闭合。防止过早关闭伤
口，导致伤口缺氧，厌氧细菌进入伤
口而造成感染。

脓肿切开引流术后，用同样的
方法做术后护理是正确的。在术后早
期，手腕一般固定在背伸位、掌指关
节一般固定在30°~40°弯曲，并且近
端指间关节固定在相对伸展位。增加
敷料加压包扎以减少水肿和毛细血管
渗出，这些措施最大限度地减少了关
节挛缩的可能性。

腱鞘炎和筋膜间隙感染

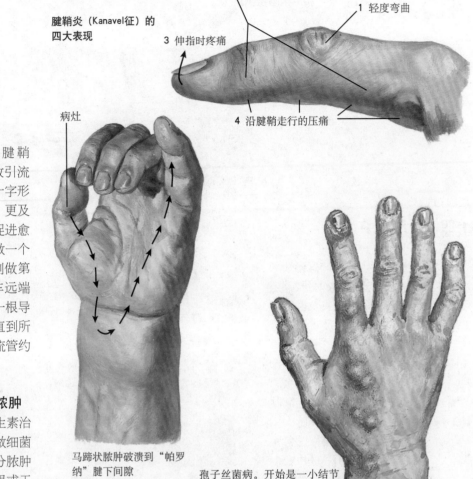

腱鞘炎（Kanavel征）的
四大表现

2 纺锤样肿胀
1 轻度弯曲
3 伸指时疼痛
4 沿腱鞘走行的压痛

病灶

马蹄状脓肿破溃到"帕罗纳"腱下间隙

孢子丝菌病。开始是一小结节蔓延到手、手腕、前臂(甚至全身)。这种疾病与其他真菌感染(诺卡菌病、布鲁菌病、球孢子菌病、肺结核)的诊断则需要进行组织活检和细胞培养

十四、手部感染（续）

严重亚急性化脓性屈肌腱鞘炎，通过手掌侧Z字形切开开放引流和清创术是正确的。腱鞘通过十字形反折滑轮打开和保留环形滑轮。更及时地诊断，封闭式腱鞘灌洗能促进愈合和手指运动的恢复。在手掌做一个切口切开A1滑车。在手指远侧做第二个正中旁切口，切开A4滑车远端的腱鞘。在邻近腱鞘底部插入一根导管作为远端引流。冲洗腱鞘，直到所有脓性物质清除。术后留置引流管约48小时，间歇用盐水冲洗腱鞘。

（一）蜂窝织炎和表皮脓肿

在可能的情况下，使用抗生素治疗任何手部感染之前都应该先做细菌培养。革兰氏阳性球菌是大部分脓肿形成的原因，特别是那些在家里或工业场所中感染造成的脓肿。由农业或园艺事故引起的创伤最有可能被革兰氏阴性菌或多种微生物污染。

（二）化脓性指头炎

化脓性指头炎可能起源于表皮下脓肿，常由表皮下脓肿穿破指髓间隙而来。其进一步扩展到邻近的纤维脂肪间隙会导致肿胀且伴随严重疼痛和跳痛。如果感染继续蔓延，远端指骨的骨髓炎可能导致远端指骨受累、远端关节化脓性关节炎或屈肌腱鞘的感染性腱鞘炎。

在早期阶段，表皮下脓肿的切开引流和抗生素治疗可能终止感染。然而，一旦甲沟炎形成，切开引流则势在必行。在引流或坏死部位的表面直接做一纵向切口可以将指神经损伤的可能性降到最小。用止血钳将脓肿隔

膜进行钝性分离可以达到彻底引流。鱼嘴状切口或对口引流很少采用。在切口内放置纱布引流条1~2天后开始对切口进行冲洗或浸泡。

（三）甲沟炎

甲沟炎通常源自未被发现的破裂甲上皮（角质层）或倒刺。皮肤干燥可能是一个因素，传染源常来源于患者的鼻咽部。早期表现是沿甲沟红肿和发热感。疼痛往往超过炎症的表面程度。在这个早期阶段，轻轻地抬起甲上皮用11号刀片排出脓汁，这样在

没有进一步治疗的情况下，炎症也能消退。此过程采用指根阻滞麻醉就已足够。

如果未经治疗，感染可能向指甲下进展，致指甲松动。在这个阶段，切除近端指甲能产生满意的减压作用。应该避免在甲皱襞处做放射状切口。有时一个介于甲上皮和远端指间关节皮纹中间的切口同时切除甲板可使其直接引流。黏液囊肿可表现为甲沟炎或转变为感染。感染可能进一步扩散至关节囊，导致远端指间关节脓毒性关节炎，此很少见。

腺鞘炎和筋膜间隙感染（续）

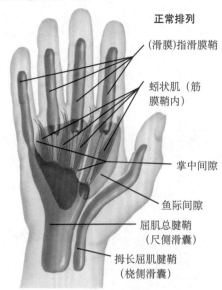

常见变化

正常排列

（滑膜）指滑膜鞘

蚓状肌（筋膜鞘内）

掌中间隙

鱼际间隙

屈肌总腱鞘（尺侧滑囊）

拇长屈肌腱鞘（桡侧滑囊）

中间滑囊［屈肌腱鞘（尺侧囊）和拇长屈肌腱鞘（桡侧囊）之间交通］

严重亚急性化脓性屈肌腱鞘炎，通过手掌侧Z字形切开来开放引流和清创术是正确的。腱鞘切开术通过反折十字形滑车且保留环指滑车而实现。更及时地诊断、封闭式腱鞘灌洗能促进愈合和手指运动的恢复。在手掌做一切口切开A1滑车，在手指远做第二个正中旁切口，切开A4滑车远端的腱鞘。在邻近腱鞘底部插入一根导管作为远端引流。冲洗腱鞘，直到所有脓性物质清除。术后留置引流管约48小时，间歇用盐水冲洗腱鞘

十四、手部感染（续）

（四）皮下脓肿

皮下脓肿可能发生在手指或手的任何部位，通常引发皮肤小的破溃而继发感染。这些感染表现为疼痛、肿胀、发红和皮肤紧张。在手的背侧，脓肿可能起源于一个毛囊，或可能有多个毛囊合并在一起形成痈。

皮下脓肿通常存在一个脓肿中心，而这有助于对其进行识别。在适宜的麻醉条件下，行切口及引流时应尽量靠近所有炎症明显的区域，并避开有淋巴管炎的区域。切口应在波动集中区域，最好在皮肤横纹或与其成一定的角度。切口应避免深层结构损伤，尤其是皮神经。

1.脓皮病

脓皮病也称为皮下或多孔蜂窝织炎，最常见于儿童，通常累及一个手指的远端中远节的背侧。这种感染通常源自鼻咽部链球菌，虽然假单胞菌和葡萄球菌属也可能存在。对水疱中抽出的液体进行细菌培养可获得确诊，这类病灶通常对抗生素敏感，应避免其与口腔接触。脓皮病具有高度传染性，应采取预防措施，以免传播给家人或同学。

2.单纯疱疹蜂窝织炎

手或手指的小泡蜂窝织炎是由单纯疱疹病毒感染引起的，往往发生在牙医和卫生保健工作者中。虽然感染是会传染的，而且经常感到不适，但它会向良性方向发展。囊泡的产物发展缓慢，2~3周后愈合。可在无菌条件下对囊泡进行刺穿。受累的手必须保持清洁干燥，患者必须非常小心，以免进一步的自体污染或交叉污染。

（五）腱鞘炎和筋膜间隙的感染

1.化脓性腱鞘炎

腱鞘炎是一种破坏性极大的感染，因为它会产生鞘管粘连而明显限制手指运动。如果感染波及尺侧三根手指中的一根，则粘连效应可能同样会限制相邻手指的运动。一旦肉芽反应开始，要想完全恢复功能是相当困难的。如果延误治疗或使用的抗生素不足或无效，感染可能转变为亚急性状态，产生进一步的破坏。

感染常常继发于穿刺伤口，且为隐匿性起病。伴有剧毒微生物如葡萄球菌的感染，可以在几小时内产生剧烈的疼痛。腱鞘感染的4个基本特征（如Kanavel所描述）：纺锤样肿胀、固定在屈曲位、被动活动手指疼痛剧烈和沿腱鞘走形方向到手掌末端的压痛。

手和指的伤口感染

严重的创伤或感染应选择在医院治疗。使用止血带、弹力绷带驱血会使感染蔓延到肢体近端。区域阻滞麻醉应避开感染的区域

清创伤口去除无活力组织

使用脉冲彻底冲洗伤口

在无菌水中使用漩涡治疗。在水箱中患者练习手指和手腕活动

开放伤用浸润有聚乙烯吡咯酮碘溶液的纱布覆盖内层，而后用蓬松薄纱布包扎外层

厚敷料包扎应用于手腕部分，掌指和指间关节轻微弯曲。金属或塑料夹板放在敷料外层

十四、手部感染（续）

在拇指和小指肌腱鞘通常延伸到桡侧和尺侧滑囊，分别使感染扩散到前臂远端。两个滑囊交汇处能够形成一个马蹄状脓肿，这种脓肿影响拇指和小指，有效抗生素治疗能够减少并发症的发生。马蹄状脓肿发生时，会对脆弱的腱鞘滑动组织产生不可逆的损害。循环闭塞和局部压力升高会迅速地导致肌腱的缺血性坏死。低毒病原微生物可引起微弱的急性感染，但如果未被及时发现和治疗，仍将会产生非常不利的影响。

超过腱鞘的皮下脓肿可能与真正的化脓性腱鞘炎混淆。因此，如果诊断不清，可以切开引流。最初的切口应位于压痛最明显的部位。如果找到皮下脓肿且深层腱鞘显示透明、无积液，没有必要进一步剥离。然而，如果腱鞘下有渗出、化脓、肿胀或增厚不透明，切口需要做Z字形扩大。

为了确保腱鞘的充分引流及灌注，一片或更多的皮瓣覆盖在十字滑车位置。任何液体均需要抽出并立即做培养。如果腱鞘发生炎症，组织标本需要被送检培养，并进行革兰氏染色和HE染色。确定致病微生物种类是必要的，因为一些不常见的病菌，包括布鲁氏菌、巴斯德菌和各种分枝杆菌也可以引起腱鞘炎。

腱鞘可以通过手指被动运动而挤压。腱鞘可以通过在原处保留小的引流导管1~2天进行冲洗。闭合疏松的皮肤可以保护下面的腱鞘。术后应在指导下手指进行1次/2天的主动锻炼，但是在治疗过程中需抬高患肢夹板固定。如果涉及尺侧或桡侧滑囊，在腕关节需要做单独切口，或者手指

切口扩大延长，注意小心保护腕横韧带。

2.孢子丝菌病

孢子丝菌是常被发现于土壤或园林植物中的一种真菌，可导致皮肤、皮下损伤和淋巴管炎症。这种无痛性感染的特点是在接种部位发生的定点病变，随后出现一系列的卫星样病灶，逐步沿着近处的淋巴链进展。这种病变高于皮肤表面，呈红色肿胀，通常直径为1cm，中心形成溃疡或窦道，疼痛很轻。确诊需要从溃疡处分离出微生物。

对于良性病灶，局部应用碘化钾十分有效，是很好的治疗方法。病灶在2~3周内愈合。孢子丝菌病可以在局部停留或侵袭全身至其他器官系统。

（六）深部间隔感染

手深部间隔的感染通过贯通伤沾染或毗邻区域感染扩散发生。这样的感染很罕见，但是一旦发生就会迅速产生毒性改变且很容易扩散。如果不进行切开引流，深部的感染会造成永久性畸形。

十四、手部感染（续）

1.掌中间隙感染

掌中间隙位于尺侧三指屈肌肌腱下方，覆盖在手内在肌的深筋膜上方。在尺侧，小鱼际肌、放射状拇内收肌形成间隙，部分被纤维隔分离止于手掌底部的掌骨脊。脓液可以破入并通过蚓状肌通道，或者破溃完全进入腕管或掌部空间。

临床症状有移动性疼痛，肿胀及明显压痛在病情严重时迅速增加。手背部的肿胀由于淋巴引流也可以被涉及，腱鞘炎也可以发生。全手掌异常的压痛通常可以提示诊断。

治疗是通过沿皮肤皱纹处做切口，并以此为中心进入掌中间隙和屈肌腱鞘。仔细辨别神经血管束。通常掌中间隙被打开时，脓液在压力下可以被抽吸和灌洗。通过从边界开始按摩手掌可以判断感染是否扩散到临近间隙。插入引流条并留置1天或2天。

2.手掌间隔感染

手掌间隔位于示指屈肌肌腱下方和内收肌上方。以第三掌骨确定尺侧边界，手掌肌肉确定桡侧边界。感染可能会扩展到示指的蚓状肌管、内收肌远端。位于拇收肌背面的背侧鱼际间隙感染，可以在第一背侧骨间肌下方进行切开。沿手掌间隔的切口必须避免正中神经返支的损伤。通过使用手掌皱纹处的Kaplan基本交叉线作为体表解剖标志来辨别神经。切口可以在虎口以Z字形向远端扩展。

3.哑铃形脓肿

这种类型的脓肿名字来自脓肿的哑铃状轮廓边缘的表面横向掌骨韧带的网隔间隙。因此，在手掌掌侧和背侧都可能出现，在网隔间隙远端通过Z字形切口来做引流。

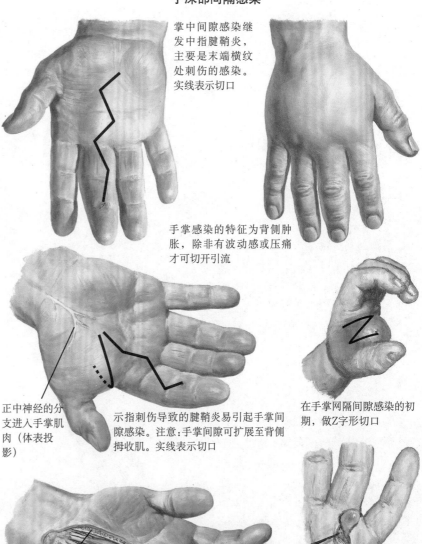

手深部间隔感染

掌中间隙感染继发中指腱鞘炎，主要是末端横纹处刺伤的感染。实线表示切口

手掌感染的特征为背侧肿胀，除非有波动感或压痛才可切开引流

在手掌网隔间隙感染的初期，做Z字形切口

正中神经的分支进入手掌肌肉（体表投影）

示指刺伤导致的腱鞘炎易引起手掌间隙感染。注意：手掌间隙可扩展至背侧拇收肌。实线表示切口

掌腱膜
蚓状肌
掌中间隙
掌骨
网隔间隙中的脓汁
矢状面显示网隔间隙的脓液间隙（哑铃形脓肿）

脓肿需要切开引流治疗

4.间隙感染

间隙位于前臂远端屈肌腱鞘深层和旋前方肌掌侧。感染常常由于直接感染或沿腱鞘感染蔓延所致。如果桡尺两侧滑囊受累及，脓肿可能通过手掌切口流出。必须识别和保护正中神经。如果腱鞘未受累及，屈肌肌腱和尺神经血管束之间的切口可接近Parona间隙，沿旋前方肌做直的尺侧切口。

5.人和动物咬伤感染

牙齿携带各种病原微生物，咬伤可将这些微生物带到手组织深部。大多数犬和猫携带出血败血性巴斯德菌，微生物穿透皮下和筋膜下间隙也可使腱鞘和深部间隔产生快速的播散性炎症。猫咬伤需要早期积极治疗，因为延迟手术治疗会导致恢复非常缓慢的感染。人咬伤后可携带链球菌、葡萄球菌、螺旋体、革兰氏阴性菌。侵蚀艾肯菌是一种很难根除且具有侵袭性的微生物。如果牙齿穿入到掌指关节可能会导致具有破坏性的脓毒性关节炎，并且感染会扩散到邻近间隙。这种类型感染的治疗需要及时发现及足够的切口和冲洗。

淋巴管炎

由于手部小的伤口感
染引起的淋巴管炎

腋窝淋巴结

肱骨内上
髁淋巴结

淋巴管炎

感染部位

坏死性筋膜炎
（梅勒尼溃疡）

十四、手部感染（续）

（七）淋巴管炎

淋巴管炎往往源于皮肤轻微损伤或手部小的伤口。在感染的部位疼痛和发热的红疹逐渐发展。淋巴管炎红斑状条纹开始形成于手背部，在短短几个小时进展到前臂，然后到上臂。疼痛加剧，寒战、高热逐渐加重。腋下和肱骨内上髁部位变得柔软和肿胀。

检查时，患者表现焦虑，保护受累及的手臂，可能因寒战而颤抖。在伤口和淋巴管炎的条纹处摸上去感觉柔软、肱骨内上髁和腋窝淋巴结肿大。在伤口部位可能会有少量浆液性渗出，应做培养和革兰氏染色。因为通常的致病微生物是链球菌，应立即开始使用青霉素或头孢菌素。伤口周边部位的红斑和淋巴管炎条纹可以进行标记并供以后参考，记下结点的大小。如果感染对于抗生素治疗没有反应，或者在12～24小时内有恶化迹象，通过吸取或切开来获得培养样本，或者更换抗生素。

1.坏死性筋膜炎

坏死性筋膜炎也称为梅勒尼（Meleney）溃疡。它是一种严重的淋巴管炎表现，在几小时内以令人恐怖的方式进展。厌氧或微量需氧的链球菌被认为是常见的致病菌，但这些微生物很难培养。由于炎症的作用组织坏死快速发展，限制了抗生素的渗透。脱套性坏疽是不间断的。临床症状为剧烈的疼痛、高热和寒战。

皮肤损伤处被切入排出或抽出以获得液体进行培养。必须立即静脉注射青霉素溶液，传染病专家推荐使用额外的抗生素。必须仔细监控炎症和坏死的进展。

在数小时内外科干预对解救生命和保护肢体通常是必需的。即使坏死性淋巴管炎早期能得到控制，然而自身损害也可能导致后遗症，死亡是一个偶然的结局。

2.手部其他感染

前面的讨论仅仅是对手感染大范围的介绍。分枝杆菌腱鞘炎和关节炎仍有发生。海鱼分枝杆菌是一种微生物，由于海洋活动，其常与损伤联系在一起。淋球菌的脓毒性关节炎可迅速破坏关节。少量骨骼肌肉组织的病原菌是真菌感染，包括球孢子菌病和芽生菌病。产气荚膜梭菌可能寄生在手部受损的肌肉中，产生气性坏疽。我国动物罕见的病毒感染传播偶尔会在手产生病变，炎症反应类似感染（如焦磷酸钙沉积症），也应鉴别诊断。

抗生素的引入大大提高了手部感染的预后。为了获得最佳的治疗效果、正确的诊断、准确的细菌培养结果，脓液的充分引流与恰当的康复计划缺一不可。

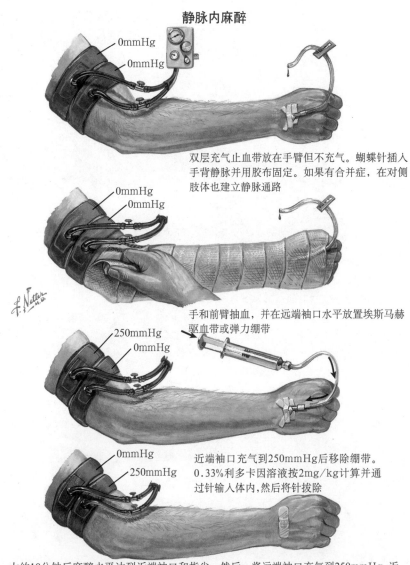

静脉内麻醉

0mmHg
0mmHg

双层充气止血带放在手臂但不充气。蝴蝶针插入手背静脉并用胶布固定。如果有合并症，在对侧肢体也建立静脉通路

0mmHg
0mmHg

手和前臂抽血，并在远端袖口水平放置埃斯马赫驱血带或弹力绷带

250mmHg
0mmHg

近端袖口充气到250mmHg后移除绷带。0.33%利多卡因溶液按2mg/kg计算并通过针输入体内，然后将针拔除

0mmHg
250mmHg

大约10分钟后麻醉水平达到近端袖口和指尖。然后，将远端袖口充气到250mmHg，近端袖口瘪塌，传输压缩到麻醉水平区域，耐受性良好。袖口在手术或操作过程中保持膨胀，其缓慢放气，然后再次膨胀，再缓慢放气，以防止麻醉剂进入体循环。出于同样原因，必须保持至少20分钟的收缩，以允许足够的组织结合利多卡因。麻醉消散大约需10分钟

十五、手外科麻醉

（一）局部麻醉

对于手术过程时间持续45分钟以上和（或）骨手术预期有明显疼痛的，外科医师常选择使用局部麻醉。这就要考虑到长时间使用止血带，术后12~24小时内持续性的疼痛减轻。麻醉师与外科医师商讨选择使用腋窝联合锁骨上神经阻滞，混合使用短效和长效麻醉剂进行手部手术区域的神经麻醉。

（二）局部静脉麻醉（Bier阻滞）

使用局部静脉麻醉可以避免全身麻醉带来的风险。腋窝联合锁骨上神经阻滞常常耗费时间，尤其是那些有明显疼痛且不能与术者很好配合的

患者。局部静脉麻醉对于前臂骨折复位和手部选择的术式是一个很好的选择。这种方法安全可靠，使肌肉充分松弛，减少超过45分钟以上的疼痛，也可避免止血带所带来的不适。

首先在正常未受损伤的前臂建立静脉通路，以便提供立即使用镇静药物的通路。在受伤的肢体中，蝶形留置针需要放置于手部背侧静脉血管中，远离骨折点。一次使用给予0.33%利多卡因稀释液（用生理盐水稀释1%利多卡因溶液3倍，配制0.33%利多卡因溶液），剂量为每千

克体重0.5mg。含有麻醉药物的注射器连接于蝶形留置针上。使手臂抬高3~4分钟或小心缠绕橡胶管以驱血。双重充气式止血带放置于手臂骨折近端位置。接近双侧袖口的位置充气至250~300mmHg。麻醉注射后1分钟内，患者常可以感觉到疼痛明显减轻。皮肤出现斑点状影是另一个麻醉有效的指征。

如果在手术完成之前止血带引起疼痛发作，可将远端止血带袖口充气，近端袖带放气；因为位于远端充气袖带处的区域处于麻醉状态，止血

拇指腕掌关节注射，指神经阻滞，腱鞘内注射

拇指腕掌关节注射

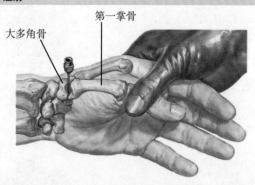

大多角骨　第一掌骨

指神经阻滞

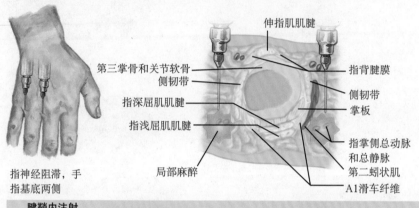

指神经阻滞，手指基底两侧

局部麻醉

第三掌骨和关节软骨
侧韧带
指深屈肌肌腱
指浅屈肌肌腱

伸指肌肌腱
指背腱膜
侧韧带
掌板
指掌侧总动脉和总静脉
第二蚓状肌
A1滑车纤维

腱鞘内注射

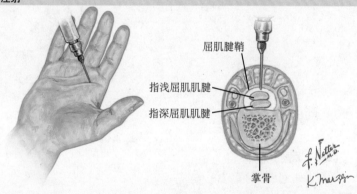

屈肌腱鞘
指浅屈肌肌腱
指深屈肌肌腱

掌骨

十五、手外科麻醉（续）

带可以保持长时间的充气而不引起不适感。30~45分钟之后，大多数利多卡因会渗透于前臂组织间隙中，因此此时撤去止血带不会使大量的利多卡因进入血液循环。当止血带撤去时，需要监测患者的脉搏和呼吸，因为一些患者会出现心律失常和呼吸痉挛。常规是维持止血带45分钟（过去以20分钟作为最低限度），然后缓慢撤去止血带并监测生命体征。在停止静脉麻醉之前，在骨折区或手术区适

度地应用长效麻醉剂可以缓解术后疼痛。

（三）指神经传导阻滞和局部麻醉

在手指掌指关节远侧应用指神经传导阻滞可以有很好的麻醉效果，并且操作很容易实施。将针由背侧刺入至手掌并逐渐拔出至皮下，用1%~2%利多卡因2ml浸润血管神经束。通过同样的进针点，使针横穿背侧皮下浸

润1~2ml利多卡因，直到另一侧。在手指另一侧已被麻醉的区域中选择新的进针点，用1~2ml利多卡因浸润神经血管束。皮下局部麻醉适用于小手术，可直接作用于切口附近。

（四）关节和腱鞘注射

在关节炎或腱鞘炎患者中，关节腔内注射皮质类固醇和非甾体抗炎药很常见。这些注射方式使用混合的局部麻醉药可以在注射后减轻不适。

扳机指和球衣手

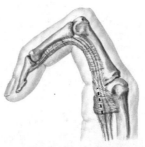

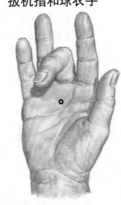

肌腱形成梭形结节增大使屈肌肌腱纤维腱鞘（滑车）炎性增厚。虚线指示滑车横向切口线

患者不能伸直病变手指。它可以被动伸直，伸直时会产生明显的绞锁样疼痛。图中圆圈代表腱鞘梭形结节增大处的明显压痛点

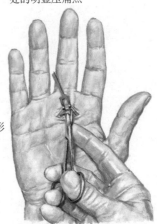

增厚滑车的切除通过手掌远端屈曲形成折线以远做一横形皮肤切口解除压迫，允许屈肌肌腱自由滑动，减轻炎症

指深屈肌肌腱的撕裂

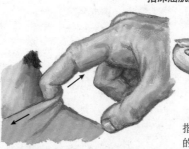

十六、手部肌腱疾病

（一）扳机指

扳机指形成是指深屈肌肌腱、指浅屈肌肌腱在掌骨头处纤维腱鞘（环状韧带或滑车）区形成腱鞘炎的结果。它常发生于中年妇女的中指或环指（偶尔在拇指），但是发生扳机指的原因现在仍不明确。扳机指与风湿性关节炎和糖尿病有关，一般涉及多个手指。

局部炎症引起腱鞘的狭窄增厚，在腱鞘远侧滑车处形成结节状或梭形增生。这些病理改变影响肌腱在腱鞘内的滑动。

1.临床表现

在早期，手指做屈伸动作时肌腱滑行于腱鞘内，形成的小结节会产生轻微的点击样或摩擦样疼痛。在中期，随着肌腱及腱鞘的病理改变发展，手指的屈曲受限；当更多的力量通过收缩的滑车作用于小结节时，使肌腱能滑行于狭窄的腱鞘，手指完全做屈伸动作时，呈纽扣状绞锁。随后，在晚期，腱性结节不能通过狭窄的腱鞘，手指处于不完全的伸直或屈曲状态。被动地伸直手指会强行使腱性结节通过腱鞘，产生剧烈的绞锁样疼痛。

在检查过程中，患者常呈现扳机指或手指处于屈曲状态；屈伸手指会产生噼啪声。触诊掌骨头会发现柔软的结节随着肌腱运动。

2.治疗

扳机指可以自行恢复，并且在超过80%的患者中，可的松腱鞘内注射可以减轻扳机指症状。如果扳机指引起的疼痛持续，一个小手术可以永

久解决该问题。在掌骨头末端屈曲后横纹远处做一个1/4英寸（1英寸=2.54cm）的横行切口，暴露屈肌肌腱及腱鞘。沿着尺侧纹路完全切开增厚的A1滑车彻底松解，注意避免指神经的损伤。患者可以自由地自主屈伸手指，滑车重新愈合，但有较大的活动直径。

（二）屈肌肌腱修复

屈肌肌腱损伤的发生机制各种各样，但最常见的损伤是肌腱断裂。"球衣手"是指深屈肌肌腱的撕脱

当拦截球时手指触及球员球衣，屈曲的远节指骨受暴力引起

指深屈肌肌腱也许会直接在远节指骨撕裂或撕脱小的或大的骨片。肌腱常回缩于近端指间关节，停留在其所穿行的指浅屈肌肌腱通道，偶尔指深屈肌肌腱也可回缩至手掌部。因此，需早期切开修复肌腱及撕裂的纤维腱鞘

伤，典型地见于环指对抗阻力时被迫屈曲，往往见于环指在对抗阻力时仍强行抓握，正如足球赛中拦截对方球员时，手指被对方球员的球衣缠住。屈肌肌腱断裂常发生在家中，碎裂的玻璃、锡罐盖子或不小心被刀子割伤。断裂可以发生在手指的任何地方，发生于近端指骨末端手指2区的比较复杂，在该处指深屈肌肌腱和指浅屈肌肌腱伴行并穿过纤维骨性腱鞘。典型的是当手紧握时皮肤损伤较肌腱损伤更靠近近侧，这需要仔细进行体格检查。

肌腱的修复

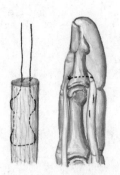

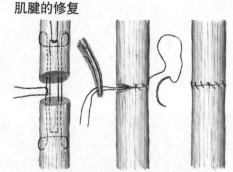

指骨远端指深屈肌肌腱撕裂，肌腱需修复至原位

传统上肌腱修复用4-0聚酯缝合线以Kessler法中心缝合，并在断端间隙打结。随后用6-0或7-0尼龙缝合线外周修复缝合腱鞘

更多最新的缝合方式是达到4次中心缝合，但是打结在离修复位置。相似的腱鞘缝合正在使用

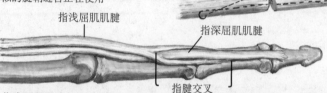

指浅屈肌肌腱穿行于掌底至指深屈肌肌腱，近节指骨上方分裂，使指深屈肌肌腱通过。两条指浅屈肌肌腱滑止于中节指骨背侧移行为指深屈肌肌腱。涉及指浅屈肌肌腱分离区的损伤（指腱交叉），1条、2条或3条腱滑分离，需要仔细修复

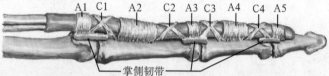

指深屈肌肌腱、指浅屈肌肌腱包裹于滑囊中，通过纤维腱鞘固定于指骨形成强有力的环形滑车（A）和薄弱的十字（C）滑车。当腱鞘必须打开修复受损的肌腱时，开口应该在十字滑车区域，因为解剖上环形滑车对于功能至关重要

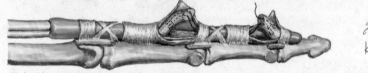

滑车系统必须保留。如果滑囊必须被切开修复屈肌肌腱，在十字韧带做小的漏斗形开口，随后仔细修复肌腱，防止肌腱滑动时受限

十六、手部肌腱疾病（续）

在前6周一期修补可以产生满意的功能恢复；6周之后可选择肌腱移植或远侧指间关节固定的治疗方式。到达远节指骨的屈指深肌肌腱撕裂的修复常通过使用骨锚钉固定于指骨远结，或者通过把编织缝合的肌腱从指骨掌侧到背侧穿过，固定于背侧骨皮质上。术后，在早期治疗阶段，背侧夹板固定以限制大范围的伸指活动，积极行屈指练习3周，并在6周后加强练习。

肌腱锐性伤之后的修复易成功，而锯齿状撕裂恰恰相反。目标是用肌腱断端较小的体积取得坚固的修复，从而使肌腱在纤维骨性腱鞘中可以顺畅地通过滑车。屈肌肌腱的缝合包含两层：第一层为肌腱核心的缝合，通常4次穿过肌腱来修复。这提供明显的支撑力量以进行早期主动活动。第二层是肌腱外周的缝合，用非可吸收缝合线来帮助减小肌腱断端的体积和摩擦。由于裂伤位置，有时4次缝合不可能，要单独在两端中心做2次缝合，然后打结，使之能在滑车处正常滑动。附加的缝合可以水平褥式缝合，使之接近于中心四针缝合。

屈肌肌腱修复后的治疗需要技术精湛的手外科专家与患者密切合作来减少患者的水肿并指导其不同阶段的康复。早期以一种安全的方式被动地初步练习肌腱的滑动，随后可以积极主动地增大活动范围，最后是加强练习的强度。全部恢复需要6个月的时间。对于损伤和愈合后肌腱发生粘连者，二次手术很常见，可用松解术松开粘连的肌腱。

掌骨颈和掌骨干骨折

咬伤

掌骨颈骨折通常在握拳击打时发生（通常称为"街霸或争吵者"骨折）

握拳击打时被牙齿咬伤掌指关节

当掌骨颈骨折时，掌侧皮质大多粉碎，导致复位后明显不稳，需要穿针固定

掌骨干骨折通常由于骨间肌的牵拉而向背侧成角

大部分掌骨横行骨折都能够应用夹板获得足够的固定，固定于掌指关节屈曲、近指间关节伸直位，主动活动防止屈曲畸形，重要的是定期复查X线片

斜形骨折常导致掌骨短缩和旋转，特别是在示指和小指，由于中指和环指的掌骨（第三、四掌骨）的稳定性通过掌骨深部横行韧带来维持

不稳定骨折无论是横行骨折或斜形骨折，均需要应用克氏针通过经皮或开放的方法给予固定

多发掌骨骨折钢板固定

十七、掌骨骨折

腕骨和掌骨形成手部骨架纵弓，掌骨构成手部的横弓。掌骨骨折的治疗必须恢复手部的结构，以便掌骨的活动部分——拇指向桡侧和环形运动、小指向尺侧的活动。维持它们的重要关系与稳定中心，其中包括中指和示指的掌骨（第二、三掌骨）。

（一）掌骨颈骨折

最常见的掌骨骨折是第五掌骨颈骨折。尽管通常被称为"拳击手"骨折，但更贴切的称呼应为"街霸"骨折，因为相比于尺侧，训练有素的拳击手都是用手的桡侧面以便更可靠地击打对手。大多数第五掌骨颈骨折主要在掌侧呈粉碎性骨折，导致骨折端向背侧成角。这种骨折通常采用闭合复位处理和尺侧夹板固定，掌指关节呈70°~90°的弯曲。

大多数骨折能够很好地愈合。保持足够的旋转对线很重要，遗留少许背侧成角是可以接受的，因为手尺侧活动能够适应轻微畸形。骨折愈合后多存在伸肌粘连。切开复位术只在不能维持旋转对线或骨折端成角大于60°时采用。对于该型的任何骨折，医师必须仔细检查相邻掌指关节伤口是否为牙齿咬伤。如果不及时治疗这种伤口，可能会导致显著的感染和残疾。要越过掌指关节仔细检查打

架造成的伤口，要高度怀疑由于牙齿咬伤导致伸肌肌腱撕裂，因为在手伸展时检查多在皮肤伤口近端，在握拳时肌腱和皮肤裂伤多伴有掌骨头软骨损伤。

（二）掌骨干骨折

大多数横行掌骨干骨折被手内在肌牵拉向背侧成角。中指和环指的掌骨（第三、四掌骨）被相邻掌骨和掌骨深横韧带稳定，因此即使是粉碎性骨折一般也不缩短移位。小指和示指

的斜形或螺旋形掌骨骨折往往会缩短移位，因为它们没有为两侧牢固的掌骨提供足够稳定的夹板作用。

掌骨干骨折可以用石膏绷带充分地固定于掌指关节屈曲70°和近指间关节完全伸直位。这种"功能位"可以减弱内在肌的牵拉，并且方便医师监控掌骨的位置、长度和旋转对线。手部严重的挤压伤，包括多发骨折和严重的软组织损伤，需要行切开复位内固定术。手术修复允许早期主动活动，并有良好的功能。

拇指掌骨基底骨折

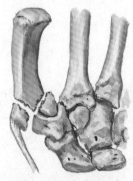

第一掌骨
骨折块
大多角骨
拇长展肌

Ⅰ型（Bennett骨折）：第一掌骨关节内骨折伴有脱位，挫伤的三角形骨块

Ⅱ型（Rolando骨折）：关节内骨折，骨折线呈Y形

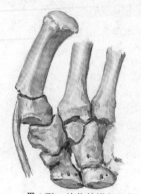

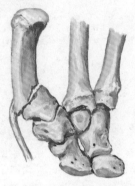

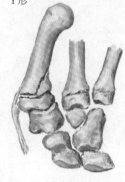

ⅢA型：关节外横行骨折

ⅢB型：关节外斜行骨折

Ⅳ型：儿童中骨骺分离骨折

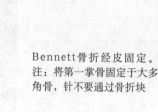

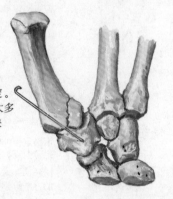

Bennett骨折经皮固定。
注：将第一掌骨固定于大多角骨，针不要通过骨折块

十七、掌骨骨折 *（续）*

（三）拇指掌骨基底骨折

拇指腕掌关节的活动度对手功能至关重要。因此，拇指所有骨折的治疗必须达到和维持良好的长度和对线。两种特别麻烦的骨折是发生在第一掌骨基底的关节内骨折。

1.Ⅰ型关节内骨折（Bennett骨折）

这类骨折在关节内通常伴有腕掌关节脱位。拇长展肌止于拇指的掌骨基底，使得拇指因掌骨干近端牵拉而有外展倾向。非常强健的掌侧韧带附着于掌骨关节面的基底，维持近端骨折块和大多角骨的稳定。

骨折通常需要手术固定，因为石膏固定难以维持复位。如果掌骨基底非常小的骨块还在尺侧，在牵引下可以容易地复位并维持在拇指外展位。复位后可经皮克氏针内固定。如果关节内的骨块非常大，应考虑切开复位并尽可能恢复关节正常的解剖结构。复位后可用螺钉、克氏针或小的支撑板固定。

通常情况下，一个小的游离骨块在X线上看似乎无关紧要而脱位被忽略。Bennett骨折的治疗最重要的是认识到这种创伤是骨折脱位，而

不仅仅是关节内骨折，一定要充分复位。

2.Ⅱ型关节内骨折（Rolando骨折）

这是涉及掌骨关节面的粉碎性骨折。与Ⅰ型骨折不同，没有明显的掌骨近端位移。骨片沿着拇指掌骨基底呈放射状延伸，拇长展肌嵌入骨折的远端至其止点。

骨折中粉碎骨块的数量决定了治疗的方法。如果有2个或3个大骨块，可以尝试切开复位内固定术解决。然而，通常良好的复位较困难。当掌骨

基底存在大量碎骨块时需要用骨骼或皮肤牵引来维持固定。

拇指基底的关节内骨折往往会导致腕掌关节的骨关节炎。拇指腕掌关节的关节固定术能缓解晚期的疼痛和不稳定。

3.Ⅲ型和Ⅳ型骨折

第一掌骨Ⅲ型骨折为关节外骨折；也就是说，它们不涉及关节。Ⅳ型（骨骺）骨折通常发生在儿童，骨折涉及骺板，应该被视为关节外骨折而非关节内骨折。关节外骨折采用闭合复位和固定术，很少需要手术。

十八、手指损伤

手指具有机械和感觉双重功能，因此，手指损伤不但会破坏机械功能，还会损害上肢的感觉器官。大多数手指损伤会导致疼痛、肿胀，而且会使手指失去血色。鉴于屈伸肌肌腱和骨骼都较贴近于皮肤，所以可以容易地检查每个主要的解剖结构并确定其功能状态。如果仅是腕部或指骨损伤，则不需要全手拍片，但对于完整地评估损伤，受损部位的正前位、侧位和斜位是非常必要的。

（一）近节和中节指骨骨折

指骨骨折的诊断需要正侧位和斜位片检查，仔细的临床软组织检查——特别是屈肌肌腱和伸肌肌腱可确定损伤的程度。因为手指往往是由于挤压受伤，手指开放性骨折常见。

肌肉拉力导致近节或中节指骨骨折时畸形。按照指浅屈肌肌腱在中节指骨的止点影响骨折的成角，这取决于骨折的位置。如果中节指骨骨折在指浅屈肌肌腱止点的远端，则骨折断端向掌侧成角。骨折在指浅屈肌肌腱止点的近端，则骨折断端向背侧成角。在近节指骨骨折，骨间肌嵌入近节指骨基底导致骨折近端屈曲，加之屈肌肌腱、伸肌肌腱的张力，使骨折端向掌侧成角。

复位指骨骨折，正确的旋转对线同前后位及侧位片上良好的对线一样重要。正常手握拳时所有手指弯曲均指向手舟骨结节。不充分的复位及持续存在的旋转对线不良会影响患者的握拳。通常，旋转对线差在伸手指时不明显，但在屈手指时表现明显。虽然通过屈伸运动判断任何手指骨折的复位可能是困难的，但这一步是最重要的。

在高能量暴力导致横向和粉碎性指骨骨折中，手指同样经常伴有严重的软组织损伤。成功治疗指骨骨折需要注意软组织损伤带来的潜在后果。尽管骨折能够在很好复位下治愈，但屈肌肌腱、伸肌肌腱的损伤会导致严

近节和中节指骨骨折

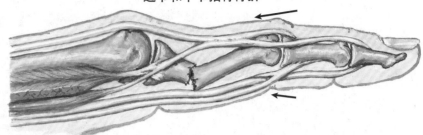

近节指骨横行骨折趋向于掌侧成角，这是因为骨间肌牵拉近节指骨基底和长的屈伸肌肌腱的收缩活动

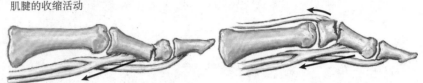

中节指骨头骨折通常被指浅屈肌肌腱牵拉向掌侧成角，其肌腱止点于骨折近端

中节指骨基底骨折被伸指肌肌腱的中央腱束牵拉骨折近端和两个长的屈指肌肌腱的张力，通常向背侧移位

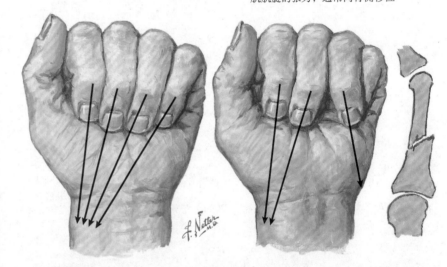

指骨和掌骨骨折的复位要求有很好的旋转度和长度。常态下手握拳是所有手指弯曲均应指向手舟骨结节，如左图所示。右图显示环指治愈后有旋转移位

重的长期功能障碍。

（二）骨折的处置

纠正畸形、维持功能和软组织的保护在治疗手外伤时都是重要的。坚持骨折治疗的基本原则对取得良好功能的结果至关重要。这些原则是：①远端端骨折块的对线；②充分地制动以促进愈合；③保存运动和软组织功能。治疗任何手外伤的主要目标是维护功能，特别是所有关节充分的主动运动。指间关节和掌指关节持久僵直和拇指内收肌挛缩可造成功能下降甚至丧失。

固定应保持手在"功能位"：腕关节背伸45°，掌指关节屈曲70°，近指间关节屈曲20°，拇指外展。如果出现瘢痕，这个姿势将保留尽可能多的软组织长度和关节的灵活性。对于任何严重的手外伤，只有手指需要用管形或夹板固定，其他手指应该保持自由移动。

一些指骨骨折被认为是稳定的骨折，这包括大多数无移位骨折、长螺旋骨折、关节内微小移位骨折，不会因早期微小的活动而造成移位。稳定骨折可以将受伤手指通过胶带与正常相邻手指绑扎治疗，在愈合过程中，

近节和中节指骨骨折的处置

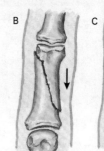

大多数近节和中节指骨骨折能够在闭合复位石膏绷带固定下达到很好的固定效果。A.尺侧石膏夹板用于环指和小指固定；B.桡侧石膏夹板用于示指和中指固定；C.用弹性绷带固定夹板。掌指关节屈曲70°～90°，近指间关节伸直

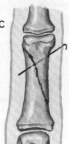

斜行骨折（A）通常不稳定，造成短缩畸形（B）。骨骼必须牵引下复位正确的对线、经皮用针固定（C）或用螺钉固定（D）

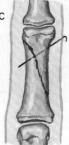

闭合复位用针可能困难，需要应用辅助设备维持复位，使用Blalock夹钳能提供帮助。复位后克氏针暂时穿过夹钳

不稳定的横行骨折偶尔需要用经皮针固定或钢板内固定

十八、手指损伤（续）

通过频繁及认真地随访，不会使早期的功能锻炼造成骨折的移位。

大多数不稳定的近节指骨骨折和中节指骨骨折可以通过闭合复位和使用桡侧或尺侧沟形石膏进行固定。石膏必须小心安放以免压迫软组织而引起皮肤溃疡。骨折后每周检查一次，直至4～6周。在指骨骨折中，影像学显示愈合缓慢，射线照片不能显示多周的延迟愈合。然而，大多数简单的骨折临床固定需4～6周。如果在那时检测发现略微肿胀，没有松动和不稳定，患者可以逐步开始保护下的运动，但骨折应该用夹板固定或邻指间歇性固定，并额外地保护数周。

骨折时可行切开复位内固定或闭合复位克氏针固定，适用于不稳定骨折，用闭合方法不能充分复位和固定、移位的关节内骨折，伴软组织损伤的多发性骨折和骨折反复移位的患者。

斜行骨折通常是不稳定的，有手指短缩倾向。在X线监视下闭合复位后经皮固定恢复稳定，维持复位，并允许早期运动。近节或中节指骨的横向骨折非常不稳定，经常需要进行内固定。在切口的背侧或中轴插入交叉克氏针固定骨折仅造成很小的软组织破坏，针在局部麻醉下撤掉且不必行软组织切开，还可以使用小的加压钢板进行固定。

当骨折稳定时，无论闭合复位针固定或切开复位内固定，在软组织愈合的初始阶段（8～10天）手指需要制动，然后在指导下主动运动并开始维持软组织功能。

严重挤压伤伴有手指的多发性骨折和重要软组织毁损，需要行切开复位内固定。幸运的是，术后感染在开放的手部骨折中发病率很低。

（三）指骨骨折的特殊问题

指骨骨折的处置有许多问题而略显复杂。因为屈伸肌肌腱、关节和指骨的结构之间错综复杂的关系，疏忽或不适当的治疗会导致严重残疾。

近节和中节指骨骨折的特殊问题

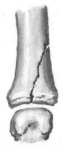

指骨关节内稳定的骨折能够用相邻捆绑的方法治疗，需仔细观察，可早期主动活动

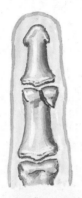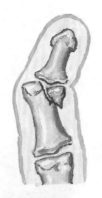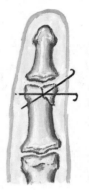

髁部骨折倾向于成角，需要切开复位用针固定，即使是很小的骨块

十八、手指损伤（续）

1.斜行骨折的治疗

屈肌的拉力会使近节和中节指骨斜形骨折短缩移位。致使软组织粘连促成近侧指间关节僵直。此外，骨折尖端突向掌侧，机械阻碍造成近指间关节的完全屈曲。这样的问题可以在许多方面得到解决。如果近节指骨足够对齐，但关节运动受限，掌侧成角可以通过外科手术矫正及松解肌腱粘连。这些处置可以增加近指间关节屈伸活动。骨骼复位不够时迫使近节指骨截骨和用克氏针内固定。

2.稳定的关节内骨折的治疗

大部分掌指关节的关节内骨折的大骨碎块可以用相邻捆绑处置。然而，密切的随访对确保随后骨块不移位是必要的。

3.髁骨折的治疗

指间关节的关节内骨折累及近节或中节指骨的髁部通常是不稳定的。避免漏掉髁骨折和评估移位的程度，X线检查必须包括正侧位和斜位。然而，即使充分切开复位后行稳定的内固定，骨折愈合后，在远指或近指间关节通常都会僵直。

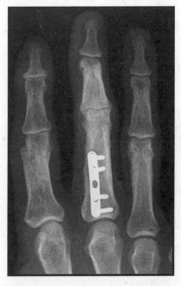

中指骨折用钢板固定，而示指近节指骨骨折畸形的愈合采用非手术方式治疗

4.骨连接不正和骨不愈合的治疗

即使经正确的治疗和足够的随访，骨折畸形愈合仍可能发生。在大多数情况下，骨连接不正不需要进一步治疗，但是如果它引起疼痛、手功能障碍或外观差，应考虑行手术治疗。骨折部位或干骺端邻近区域的截骨术通常是指骨重新对线的措施。截骨后用内固定装置进行固定。

指骨骨折不愈合罕见，通常无症状。对于有症状的骨折不愈合，内固定治疗结合骨移植通常可达到骨愈合

的结果。

5.肌腱粘连的治疗

因为创伤造成手指软组织同骨骼一样受创，屈肌肌腱和伸肌肌腱在骨折端可能出现粘连。这种并发症的主要临床症状是主动屈曲受限。要达到完全屈曲通常需要看到存在屈肌腱鞘内的粘连。有力的物理治疗可以帮助恢复运动，但屈肌腱鞘的肌腱松解手术有时需要骨折愈合。伸指肌肌腱粘连也限制手指主动屈曲，需要行同样的处置。

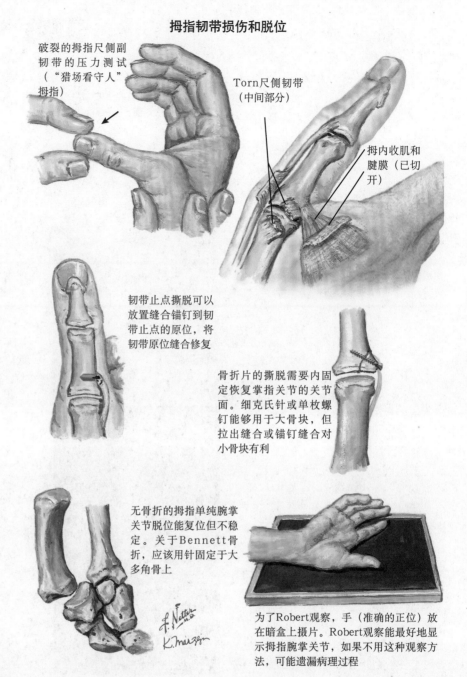

拇指韧带损伤和脱位

破裂的拇指尺侧副韧带的压力测试（"猎场看守人"拇指）

Torn尺侧韧带（中间部分）

拇内收肌和腱膜（已切开）

韧带止点撕脱可以放置缝合锚钉到韧带止点的原位，将韧带原位缝合修复

骨折片的撕脱需要内固定恢复掌指关节的关节面。细克氏针或单枚螺钉能够用于大骨块，但拉出缝合或锚钉缝合对小骨块有利

无骨折的拇指单纯腕掌关节脱位能复位但不稳定。关于Bennett骨折，应该用针固定于大多角骨上

为了Robert观察，手（准确的正位）放在暗盒上摄片。Robert观察能最好地显示拇指腕掌关节，如果不用这种观察方法，可能遗漏病理过程

十九、腕掌关节和掌指关节非骨折的损伤

拇指作为与示指、中指、环指、小指相对的移动柱状体，其稳定性在手部功能中起到重要作用。

（一）拇指尺侧副韧带损伤

在拇指的掌指关节，尺侧副韧带损伤破坏了关节稳定且损害了持物的能力。其被认为是"猎场看守人"拇指，这种损伤常见于滑雪、交通事故和职业性意外事故。

任何拇指掌指关节尺侧的损伤必须用压力测试评估来确定尺侧副韧带的完整性。压力测试应该用局部麻醉执行。如果测试显示关节不稳定，应

该行尺侧韧带修复手术。

外科检查往往能显示内收肌腱膜插入尺侧副韧带的撕裂末端，这种情况称为Sten病，可阻止愈合。撕裂的韧带本身用间断缝合修复。如果韧带是从骨骼撕脱，修复需用抗拉力线或骨锚钉修复。骨片连同韧带一同撕脱需要复位骨片并用一枚小螺钉、抗拉

力线或克氏针固定。

为确保稳定，有时用克氏针固定关节来减轻韧带的张力，从而达到修复的目的。韧带修复后拇指固定至少4周。患者可以在第4周撤掉针后开始谨慎地活动。早期解剖修复"猎场看守人"拇指可以产生相当满意的结果。

腕掌关节和掌指关节损伤

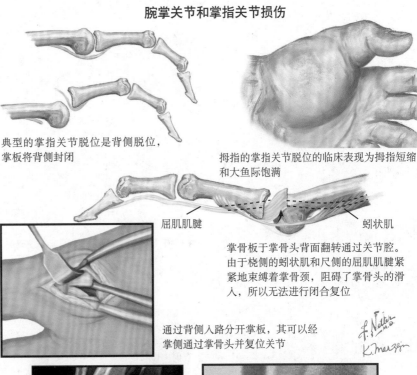

典型的掌指关节脱位是背侧脱位，掌板将背侧封闭

拇指的掌指关节脱位的临床表现为拇指短缩和大鱼际饱满

屈肌肌腱

蚓状肌

掌骨板于掌骨头背面翻转通过关节腔。由于桡侧的蚓状肌和尺侧的屈肌肌腱紧紧地束缚着掌骨颈，阻碍了掌骨头的滑入，所以无法进行闭合复位

通过背侧入路分开掌板，其可以经掌侧通过掌骨头并复位关节

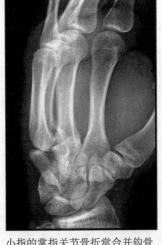

小指的掌指关节骨折常合并钩骨在冠状面的劈裂及掌骨基底嵌入钩骨

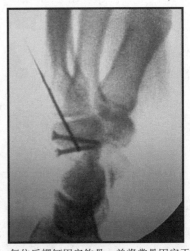

复位后螺钉固定钩骨，并将掌骨固定于钩骨上保持复位

十九、腕掌关节和掌指关节非骨折的损伤（续）

（二）腕掌关节脱位

拇指的损伤也可以致残。因为腕掌关节的结构使其脱位具有不稳定性。尽管腕掌关节脱位的复位较容易，但用石膏管型保持复位却很困难。因此，在多数腕掌关节脱位损伤中，复位通常用钢针固定以确保其稳定性。固定钢针通过关节并保留4～6周以便关节囊愈合。陈旧性的、未确诊的或复发的拇指腕掌关节脱位可以通过利用桡侧腕屈肌进行韧带重建或用关节融合术来治疗。

通常小指的腕掌关节脱位及相对较少的环指腕掌关节脱位多见于愤怒时用拳猛击墙壁。由于小指和环指的腕掌关节有较大的活动度，所以脱位后通常需要复位及克氏针临时固定才

能保持其稳定性。掌骨基底骨折或钩骨关节面背侧的骨折也有很高的发生率，这通常需要切开复位和内固定以恢复关节面。

（三）掌指关节脱位

拇指掌指关节的背侧脱位较其他手指多见。脱位的方向由远端骨的方向定义。由于掌腱膜的存在，闭合复位有时会很困难。拇指的切开复位可以从背侧切口入路。这样掌板复位后瘢痕可延伸到适当位置。关节制动于屈曲位30°。为了防止不稳定，掌

指关节还可以用小钉穿过固定4周。掌指关节的掌侧入路可以用于直接修复掌板，将其以骨锚钉固定于掌骨颈上。

在其他手指上，闭合复位非常具有挑战性。不仅因为掌板的限制性，而且屈肌肌腱和蚓状肌分别从两侧环绕掌骨颈。任何牵张力都会绷紧这个"套索"。这就影响了向掌侧移位的掌骨头的复位。通过背侧或掌侧的开放手术，可以复位这种脱位。拇指和其他手指的掌侧脱位并不多见，但往往需要手术切开复位。

指间关节的背侧和掌侧脱位

常见的背侧脱位：可以闭合复位，先以背侧夹板制动1周，然后进行主动活动练习，背侧的夹板可以避免完全伸展

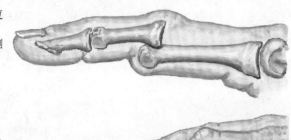

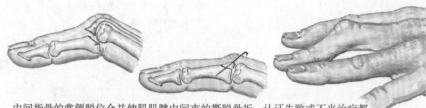

中间指骨的掌侧脱位合并伸肌肌腱中间束的撕脱骨折。认证失败或不当治疗都会导致纽孔畸形和严重的功能障碍

少见的掌侧脱位：可以造成纽孔畸形。伸肌肌腱中间束的撕脱常需要切开复位固定，术后掌侧夹板固定，以便远节指间关节的主动和被动锻炼

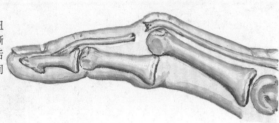

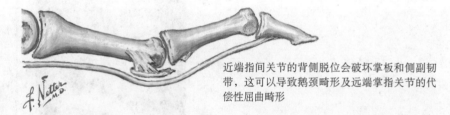

近端指间关节的背侧脱位会破坏掌板和侧副韧带，这可以导致鹅颈畸形及远端掌指关节的代偿性屈曲畸形

中间指骨的骨折脱位存在掌侧基底的碎骨片，这一致残的损伤可能因无法得到真正的侧位片而漏诊

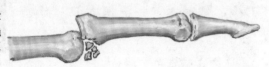

二十、近端指间关节脱位

近端指间关节是由中间的骨骼和两侧强韧的侧副韧带组成的铰链关节。掌板或掌侧的韧带增强了侧副韧带的强度。指伸肌肌腱的中央束和侧束加强了近端指间关节的背侧关节囊。该关节的韧带损伤是最为常见的手外伤。其中，包括单纯的侧副韧带或掌板的扭伤（最为常见）、完全脱位和骨折脱位（最严重的损伤）。

近端指间关节的任何损伤都会影响其他手指的功能，因为除拇指外的其余四指的活动是一致的。在诊断查体过程中，检查者必须触诊相关区域，检查关节主动的屈指活动和被动屈伸关节时的稳定性。

近端指间关节最常见的脱位是被称为"教练指"（coach's finger）的背侧脱位。这类脱位常发生于职业运动员训练过程中，通常由训练者或教练员在刚发生损伤后直接复位。掌侧脱位较少见且是较严重的损伤。因为这类损伤破坏了伸肌肌腱的中间束。如果没有正确地将关节固定于过伸位，掌侧脱位可导致纽孔畸形。旋转脱位最少见，其特点是在侧位X线片上可见指骨影像：近端指骨可见于斜位片，中间指骨可见于侧位片。

（一）背侧和旋转脱位的治疗

尽管闭合复位常常取得良好的效果，但切开复位有时有利于指骨的解剖复位。如果复位后有不稳定的表现，单纯的近端指间关节的背侧和旋转脱位可以用小夹板固定3周；如果关节是稳定的，在并指贴扎固定下早期主动活动可以在4～6周进行。

近端指间关节的骨折脱位是最严重的可致残的损伤。骨折破坏中间指骨的掌侧面，导致背侧和掌侧不稳定。这类损伤常常由于脱位的自发复位而导致患者忽视了就医。也可能由于非手外科医师忽视中间指骨掌侧骨折X线片的表现，而最终导致关节的半脱位和退变。

近端指间关节脱位的治疗

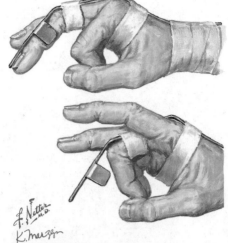

防伸展的夹板用于存在中间指骨基底骨折碎片的近端指间关节脱位。复位完成后拍X线片，保持复位需要一定的屈曲，小夹板用于避免关节伸直。近节指骨必须固定于夹板上。提倡近端指间关节的主动屈曲活动。逐渐调整防伸直的夹板，以便在3～4周内恢复活动度

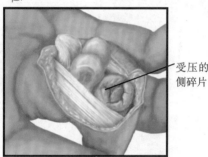

受压的掌侧碎片

中间指骨基底受压的关节炎掌侧半

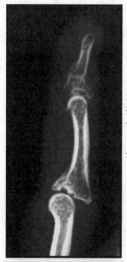

关节炎的近端指间关节在背侧骨折脱位后已愈合，但残余半脱位

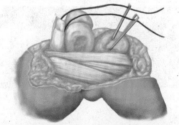

掌板成形术是将掌板固定于指骨基底中间的背侧。这样可以重建光滑的关节面及关节功能

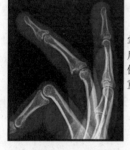

掌板成形术后关节间隙保留，关节重新定位

二十、近端指间关节脱位（续）

某些骨折脱位可以闭合复位并行伸直位夹板固定。夹板固定手指于伸直位，在伸直位的活动度可以保持复位和近端指间关节的稳定性。这种治疗方式需要X线片的密切随访。随着愈合使掌侧稳定性增加，关节伸直的程度逐渐增加，直至关节在完全伸直位稳定。

关节头向掌侧较大的骨折脱位需要开放复位，用克氏针或螺钉固定。

这类损伤的晚期重建包括关节融合术、掌板介入的关节成形术或假体植入的关节成形术。

所有近端指间关节损伤的患者都需要被告知关节可能长期肿胀。这种肿胀可能持续数年，并且部分关节功能可能丧失。

（二）掌侧脱位的治疗

对于较严重的掌侧脱位，近端指间关节必须夹板固定4～6周以避免纽孔畸形。中间指骨的背侧唇样骨折是一种少见的损伤，其导致伸肌肌腱中间束撕裂。这类损伤需行切开复位，如有必要，以骨针或螺钉固定骨折片。这类损伤的漏诊及未行复位会导致慢性疼痛和不稳定的纽孔畸形。这一畸形最终导致近端指间关节不得不行关节融合术。

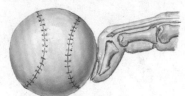

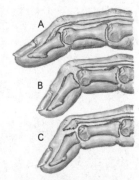

槌状指

在棒球、排球和篮球运动过程中，伸展
的远节指骨被直接撞击

槌状指损伤的程度：A.伸肌肌腱不完全断裂，轻微垂指并保留部分伸肌功能；
B.肌腱在止点撕裂；C.肌腱连带骨片撕脱。在图B和C中，存在40°～45°的
屈曲畸形且不能主动伸展

A

B

C

肌腱损伤所致槌状指的治疗：A.背侧夹板；B.掌侧夹板；
C.烟囱状夹板。保留近端指间关节的主动活动

创伤所致的甲下血肿

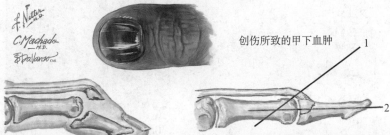

二十一、指尖的损伤

由于指尖是上肢感知环境的第一
站，所以它很容易发生损伤。无论是
在运动场或车间，指尖均很容易被割
伤、烧伤、刺伤或遭受冲击挤压所伤
害。重建手指对于手和上肢功能的恢
复极为重要。

骨折引起的槌状指：撕脱的骨片
和远节指骨的掌侧半脱位

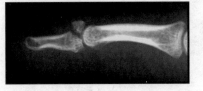

需要早期切开复位，克氏针固定。但微小的
骨片使固定困难。钢针1可以防止背侧移位
骨片回缩；钢针2可以防止半脱位

远端指间关节的半脱位和屈曲使近端指间
关节发生代偿性的过伸，造成鹅颈畸形

（一）远节指骨骨折和甲下血肿

指尖的冲击伤经常导致血肿。
这是由于甲床出血或远节指骨的潜在
骨折造成的。血肿常常积聚于甲板下
方，引起压力所致的疼痛。疼痛严重
时可以通过引流血肿来缓解。因此，
术前拍摄X线片以排除指骨骨折很重
要。因为一旦在甲板上钻孔引流，
感染就可以通过这一孔洞传播到指
骨。用火焰加热曲别针的传统方法并
不能对金属尖完全消毒。因此，一枚
22号无菌针可以用于甲板上钻孔引
流血肿的治疗。患者术后要服用抗
生素并保持甲板清洁。小夹板固定远
端指间关节可以缓解疼痛和防止指尖
损伤。

（二）槌状指

远节指骨过屈导致槌状指畸
形，这常见于球类运动员。槌状指常
见于3种损伤：伸肌肌腱的伸长超过
其弹性限量而造成多发的撕裂，伸肌
肌腱的完全断裂和远节指骨基底的撕
脱骨折。槌状指患者经常忽略这类损
伤的严重性。检查医师也可能并不能
识别这类损伤。其急性表现为远端指
间关节背侧疼痛和远节指骨主动伸直
功能丧失。

治疗包括小夹板固定远端指间关
节于伸直位。白天时小夹板放置于背
侧以便手指的掌侧面仍可以被运用。

6～8周后改为掌侧夹板再固定，之后
3～4周仅需夜间固定以缓解背侧皮肤
的持续受压。患者应被告知夹板固定
可造成远节指骨背侧的皮肤感觉缺失
及远节指骨无法完全伸直。

槌状指合并大片撕脱骨折可能伴
随远端指间关节向掌侧的半脱位。尽
管有外科手术修复的指征，但由于该
处皮肤的血供不佳，以及骨折片小，
所以很难用克氏针维持良好的复位。
因此，背侧的阻挡钉可防止肌腱-骨
骼复合体向近端回缩。经关节的骨针
确保了轴向复位和软组织的愈合，也
避免了半脱位的复发。

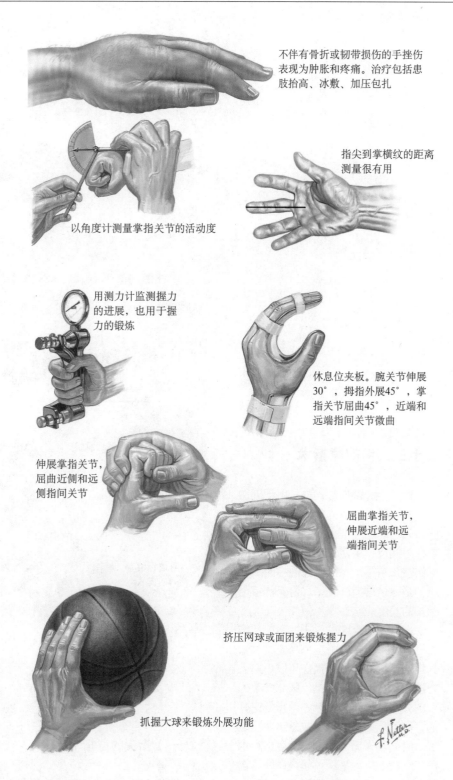

不伴有骨折或韧带损伤的手挫伤表现为肿胀和疼痛。治疗包括患肢抬高、冰敷、加压包扎

指尖到掌横纹的距离测量很有用

以角度计测量掌指关节的活动度

用测力计监测握力的进展，也用于握力的锻炼

休息位夹板。腕关节伸展30°，拇指外展45°，掌指关节屈曲45°，近端和远端指间关节微曲

伸展掌指关节，屈曲近侧和远侧指间关节

屈曲掌指关节，伸展近端和远端指间关节

挤压网球或面团来锻炼握力

抓握大球来锻炼外展功能

二十二、手和手指损伤的康复

对于严重的手外伤的认证失败可能导致功能的长久受损。因为过度的瘢痕化会影响手和手指的活动。早期诊断和治疗及正确的康复可以使功能完全恢复（专题4-56）。治疗手和手指损伤的目的是促进损伤组织结构的愈合，保留关节活动度，防止关节挛缩。由于手的某些组织结构很脆弱，所以康复治疗组的医师在手外科主治医师确诊后，尚未开始康复治疗前，必须了解损伤的范围和严重性，并且采取合适的预防措施。

手和手指损伤康复的第一步是评估肌力和活动度受限的程度。这可以通过正规测量双手相关关节的活动来获取。基本资料得到后，康复疗效可以以1周或2周为间隔进行监测。在被动活动练习期间，活动的范围要达到感觉不适的程度，但不要过度练习。随着损伤的愈合，相关关节的主动锻炼和辅助锻炼都要采取。软组织肿胀的问题必须在获得完全的活动度之前解决，这一点很重要，并且是所有努力的最终目的。

如果可能的话，在活动练习前对手进行石蜡浴，湿热或干热取暖。手掌在冷却到正常温度前保持伸展的姿势。患者可以在家里练习，并每周由康复医师监测功能恢复的程度。

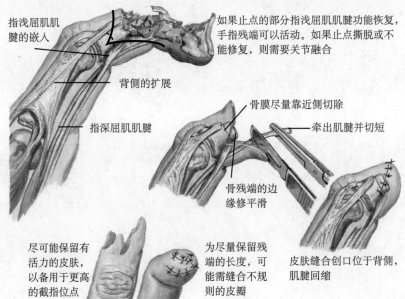

手指的截指术

远节指骨的截指术

彻底切除甲基

锐利的骨边缘修整圆润

骨膜尽量靠近端切除

软组织从骨骼上游离

皮瓣的形成

瘢痕位于背侧，末端皮瓣足以覆盖创面

中节指骨的截指术

指浅屈肌肌腱的嵌入

如果止点的部分指浅屈肌肌腱功能恢复，手指残端可以活动。如果止点撕脱或不能修复，则需要关节融合

背侧的扩展

指深屈肌肌腱

骨膜尽量靠近侧切除

牵出肌腱并切短

骨残端的边缘修平滑

尽可能保留有活力的皮肤，以备用于更高的截指位点

为尽量保留残端的长度，可能需缝合不规则的皮瓣

皮肤缝合创口位于背侧，肌腱回缩

二十三、手的截指术

对于手的截指最初总是由于创伤引起的。只有少数的炭疽、感染或肿瘤是截指的适应证。而手外伤，尤其是在车间或家中使用工具人为造成的创伤较为常见。对于手部截指的基本原则是尽量维持长度，尽量保持每个手指的长度。

拇指是最重要的手指。因此，伤后尽量保护拇指的长度和功能。对于其他四指之一的严重损伤可以一期进行截指术，剩余的手指可以完成手的大部分功能。如果其余的手指是完好的，则无须为移植手指或重建功能而浪费时间和人力。即刻手术截指和术后康复对于患者来说可能是最好的选择。但在多指损伤的情况下，对于选择哪个手指进行截指要慎重。

发生手外伤后，只有3种或3种以上的组织（皮肤、肌腱、神经、骨骼和关节）需要抢救时才考虑截指。年龄因素也要考虑。儿童很少考虑截指，即使是很严重的损伤。超过50岁的患者，除拇指外的手指同时发生指神经和屈肌肌腱横断时，通常选择截

指术。

（一）指尖的截指术

对于指尖的截指术可以尽量保持手指的长度。影响维持长度的首要因素是掌侧的皮肤。对于指尖的损伤，尽量保护掌侧皮肤。这部分可以当作皮瓣用于手指功能的重建。如果掌面的皮肤被截除或破坏，只能通过短缩手指来保证剩余手指的掌面有皮肤覆盖。这样保证了皮肤的感觉功能。每条指神经要在轻柔地牵拉下横断，这样可以确保其回缩到软组织内，避免

指尖形成痛性神经瘤。骨断端要修整，去除骨突起和棒状的残端。皮瓣要覆盖断端，但要避免多余的皮瓣。也要避免皮肤边缘的张力过大，造成皮瓣坏死。因为瘢痕牵缩和骨断端重塑可以充分塑形，无须再修整转角。

当指尖进行截指术时，远节指骨的断端要修整平滑，避免凸出的骨棘。在屈肌腱鞘表面游离掌面的皮肤，将其牵引向远端。将这一皮瓣缝合到手指甲上，既可以闭合创口，又可以使瘢痕位于背侧，从而远离易于发生创伤的部位。

拇指的截指术和鱼际间隙的加深

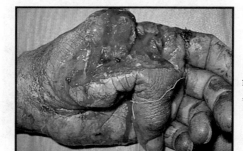

几乎无功能的棍状残端

Z字成形术

楔形皮瓣转位，造就具
抓握功能的器官

拇收肌的远
侧部分沿虚
线切除

第一骨间肌的
鱼际侧切除

必要情况下
拇短屈肌的
转位

植皮的运用

横行切 　　原位的全厚皮片

植皮还可用于加深裂隙

由于锯断拇指的创伤可能使血管
结构幸免，所以这比磨损伤更容
易重建

二十三、手的截指术（续）

有时为了保留长度，大片的组织缺损使创面无法一期闭合，可以应用中厚皮片行二期植皮治疗。截指的创面要清创，去除坏死和可能感染的组织。植皮所用的中厚皮片可以取自前臂的掌侧皮肤或腋下内侧皮肤，供皮区进行一期闭合。游离皮片移植缝合于截指的残端。由于较薄的中厚皮片重复使用时容易损坏，所以尽量避免使用这类移植物。

（二）远节指骨的截断术

当损伤影响到远节指骨，尤其是影响到甲床时，再生指甲的形状可能会不规则并发生疼痛。因此，当远节指骨进行创伤性的截指术影响到指甲

时，可以去除整个甲床。因为甲床会延伸到邻近的皮肤皱襞，所以有时扩大切除是必要的。指骨的远端也应去除，但有屈伸肌肌腱附着的远节指骨近端要保留。整个甲床要锐性切除。为了防止形成骨刺，远节指骨的骨膜也要切除干净。与指尖截指一样，掌侧皮瓣牵到背侧闭合创口。避免闭合创口处的皮肤张力过大，也不能保留过多的皮肤组织。

（三）中节指骨的截断术

损毁远节指骨和部分中节指骨的

挤压伤可以行中节指骨的截指术。如果指浅屈肌在中节指骨基底的止点未被破坏，则近端指间关节的部分功能也可以保留下来。如果肌腱止点有撕脱，可以将断端编织缝合并穿过在骨断端打的孔而固定于骨端。如果无法修复，可以在近端指间关节行关节离断术。神经在牵引下锐性切断使其回缩入软组织中，去除骨棘，将骨断端修整平滑。在这一截指水平，皮瓣的血供较好。如果要保护近端指间关节的功能，可以用各种形状的皮瓣覆盖残端。

拇指截指术后的延长术

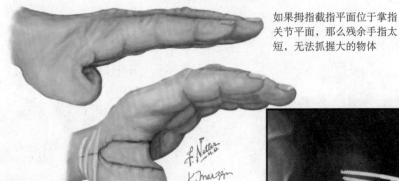

如果拇指截指平面位于掌指关节平面，那么残余手指太短，无法抓握大的物体

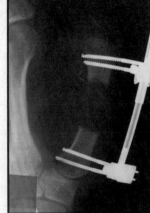

骨延长的速度是1mm/天

第三次手术用于加深鱼际间隙，以便抓握大的物体。间隙通过植皮获得最大的外展，以2枚克氏针连接拇指和第二掌骨

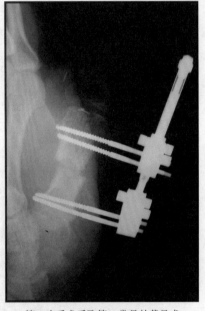

第一次手术采取第一掌骨的截骨术，放置外固定架做骨延长

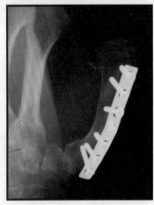

第二次手术去除外固定并植骨，安放螺钉钢板内固定。数周后可见骨愈合

二十三、手的截指术（续）

（四）手指的指及指列截除术

发生严重的损伤、感染或恶性肿瘤时可能需要截除整个手指。远端一半的掌骨也一并切除，这一方法被称为指列截除术（ray amputation）。在掌指关节水平进行截指术时，手掌会存在一个凸起的残端。当患者握拳时，会形成一个可掉落物品的空洞。示指损伤后，会给剩余的掌骨造成很大的问题。如果第二掌骨存在，则会影响拇指向其他手指靠拢。去除第二掌骨可以使拇指更接近中指，改善手抓握功能。因此，在必须行掌指关节处截指时就采取指列截除术。中指和环指行肢芽切除时，须行掌骨间韧带的重建及将临近掌骨头并拢，缩小剩余手指的间隙。

（五）鱼际裂隙的加深

拇指是最重要的手指，要尽量保留其长度。即使能保留一节无感觉、不能活动的残端也比完全截除拇指要好。当其他手指都被截肢后，仍可以通过加深鱼际的空间来恢复部分抓握功能。为加大拇指和第二掌骨之间的空间，可以切除部分拇收肌和第一掌骨间背侧肌鱼际一侧。皮肤切口采取"Z"字成形术，以方便肌肉的切除。然后闭合"Z"形皮瓣，在中间形成裂隙。剩余的内收肌可以加强第一掌骨的抓握力量。

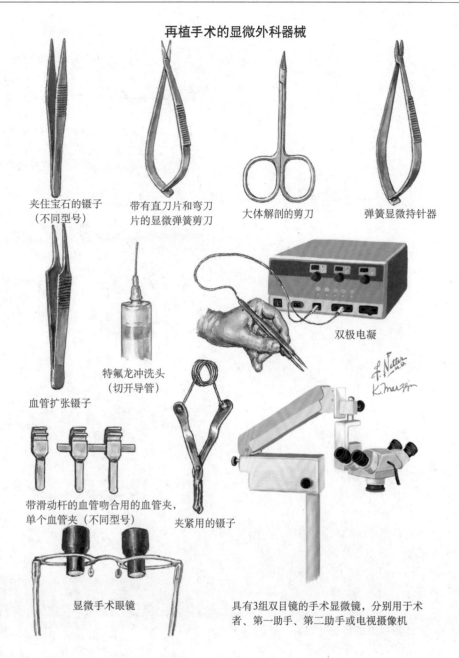

再植手术的显微外科器械

夹住宝石的镊子（不同型号）

带有直刀片和弯刀片的显微弹簧剪刀

大体解剖的剪刀

弹簧显微持针器

双极电凝

特氟龙冲洗头（切开导管）

血管扩张镊子

带滑动杆的血管吻合用的血管夹，单个血管夹（不同型号）

夹紧用的镊子

显微手术眼镜

具有3组双目镜的手术显微镜，分别用于术者、第一助手、第二助手或电视摄像机

二十四、再植术

再植术是指分离的部分重新结合。Malt和McLehman于1962年首先报道了肘关节以上的肢体成功的再植。Komatsu和Tamai于1965年首次报道拇指移植成功。显微外科技术的应用使术者可以缝合直径1mm或更细的血管。

对于行截肢术的患者并不都适合行再植手术。必须对需要再植的患者进行严密的评估。所必备的外科技术和术后长期的护理时间与困难都要有所考虑。但是，一个经验丰富的手术团队和态度积极的患者可以达到让肢体再植活动良好的功能及美容效果。

截肢术和再植手术也分为大型手术和小型手术两类。大型截肢手术不同于只涉及肌腱的小型手术，其包括肌肉组织。由于两类截肢术都需要专业的外科技术，所以截肢患者一定要到专门的医疗中心治疗。

（一）适应证

很多因素都会影响肢体回植的决定，尤其是截肢的平面，以及患者的需要和意愿。没有固定的原则可以遵守。医师需向患者及家属详细介绍再植可能的后果，包括住院时间、术后护理及手法治疗。

对于儿童来说，任何截肢术后都可以尝试肢体再植。而对于成人，肢体再植的适应证包括拇指、多指、手、前臂远端的截肢术后，或指浅屈肌肌腱止点以远的单指截肢术后。如果截肢部分对于手的功能很重要或肢体回植后有望恢复良好功能，那么可以考虑行肢体再植术。

（二）禁忌证

糟糕的健康状况或疾病，以及相关的损伤都阻碍再植的外科程序，这是再植的绝对禁忌证。当然，伴随截肢的其他严重创伤也要先于再植手术。相对禁忌证很多，包括与患者相关和（或）创伤相关的禁忌证。

指骨再植的清创、切口和修复

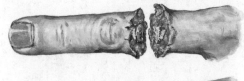

近节指骨平面的断指（清创之前）

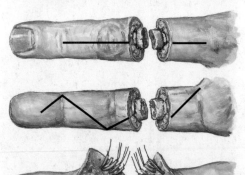

清创：断指远近端清创后，去除无活力组织。骨断端未缩短。切口采取背侧纵行切口或掌侧锯齿形切口

骨的修整：骨断端缩短，皮瓣翻起，辨识需吻合的组织结构并以缝线标记（1根缝线标记静脉和神经，2根缝线标记动脉）

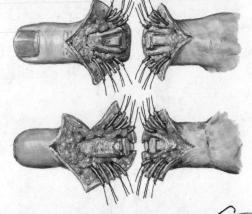

骨的修复：以克氏针对角方向穿过骨断端，联合穿过骨的钢丝固定。这样可以防止旋转移位。有时可以90°穿骨钢丝交叉固定或克氏针交叉固定骨断端。不稳定的骨折可能需钢板螺钉固定

二十四、再植术（续）

1.全身疾病

可以引起微小血管损害和血栓形成的疾病，也会影响再植手术的效果。这类疾病包括糖尿病、需透析的肾衰竭、上肢的周围血管病、结缔组织病等。

2.多平面的损伤

如果有多平面损伤造成的广泛的血管损伤，那么再植手术很难获得成功。当损伤位于肘关节的近侧或远侧时，要尽量挽救肘关节，因为关节的存在可以改善假肢的功能。

3.严重的污染

肢体再植的禁忌证还包括残端或截除肢体被土壤细菌污染，尤其是梭状芽孢杆菌的污染。这类污染常源自农场或战场的损伤。

4.年龄

孤立的年龄因素并非再植手术的禁忌证，但年龄因素必须考虑。尽管婴儿的细小血管不利于再植肢体的成活，但成功的再植手术的结果还是良好的。对于老年患者，不能期望获

得很好的功能恢复。即使是患有轻度退行性关节疾病的患者，也会由于术后的夹板固定和水肿而导致整个手僵硬。因此，对于老年患者的再植手术要慎重。

5.单指的截指术

如果截指平面位于指浅屈肌在中节指骨上的止点以远，那么再植手术是禁忌的。因为术后会发生严重的瘢痕化和肌腱粘连。示指并非很重要的手指。如果示指回植的功能或感觉不良，那么患者更愿意用中指完成工作。僵硬的小指也不能在抓握动作中屈曲。任何手指的再植手术都要严密

地评估。

6.撕脱伤

发生撕脱伤的手指或肢体的再植效果往往不佳。因为损伤的严重程度及切除的范围需要避开损伤的区域。手指的神经血管束表面的皮肤上的红线表明这些组织结构的广泛撕脱和不良预后。环形的撕脱伤是最难施行回植手术的损伤。即使修复大血管，也可能无法重建屈肌肌腱和近端指间关节的血供。尽管手指可能成功重建，但往往僵硬和发生萎缩。这种情况下，进行截肢翻修手术往往是最好的选择，尤其是对于老年患者。

神经和血管的修复

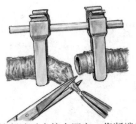

将血管断端以血管夹固定，将断端的血管外膜牵出并切断，剩余的外膜回缩

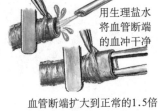

用生理盐水将血管断端的血冲干净

血管断端扩大到正常的1.5倍

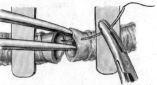

第一根支持线穿过前壁，以镊子尖在管腔中撑开保护后壁并提供支撑力

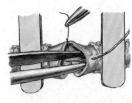

第二根支持线距第一根的距离是管腔周长的1/3。这使后壁下降，方便以后缝合

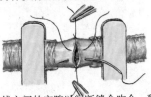

支持线之间的空隙以间断缝合吻合。翻转血管吻合后壁。对于大血管可以进行连续缝合，减少经济费用。在不能用血管夹的部位，可以先准备后壁

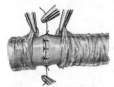

静脉吻合应用相似的技术。由于静脉很薄弱，吻合时要仔细，血管夹的应用也要慎重

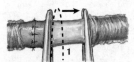

吻合血管通畅度的测试。1.吻合口的下游以无齿镊夹闭。第二把镊子夹在第一把以远，并滑向下游将血液挤出管腔。2．松开第一把镊子，让血流进入空虚的管腔，观察渗漏情况

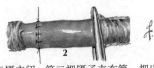

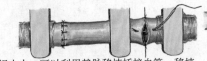

如果血管缺损太大，可以利用静脉移植桥接血管。移植血管可以取自手指背侧或腕关节掌侧。下肢的静脉再植可以选用大隐静脉

指神经只包含感觉纤维，可以单纯缝合神经外膜进行修复

二十四、再植术（续）

7.长期缺血

热（32℃）缺血或冷（5℃～10℃）缺血都会降低肢体再植的成功率。然而，尚无研究表明热缺血或冷缺血是关键因素。多数的截肢发生热缺血。当回植开始时，二次热缺血再次发生，直至血管重建。冷却到10℃（冷缺血）可以帮助保存截肢。通过足够的冷却，大型回植可以在截肢术后8～16小时进行；小型回植术甚至可以延长到18～30小时以后进行。

（三）术前准备

现场救治和最初的医疗方式都会对以后回植的结果产生影响。对截肢或残端错误的处理都会影响最终的结果。最初对患者状况的评估必须排除危及生命的创伤，尤其是发生大型截肢术时。患者在运输或回植之前必须保持血流动力学的稳定性。

当患者的生命安全保证后，残端进行清洁处理，并以无菌绷带进行加压包扎。由于切断的血管通常收缩入软组织，所以截肢后的出血并不是问题。如果发生持续出血，切忌盲目

使用止血药。因为这样可能损伤神经血管结构。抬高患者残端常常可以止血。避免应用止血带，不规则的压力会加重缺血和血管损伤。

截下的肢体进行清洁，去除异物并冷冻保存以降低基础代谢率。断指应该用湿纱布包裹并置于防水塑料袋中，然后在把塑料袋浸没入冰水中。截肢后的残端不能接触冰，也不能应用干冰。如果正确地进行了冷冻保存，断指可以在30小时内进行回植。

对于大型截肢术，对截取的肢体的准备更重要。截取的肢体残端进行清洁去污处理，以湿毛巾包裹，置

于塑料袋中。然后迅速置入冰水中20～60分钟，冷却至10℃。这时将肢体放入绝缘容器中，保持在10℃。经过上述处理的肢体，标记好后迅速转运到回植中心。

冷缺血可以保护肌肉长达8～12小时，超过这一时间，肌肉将发生不可逆的改变。错误的冷却方式所致的热缺血只能保存肌肉4～6小时。为了减少缺血时间，曾尝试向截取的肢体灌注乳化氟碳溶液。目前，最常用的灌注液是混合了肝素的自体动脉血。灌注和冷冻可以使大型截肢术的移植时间延长到伤后12～16小时。

术后包扎和血运的监测

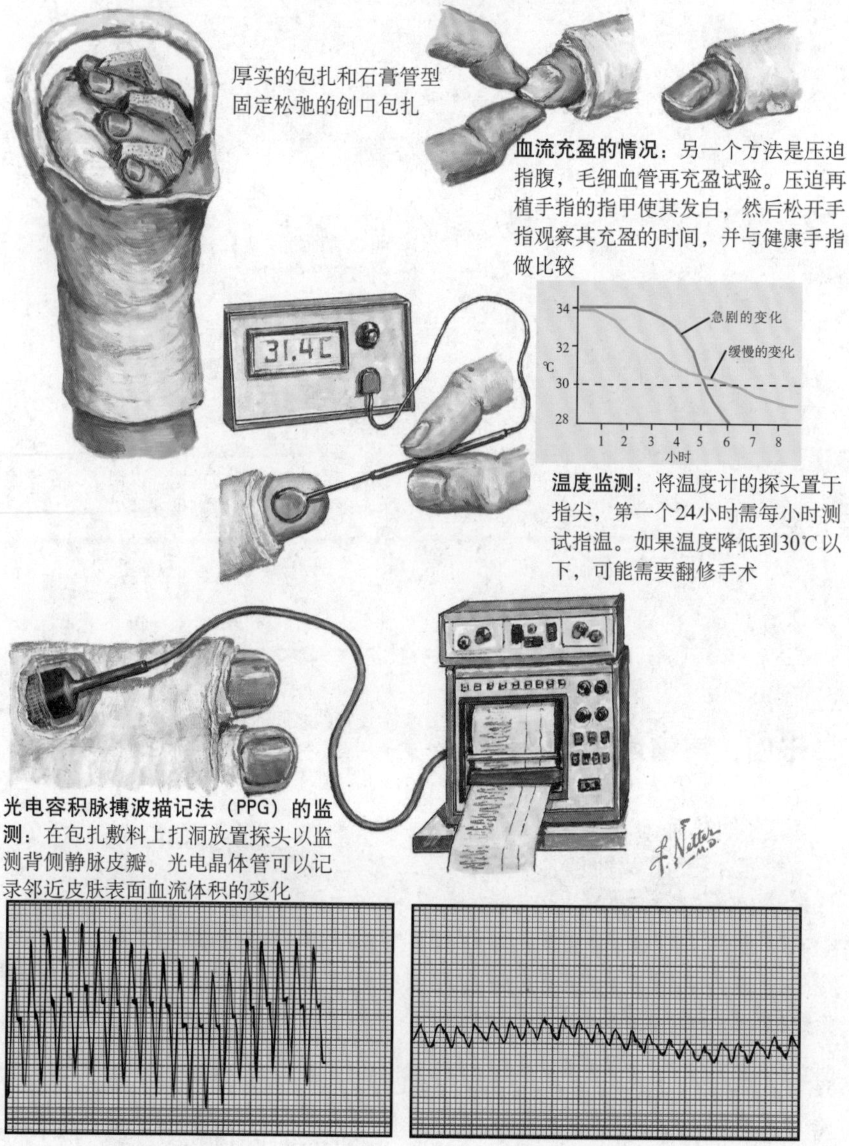
厚实的包扎和石膏管型
固定松弛的创口包扎
血流充盈的情况：另一个方法是压迫指腹，毛细血管再充盈试验。压迫再植手指的指甲使其发白，然后松开手指观察其充盈的时间，并与健康手指做比较
31.4C
34
32
30
28
℃
急剧的变化
缓慢的变化
1 2 3 4 5 6 7 8
小时
温度监测：将温度计的探头置于指尖，第一个24小时需每小时测试指温。如果温度降低到30℃以下，可能需要翻修手术
光电容积脉搏波描记法（PPG）的监测：在包扎敷料上打洞放置探头以监测背侧静脉皮瓣。光电晶体管可以记录邻近皮肤表面血流体积的变化
F. Netter M.D.

正常的PPG监测图　　监测图示阻塞的血流供应

血氧的监测

二十四、再植术*（续）*

在急诊室，患者要尽早给予破伤风抗毒素和广谱抗生素。医师需询问病史和进行体格检查。治疗方案要与患者及家属进行商榷。回植或截肢翻修的决定需要基于患者本人的意愿、年龄、健康状况和职业情况，截肢的方式和截肢平面，缺血时间，相关创伤，以及外科医师的经验。

（四）小型再植术的技巧

1.骨骼和肌腱的修复

理想情况下每个再植中心应该总是有两个外科小组随时待命。一旦决定再植手术，截取的肢体被送进手术室。一个外科小组对需回植的患者进行准备，另一个小组对要移植的肢体进行彻底的清创。所有的无活力组织和污染的组织都要切除，包括肌腱碎片、骨片。但皮肤组织尽量保留，以便以后覆盖创面。磨损的肌腱头要被去除是因为对暴露的肌腱表面的损伤会加大粘连的危险并限制活动范围。

骨骼的准备包括：①去除无血供的骨组织；②准备好平滑的、适合稳定固定的骨面；③适当缩短骨以使血管吻合和神经吻合无张力。在手指或手掌平面，可以将骨缩短1cm。在上臂或前臂水平，骨缩短可达2～4cm。

截取的肢体从身体分离后较容易处理。置于骨间的钢丝或克氏针易于后期固定。肌腱采取改良的Kessler法缝合。远端的动静脉和神经进行辨识并以细线标记。切口须暴露这些结构。手指掌侧通常做Brunner锯齿形切口，背侧做正中直切口。只有全厚皮瓣可以取自他人，皮下组织和静脉不要处理，以便以后在显微镜下解剖。

撕脱拇指和半个手掌的回植

撕脱拇指的回植

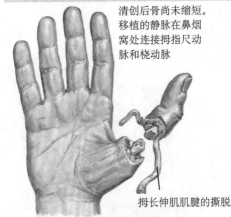
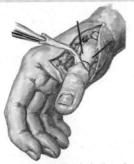

清创后骨尚未缩短。移植的静脉在鼻烟窝处连接拇指尺动脉和桡动脉

拇指重新归位。克氏针对角固定骨断端，准备修复拇长伸肌肌腱

拇长伸肌肌腱的撕脱

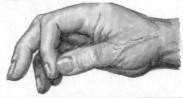

良好的功能。尽管拇指缩短，但易与示指对掌

半掌的回植

截指平面通过掌骨，拇指、示指和中指在截下的部分，环指被纵行劈开。完成清创，但骨尚未缩短

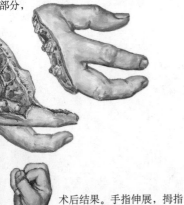

截下的残端上发自掌深弓和指总动脉的掌动脉需要结扎，以免血肿

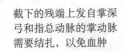

术后结果。手指伸展，拇指可与其他手指对掌、握拳。环指被截指

二十四、再植术（续）

当截下的肢体准备好后，患者被送进手术室进行局部麻醉（臂丛阻滞麻醉）。局部麻醉可以阻滞交感神经，使血管扩张，缓解疼痛。手臂进行消毒，铺无菌巾，驱血处理。外科医师对肢体残端进行彻底的清创、缩短骨骼和肌腱，以便减小血管神经吻合的张力。清创时可以运用止血带。一旦残端和回植肢体的组织结构辨识清楚，就可以开始移植手术。因为稳定性对于血管重建很重要，所以骨的固定最先进行。

固定的选择要适合回植的类型和截肢的平面。内固定可以选择骨间钢丝、克氏针和加压钢板等，避免后期对软组织的干扰。

指骨平面的回植可以用骨间钢丝固定，也可以用克氏针交叉固定。关节水平的回植如果要保留关节功能就

需要可拆除的固定装置。否则，任何关节融合技术都可以应用。加压钢板可以应用于掌骨或掌骨近侧的固定。如果有严重的污染，可以运用外固定装置。尽量修复骨膜以帮助骨愈合和避免屈伸肌肌腱粘连。以Kirchmayr（Kessler）法缝合屈肌肌腱，间断8字缝合法缝合伸肌肌腱。

2.血管和神经的修复

骨骼和肌腱修复完毕，用血管夹夹闭动静脉准备吻合。松开止血带，让血液开始流动。这样可以查看

动脉的充盈程度。如果残端的动脉没有搏动，那么要重新解剖到有搏动的动脉平面。远侧的动静脉必须去除所有的损伤组织。如果两侧经过切除缩短的血管无法吻合，可以应用静脉移植技术桥接需要吻合的血管。当桥接动脉时，须将移植的静脉反转，以避免静脉瓣阻塞血流。修复受损的血管而不切除受损的血管，以静脉移植物来桥接血管的方法往往会失败。因为受损伤的血管经常会发生血栓形成的现象。

用于拇指缺损的上臂外侧皮瓣

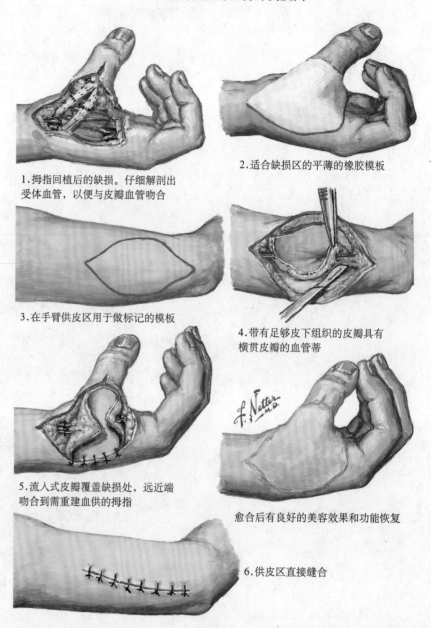

1.拇指回植后的缺损。仔细解剖出
受体血管，以便与皮瓣血管吻合

2.适合缺损区的平薄的橡胶模板

3.在手臂供皮区用于做标记的模板

4.带有足够皮下组织的皮瓣具有
横贯皮瓣的血管蒂

5.流入式皮瓣覆盖缺损处，远近端
吻合到需重建血供的拇指

愈合后有良好的美容效果和功能恢复

6.供皮区直接缝合

二十四、再植术（续）

外科医师依据个人的偏好决定修复动静脉的顺序。通常，先修复动脉以减少缺血时间，同时可以评估静脉清创的效果，决定适于修复的静脉。每个手指最佳的状况是动脉和至少3根静脉可以修复。

血管吻合完成后，进行神经的修复。在肌腱两个断端先以两根缝线系住，然后环绕肌腱进行缝合。最后皮肤进行无张力吻合。如果无法一期闭合创口，可以在住院期间进行二期植皮或皮瓣手术。例如，前臂外侧旋转皮瓣或游离流入式皮瓣（专题4-65）可以用来修复拇指回植后的皮肤缺损。正常的皮肤组织或皮下组

织可以为手指提供良好的血供。

除拇指外的其他手指的回植也遵循同样的程序。每次完成一根手指的移植，其他手指均保持冷却状态。但是神经和肌腱的吻合往往在所有的手指血管吻合、血液重新灌注后进行。如果所有的手指回植一起进行（骨连接固定、吻合肌腱、血管神经吻合），那么在显微镜下长时间的热缺血会使最终效果不佳。

3.术后包扎

手指回植后的包扎起到保护手

指和使手处于便于活动的位置，也起到夹板的作用。肘关节处于屈曲位，手指朝上避免水肿。理想的术后制动位置是掌指关节处于70°屈曲位，指间关节处于中立位，拇指处于最大的掌侧外展位。如果这样的姿势无法保证，就尽量接近这一姿势。包扎要保证观察的需要和手指温度的监测，也要保护手指避免过多的处置。

（五）二期的重建

一次性的移植重建可以避免多次

拇趾代替拇指的移植

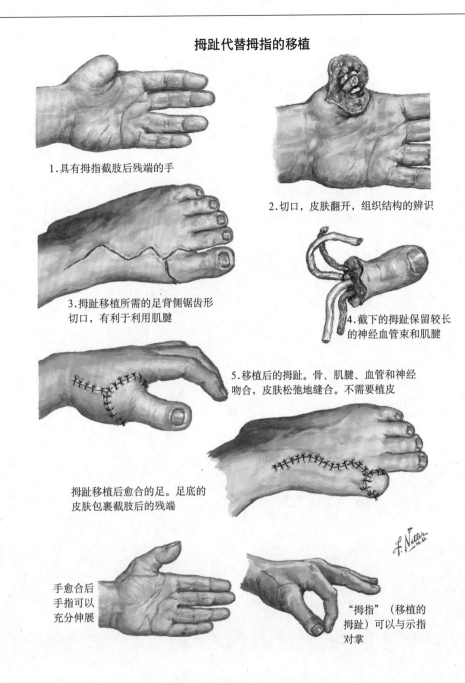

1. 具有拇指截肢后残端的手

2. 切口，皮肤翻开，组织结构的辨识

3. 拇趾移植所需的足背侧锯齿形切口，有利于利用肌腱

4. 截下的拇趾保留较长的神经血管束和肌腱

5. 移植后的拇趾。骨、肌腱、血管和神经吻合，皮肤松弛地缝合。不需要植皮

拇趾移植后愈合的足。足底的皮肤包裹截肢后的残端

手愈合后手指可以充分伸展

"拇指"（移植的拇趾）可以与示指对掌

二十四、再植术（续）

外科治疗的瘢痕形成，有利于患者的术后康复。但很多程序无法在回植后彻底完成。有时，回植的肢体会出现僵硬、疼痛、失去功能和外观不佳。此时，患者可能需要再次截肢。二次重建常见于大型肢体的回植。最常见的重建是进行骨移植来治疗骨不连，软组织手术治疗瘢痕所致的畸形，肌腱粘连松解术帮助恢复活动度，神经移植用于改善感觉功能。患者经常需要肌肉和肌腱转位来重建神经修复后的功能恢复不良。

拇趾代替手指的移植术可以显著提高手的功能。由于移植的脚趾的功能无法与原手指相比，因此，患者必须极其需要失去的手指的功能时才进行重建。

（六）结果

回植的效果不能与正常肢体相比，但应该与最好的假体进行比较。回植总可以成活，但更重要的手和肢体的功能却很少报道。例如，手指回植后的患者可能由于回植手指的僵硬和疼痛而无法工作，这就不如再次截肢4周后重返工作的患者。

通常，功能的恢复是由神经再生决定的。35岁以下的患者，截肢平面越远，功能恢复越好。但许多年轻的患者接近近端的截肢回植也获得良好的恢复。对于神经的再生，手的不同部位有不同的功能需求。例如，拇指和示指需要良好的触觉和稳定性，而尺侧三指在抓握动作中可发挥更重要的作用。肢体回植的功能比较困难，因为患者对活动度和稳定性的需求不同。大多数患者对移植的肢体很满意并声称如果回到当初仍将选择这一手术。